U0287617

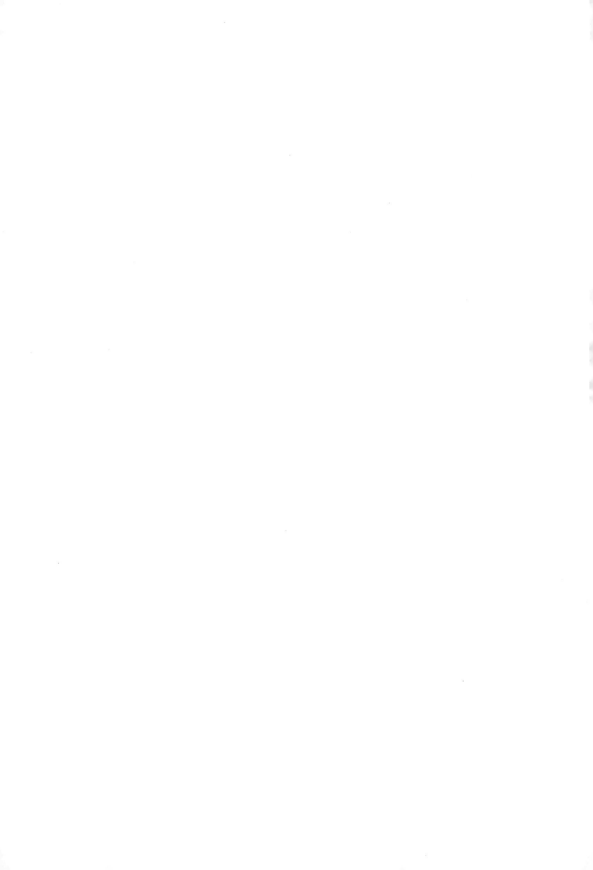

教育部人文社会科学研究青年项目

"循证教学视角下教师实践智慧转化为有效教学的过程及效果研究"（19YJC880113）

心理学循证实践丛书

罗纳德·F. 利万特　李幼平　主编

循证心理治疗的实践与研究

〔美〕卡罗尔·D. 古德哈特 / 艾伦·E. 凯斯丁 / 罗伯特·J. 斯滕伯格　编著

杨文登 / 邓巍　译　王东　审校

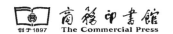

商务印书馆

创于1897　The Commercial Press

Edited by

Carol D. Goodheart, Alan E. Kazdin, Robert J. Sternberg

EVIDENCE-BASED PSYCHOTHERAPY

Where Practice and Research Meet

目　　录

第一篇　实践视角

第二篇　研究视角

第三篇　培养、政策及警示

作　　者

迈克尔·E. 艾迪斯（Michael E. Addis），哲学博士，马萨诸塞州伍斯特市克拉克大学心理学系

安德里亚·阿切尔（Andrea Archer），学士，犹他州普罗沃市杨百翰大学心理学系

戴维·H. 巴洛（David H. Barlow），哲学博士，马萨诸塞州波士顿大学焦虑与相关疾病研究中心

吉恩·A. 卡特（Jean A. Carter），哲学博士，哥伦比亚特区华盛顿市

莉莲·科马斯 – 迪亚兹（Lillian Comas-Diaz），哲学博士，哥伦比亚特区华盛顿市跨文化心理卫生研究所

埃琳娜·J. 艾斯曼（Elena J. Eisman），教育学博士，马萨诸塞州心理协会，韦尔斯利学院

阿曼达·法布罗（Amanda Fabbro），学士，康涅狄格州斯托斯市康涅狄格大学心理学系

卡罗尔·D. 古德哈特（Carol D. Goodheart），教育学博士，新泽西州普林斯顿市独立执业者

乔纳森·D. 于佩尔（Jonathan D. Huppert），宾夕法尼亚大学医学院焦虑研究治疗中心

艾伦·E. 凯斯丁（Alan E. Kazdin），哲学博士，康涅狄格州纽黑文市耶鲁大学医学院儿童研究中心

迈克尔·J. 兰伯特（Michael J. Lambert），哲学博士，犹他州普罗沃市杨百翰大学心理学系

杰弗里·M. 里德（Geoffrey M. Reed），哲学博士，哥伦比亚特区华盛顿

市美国心理学会实践董事会（APA Practice Directorate）

罗伯特·J.斯滕伯格（Robert J. Sternberg），哲学博士，马萨诸塞州梅德福市塔夫斯大学艺术与科学学院

桑德拉·J.塔嫩鲍姆（Sandra J. Tanenbaum），哲学博士，俄亥俄州立大学公共卫生学院健康服务管理和政策部

史蒂文·J.特里耶韦莱（Steven J. Trierweiler），哲学博士，密歇根大学社会研究所团体动力学研究中心美国黑人研究计划负责人

约翰·R.韦兹（John R. Weisz），哲学博士，马萨诸塞州波士顿哈佛大学贝克法官儿童中心

致　　谢

感谢我们的病人、同事、上司、下属、老师和学生，他们丰富了我们对心理治疗的理解。同时，也感谢本书的作者，他们拓展了循证实践的对话，深入地阐述了循证实践的重要分歧及弥合这些分歧的途径。我们还要特别感谢谢利·斯塔尔（Cheri Stahl），他对本书的出版提供了善意的、一如既往的支持。

绪　　论

卡罗尔·D. 古德哈特　艾伦·E. 凯斯丁

名不正则言不顺，在本书的开端，有必要探讨本书用到的一些术语。这是一本关于"循证实践"（evidence-based practice，EBP）的书。在很短的一段时间内，心理学从"实证有效治疗"（empirically validated treatment）演变为"实证支持治疗"（empirically supported treatment），并进一步演变为"循证治疗"（evidence-based treatment，EBT）。"实证支持关系"（empirically supported relationships）的概念也被引入心理治疗的讨论，进一步的讨论又导致了"循证实践"这一上位概念的诞生。这个术语在不同国家内部及国家之间有着不同的意义。术语之间并不能完美地互换，同一个人每次分析并定义循证治疗时，其标准也稍有不同。毫无疑问的是，不管学科是继续向医学模式看齐，还是重新打造独特的发展道路，只要心理学家了解更多，这些术语的意义还会持续不断地改变。

一、定义和范围

尽管这些术语的内涵重叠，循证治疗和循证实践的差别不只是语义学上的，在概念上也同样具有差异。比起任何一个治疗，循证实践是一个更大的概念。循证实践整合了所有科学证据和临床信息，用于指导和改善心理治疗过程、干预、治疗关系与结果。心理治疗是比任何一个治疗更具包涵性的另一个术语；在与病人（或家长、监护人或委托人的代理者）协作的所有情境中，循证心理治疗意味着一个系列临床专业处理的过程，包括评估、案例编制、目标确定、治疗计划、联盟建立、以研究为基础的干预、进展监测、按需调整或终止治疗。因此，本书选择在循证实践和心理治疗这一更大的框架内进行对话。循证治疗是这个框架的一部分，在关于循证实践更为深刻与重要的问题上，我们必须拓展到更广的范围。越来越多的文献探讨了循证实践运动，同时，也描述了医疗卫生服务体系下循证实践的优点，以及在使用或误用它的概念时，各种文献有着不同的结论。这些文献以及当前关于心理学实践的不同观点将在随后的章节中进行讨论。

在医疗保健系统内，病人（patient）是指接受心理治疗服务的个人、夫妇、家庭或群体。在心理学中，来访者或当事人（client）这个词有着悠久的传统，常用来指治疗的接受者（recipient）。此外，一些作者还将接受护理的人称为消费者（consumer）或个体（person）。鉴于本书的目的，这些术语都是同义的，由书写各章的不同作者自行选择。

本书的副标题反映了心理治疗证据的关键方面："实践和研究的交汇"①。由于利害攸关，有关循证实践的讨论使人们产生了很浓的兴趣及众多强硬的观点。循证实践成为众多治疗者、研究者、教育工作者和公共政策制定者云集的地方。他们走到一起，有时聆听和学习，有时发生冲突，因为他们都是定义和塑造循证实践的参与者。学科内部的讨论主要集中在如下领域：证据的本质以及多种理论和方法的效用；不同研究类型的相对价值；心理治疗中共同因素的优势；临床技能的地位；影响心理治疗结局的病人特征、治疗者特征、关系因素及治疗因素各自的权重与交互作用；重要的病人因素（如：共病、表现出多种症状、发展水平、性格、年龄、性别、种族和文化、社会经济地位、身体健康状况及个别风险因素）的影响及交互作用。在心理学和其他健康学科中，临床实践与研究之间的"文化战争"被描述为一场运动，两种文化在应该使用哪些治疗方法、应该在什么基础上进行治疗等方面展开了战斗（Messer，2004）。至今，许多心理学家和参与临床服务研究与传播的其他学科的专家，都对这些分歧与根深蒂固的立场比较熟悉。然而，我们相信，受

---

① 译者注：本书原名直译为《循证心理治疗：实践与研究的交汇》，本书意译为《循证心理治疗的实践与研究》。

到循证实践运动影响的心理健康专家，开始展开基于现实的积极对话后，还是会取得丰富的、建设性的成果的。当前已经到了这样一个时代，所有人都应该重视那些不同研究与服务领域专家的观点。因此，本书提供了与众不同的视角，寻找争论双方的共同基础，并试图揭露一些领域，如各方的合理差异、未解决的问题以及改善心理治疗的良好途径等。

二、组织结构和章节主题

本书分为三篇，并在这些部分的过渡处加入了编者撰写的评论。第一篇阐述实践的视角；第二篇阐述研究的视角；第三篇阐述培养、政策，并对前面各章探讨主题进行警示。本书分别从实践、科学和政策三个不同的优势视角，分三篇对循证实践的演变进行讨论。编者们意识到，一定会存在视角的交叉与问题的混杂。我们根据各章作者的主要工作领域和角色认同，将他们所著的章节分别放入不同的篇次。其中有几章的特征非常明显，很容易将其放入不同的篇次。

1. 第一篇

第一章（杰弗里·M.里德和埃琳娜·J.艾斯曼）引导读者广泛探讨循证实践运动的发展历史，在整个医疗组织系统的框架内考察证据的含义，阐述心理学实践中系统的、重大的决策所产生的具体影响。第二章（卡罗尔·D.古德哈特）定义了循证实践，对实践活动和科学活动之间的差异进行讨论，概述了对实践者重要的多种证据的来源，揭示了临床技能的作用。第三章（吉恩·A.卡特）建议将理论多元主义和技术中立主义整合起来，两者对实际临床情境（通常是快速改变并高度复杂的）中有效的心理实践都是必不可少的。第四章（莉莲·科马斯－迪亚兹）揭示了文化因素如何影响心理治疗，并建议，有效的多元文化心理治疗应该通过临床技能，在科学主义取向的治疗与文化关联度（cultural relevance）之间取得某种平衡。这位作者的观点，在本书中是相对独特的，他着重探讨了文化在治疗关系中的作用。

2. 第二篇

第五章（迈克尔·J.兰伯特和安德里亚·阿切尔）开始了第二篇，即研究视角部分。该章回顾心理治疗实效研究（effectiveness of psychotherapy）的证据（这也是先前章节中反复出现的主题）、研究对实践的影响以及财政资助对未来研究的意义。这一章解决的具体问题包括：病人能获得临床显著性的改变吗？他们能长久地保持已经获得的疗效吗？会不会发生病情恶化的情况？第六章（乔纳森·D.于佩尔、阿曼达·法布罗和戴维·H.巴洛）阐述循证实践运动的历史背景，并在这一背景中回顾关于心理学治疗（psychological treatment）的疗效（efficacy）及临床效用（clinical utility）研究的证据。作者建议，应该对潜在获益或协作的领域进行描述，以改善循证实践的质量。第七章（艾伦·E.凯斯丁）讨论临床实践中系统评估的必要性，为实践者提供有用的实施步骤及案例描述，强调要为临床实践和研究必须解决的问题提供一个全面的基础，并揭露了临床训练中可能会意外地损害评估的一些问题。第八章（约翰·R.韦兹和迈克尔·E.艾迪斯）承认研究人员和临床实践者的世界之间有深刻的差异，但他们更相信，这些差异是建立在共同性的基础之上，因为研究人员和治疗者都有着相同的目标。他们建议增加一些沟通活动，比如，在检验治疗的研究中，要注意将其从研究情境拓展到临床情境，从研究中典型的社区环境拓展到日常的生活环境。

3. 第三篇

第九章（史蒂文·J.特里耶韦莱）关注在心理学中植根于科学传统的研究生教育，并呼吁将科学事实和当下的临床情境进行整合。他建议推进科学和实践都适用的方法论理念，直至两者看起来不再分离。因此，问题随之发生了变化：如何将好的科学与好的实践，以真正能够帮助病人的方式整合起来？第十章（桑德拉·J.塔嫩鲍姆）在公共政策的背景下，对循证实践进行了深入的讨论。作者描述了循证实践运动的三个重要的工作假设，建议扩大讨论的范围，同时展示了当前讨论范围的一些分支领域。第十一章（罗伯特·J.斯滕伯格）总结了前述章节的关键问题和分歧，并提出一系列关于循证心理治疗的注意事项。

三、观点的共识和分歧

本书涉及的人群比一般文献涉及的要更为广泛，主要包括临床研究者、治疗者、临床教育工作者和公共政策拥护者。在有些章节内部及章节之间，共识与分歧是不明显的；但在其他一些章节，共识与分歧却非常明确。为了让读者能预先对这些问题有个初步的印象，我们在这里对这些共识与分歧进行阐述。

1. 共识

隐藏在本书所有章节背后的一条主线是，心理学实践建立在科学的基础之上。心理学家都接受过科学方法与科学态度的训练，这是心理学在心理健康（或精神卫生）领域所有相关学科中所具有的特别优势。作为社会科学家，本书的作者们有着共同的基础。尽管他们使用了不同的方法并在不同的领域开展工作，但他们本身所从事工作的科学程序，诸如形成假设、制定干预措施、评估病程进展等，都体现着他们接受过共同的训练。他们都认识到，要对病人的特点与偏好保持敏感，并按照不同的个体有针对性地调整护理措施。所有心理学家都致力于通过良好的心理研究和实践来改善病人的生活。

许多跨越理论取向的心理疗法已经被确认为有效。这一结论汇聚着超过半个世纪的数百个研究证据，涉及数以千计的病人。在接下来的多个章节中，我们还将继续讨论。

美国医学研究所（Institute of Medicine，2001）关于循证实践的定义，已经得到整个医疗系统的接受。遵循医学研究所的定义，美国心理学会（American Psychological Association， APA）也对心理学中的循证实践进行了定义。这一定义是由 2005 年 APA 主席任命的循证实践专业工作组（APA Presidential Task Force on EBP）作出的，得到了该工作组所有成员的一致认同。这些成员包括心理科学家、实践者、公共卫生分析师、消费者权益保护者、健康经济学家等（APA，2005）。美国心理学会代表大会审议并通过了该工作组对循证实践的定义，对相关的政策文件①也没有作任何变动。本书作者中的四位，即戴维·H.巴洛、吉恩·A.卡特、卡罗尔·D.古德哈特（工作组主席）和杰弗里·M.里德（专职人员），都是该专业工作组的成员。有趣的是，虽然工作组成员都有独特的观点及专业技能，但他们仍然在关注循证实践的复杂情境中取得了共识，这些共识也将反映在本书关于潜在的整合与和解领域的讨论中。

实践环境在快速而急剧地变化，没有人会对这一点提出异议。一方面，正如神经科学研究一样，旨在改善治疗的临床相关研究获得了爆炸性的发展；另一方面，循证实践也是针对医疗费用的一场问责运动，它与私人及公营保险项目的需求密切相关，这些需求又从属于行政权力与治疗理赔。人们在市场运行层面缺乏共识和协调，带来了参与者各方不同的需求，进而导致对病人和心理健康专家产生可能的管理不善和负面影响。

2. 分歧

当前尚不清楚循证实践运动是否真的有益于病人、有益于心理学。上述问题的回答，取决于循证实践的定义是广泛性的还是限制性的。尽管许多心理学家原则上同意美国医学研究所和 APA 的定义，但他们并未在如何进行循证实践方面取得共识。本书作者之间关于循证实践哲学与世界观的差异（实际上整个学科都存在这种差异），主要在两类对"应该如何才能获得积极的治疗结局"持有对立观点的人群中反映出来。

一类人认为，最佳实践需要从诊断疾病和应用循证治疗工具开始。必须在没有循证治疗方案或循证治疗不起作用的时候，才能使用其他的证据。该选择何种治疗方案的分级系统与研究证据的分级系统是一样的。

另一类人认为，最佳实践需要从病人开始。建立治疗关系并根据治疗的研究证据、共同因素、人类发展、精神病理学、个人和群体差异以及其他的相关研究来发展治疗关系；治疗所使用的分级系统，需要多个

---

① 译者注：即随后 APA 发布的有关循证实践的政府文件。

不同来源的研究证据，并建立在用来适应具体病人的临床信息的基础之上。

有许多（也许是大部分）心理学家不会完全符合这两种对立立场中的一种，而是处于两个立场形成的连续体中间的某个点。在改善病人利益及确保病人优先地位等方面，大家的立场是一致的。分歧在于，研究结论是否适用于（或限制了）临床实践，实践者在评价的基础上，是否真正识别了病人的需求并应用了最好的（或更合适的）治疗方案（或治疗方案的整合）。本书的优点是，它澄清了两者的关键问题，对不同观点进行了交流与沟通，并警示人们不要采取极端的态度，认为临床实践或研究中任一种具有另一种不具有的优先地位。

四、和解的机会

实践者和科学家达成和解的第一步是，澄清双方的相同点与不同点并承认不同视角的多样性。没有一种单纯的实践者观点或科学家观点，这是两者达成和解、向前发展的关键的出发点。很明显，诸如病人护理的优先性、专业训练的重要性、尽可能依赖研究以指导实践等，这些问题已经达成共识。实践者和科学家之间不同立场的关键方面还不够接近，难以为超越这一抽象差异进行妥协或为和解提供良好的基础。

心理治疗的目的是改善病人的生活、主观经验和适应功能；研究的目的是揭示现存各种治疗方法之间的差异，了解导致这些差异的基础及影响治疗结局的因素。两者的优先选择和关注点并没有进行很好的沟通，我们对此不应感到惊讶。对治疗者而言，他们感兴趣的是：如何识别治疗情境和现实生活中病人的需要，哪些方法是恰当的，如何根据病人的个体需要来调整治疗方案等。科学家可能会认为这些是主观的，不能在多个治疗者之间进行重复验证。对科学家而言，随机对照试验，评估结局的多种测验，组间比较并得出有统计学意义差异的研究结果，都被认为是与临床实践直接相关甚至是同一的。实践者更可能将研究视为有用的信息，认为研究不一定能够帮助坐在治疗师对面的病人，他们有着并没有被研究过的复杂问题。研究结果并不能代替合理的决策，不能决定针对具体的病人应该采取什么措施。此外，统计学上显著的历时性的（或组间的）平均数差异，反映的并不一定是真实的病人的改变。因此，研究并不能自动地告诉治疗者应该如何做。很少有证据可以直接帮助治疗者。元分析（meta-analyse）及用来作为度量标准的效果量（effect size），可能会显示这种或那种治疗比其余的治疗要好，但实际上，它们在帮助病人或导致改变方面真的会更好吗？临床实践者、科学家、病人、第三方付款机构、政策制定者，甚至本书的作者们都特别想知道。但据我们所知，当前还没有一个元分析可以完成这一"壮举"。

科学和实践的观点能调和吗？我们相信的确可以。但我们不能通过虚幻的方式来解决，例如仅仅添加一个连接号（如：科学家—实践者），或只是口头说说，告诉人家心理学有同时看重科学与实践的培养模式。也许我们能从这个前提开始：经过训练的心理学家，首先是科学家，他们都很重视可重复验证的证据以及谨慎的病程评估。但是，正如当前所设想并实施的那样，很多人都只注重群组研究与控制研究的训练，这人为地损害了共识的达成。我们需要有这样的研究，它们与病人的生活密切相关，能立即处理临床实践中病人的生活事件并实现研究的最高愿望（即指导实践）。在某些方面，我们可能找到对双方都有利的和解点，那就是质化研究（qualitative research）。质化研究既能关注个人的丰富经验，又能满足科学研究的标准。在心理治疗的质化研究中，它关注的中心就是个人的经验，对个人进行丰富而详尽的描述。丰富的评估工具，可以系统地检测病人症状在治疗前、中、后的情况，它们甚至还能以时下流行的可重复验证的方式，指导治疗者的决策。病人在治疗中获益了吗？病人生活的所有方面或重要方面发生改变了吗？这些问题都能以帮助个体病人的方式得到科学的解答。临床实践可以建立在更坚实的科学基础之上来帮助病人。科学仍然走在"科学"的道路上，但与临床实践者和病人的关系更加接近，对他们也更为有用。达成和解的努力，需要澄清被各方推上台面的不同观点或多个视角。接下来，本书的众多作者，将从心理治疗实践、研究与专家训练等方面，为达成这种和解提供多种不同的视角。

参考文献

American Psychological Association(APA). 2005. Report of the 2005 Presidential Task Force on Evidence-Based Practice. Retrieved October 24, 2005, from http: //www.apa.org/practice/ebpstatement.pdf.

Institute of Medicine(IOM). 2001. *Crossing the Quality Chasm: A New Health System for the 21st Century*. Washington, DC: National Academies Press.

Messer, S. B. 2004. Evidence-based Practice: Beyond Empirically Supported Treatments. *Professional Psychology*, 35, 580-588.

第一篇　实践视角

第一章　使用与滥用证据：职业实践中的
管理医疗、治疗指南及结局测量

杰弗里·M.里德　埃琳娜·J.艾斯曼

在当代有组织的医疗服务（organized health care delivery）模式的情境下，我们能更好地理解美国发展的循证实践运动。本章从影响心理健康服务因素的层面，系统探索了循证实践发展的历史及背景。我们考察了循证实践如何影响医疗行业的一整套特定的属性，以及这些属性是如何在治疗指南、实践标准、赋权与赔偿模式中得以贯彻执行的。许多案例来自于马萨诸塞州，我们将用它们作为实施循证实践的案例以开展研究。一直以来，马萨诸塞州在管理医疗的发展方面仅次于加利福尼亚州，位居全美第二（Henry J. Kaiser Family Foundation，2005），该州已经成为有组织的医疗服务体系在许多方面改革的先锋。当前，基于循证实践的前提，一系列公立与私营机构的项目已经做出承诺，这将对马萨诸塞州的心理学家与其他实践者产生巨大冲击，预计美国的其他州也将马上产生变化。

一、作为公共理念的管理医疗与循证实践

20 世纪 70 ～ 80 年代，随着美国国会制定的健康维护组织（Health Maintenance Organization，HMO）1973 法案的颁布（Pub. L. 93-222；参阅：DeLeon et al.，1991），管理医疗迅速扩张。20 世纪 60 年代的联邦医疗保险制度（Medicare）与联邦医疗补助计划（Medicaid）及其他法律法规的出台，拓展了医疗健康服务的范围。此后，医疗服务费用的迅速增长也引起了人们的广泛关注。管理医疗的拥护者争论说，按服务收费的医疗补偿制度，可能会激励医疗专家或机构提供昂贵的、额外的诊

断与治疗服务。反对者认为，健康维护组织应该奖励健康的保持与疾病的预防，有效治疗的构成元素也应该得到很好的阐述。因此，健康维护组织很容易识别与消除不必要的服务，在不牺牲治疗质量的情况下从根本上减少治疗的费用。在这种意义上，我们不能信任医疗专家，因为他们追逐利益的动机可能会促使他们提供不必要的服务。

医疗专家决定应该提供哪些服务的能力受到了温伯格（Wennberg，1984）的质疑，他发现在具体的医疗过程中，在给定的健康条件下，不同地域、相同人群的医疗费用有着显著的、难以解释的差异。这些研究以及随后的一些小型领域差异研究被"广泛地解读为医生们并不能确定替代治疗的价值，因此，他们的行为往往被传统经验及方便治疗等其他的临床因素所影响"（Tanenbaum，1999，p. 758）。持续发展的管理医疗运动，满怀热情地接受了这一观点。医疗专家被描述为医疗浪费、无效及不必要花费的主要因素，并且这种描述被当作是一种更深层次的辩护理由，有人主张通过一系列的举措，试图减少需求、限制获取、人为缩小实践的可变性以及医疗标准化，将医生的控制与决策权转移给健康计划（Reed et al.，2002）。医疗系统与健康计划制定了一套特殊的规则，如医疗必要性标准、规则、指南、实践参数、批判路径、最佳实践等，来监管医疗专家提供护理的过程。

对专业行为进行标准化与规范化的强调，同样得到了联邦政府的实质性支持。国会在 1989 年成立了卫生保健政策研究所（Agency for Health Care Policy and Research，AHCPR），该组织的中心任务是为医生与其他医疗护理的提供者发展实践指南（AHCPR，1993a）。20 世纪 90 年代，在国会的压力下，美国国立卫生研究院（National Institutes of Health，NIH）为了证明他们对美国医疗卫生所做的实践性贡献，开展了一系列"技术转让"项目，将基于研究的治疗方式推广到医疗领域。尽管当时循证实践的表述还未成熟，但这些努力已经立足于如下假设：改善医疗服务品质与减少医疗费用的主要挑战是，教育医疗专家正确地使用基于研究的治疗并发展一些适当的策略，以确保他们能一直这样做。

管理医疗组织的出现，为实现这些改变提供了有力的工具。

然而，管理医疗不久发展成为一个形象问题（image problem）。它开始运行，通过"精兵简政"来稳定健康服务的费用，但是它并没有公开声明其不断增加费用的潜在驱动力。管理医疗公司试图降低费用的持续的约束性措施，导致了医疗专家、管理者不断增强的监管与消费者不断产生的负面观点之间的高度紧张状态（Keckley，2003）。到1997年，全美的电影观众都在为海伦·亨特（Helen Hunt）在《尽善尽美》（*As Good as It Gets*）里的角色而欢呼雀跃（Johnson and Brooks，1997），因为她年轻的儿子获得了充分的治疗并最终控诉了管理医疗的失败。几乎在同一时间，循证实践像塔嫩鲍姆（Tanenbaum，2003）所描述的"公共理念"一样开始流行。公共理念是描述一个公共问题并提出某种特定措施来解决这一问题的智慧。塔嫩鲍姆引用了古斯菲尔德（Gusfield，1981）的文章，描述了一个关于公共理念的事例，当美国人认为醉驾是美国公路上最重要的公共威胁时，醉驾就一跃成为交通安全的焦点问题。醉驾确实导致了交通事故，但是造成交通事故的还有许多其他的原因。公共理念将所有注意力集中于复杂问题的某一方面，并呼吁仅仅采用一种合乎逻辑的方式去解决它。这种解决方式确实有用，但并非公共理念的真正用意。公共理念的真正目的，在于建立公共政策的明智形象，提高公众满意地采取行动的概率。即使这种公共理念本身可能会营造一种"问题已经被充分解决"的错误的安全感。

医疗卫生的政策制定者面临着复杂的现实。不能否认，美国的医疗卫生系统确实存在一些重要的结构性问题。几乎15%的美国人没有医疗保险（U.S. Census Bureau，2004）；更高比例的美国人没有心理健康保险；即使在有心理健康保险的人群中，也只有约一半的人会认为他们处于合理的保险水平（Maxfield et al.，2004）。美国的人均医疗费用比其他的工业国家都要高，但并没有提供更好的医疗服务（World Health Organization，2001）。如果保险支付没有明显减少，那么支撑联邦医疗保险制度的费用，将成为下一代美国人难以承受的负担。在过去的几年里，各州的财政预算严重紧张，这要部分归因于医疗服务，尤其是联邦医疗保险费用的增长。

面对这些问题，美国公众接受了一种理念，即医疗卫生体系的本质问题，是医疗实践的不确定性。如果医疗专家在进行实践时，能与研究证据更为一致，问题就有可能得到解决。循证实践的前提是，需要对专业行为进行日常监管。这也是实施管理医疗的中心原则。克可林（Keckley，2003）建议，循证实践可以作为管理医疗的一种机制，改善各个利益相关者与成员的形象。循证实践可能是"管理费用的重要基础，也是医疗质量的重要基础"（p. 3），在很大程度上，它是通过缩小医疗保险的范围或者干脆不再提供保险来实现的。在心理学中，这种观点已经通过基于学术的临床研究者取得了合法性。这些研究者支持这样一种观点，即医疗卫生服务的本质问题是临床者没有充分地应用研究文献。如果临床者很好地遵循这些文献的指引，就能够为医疗服务提供一个更好的基础（例如：Beutler et al.，2002；Chorpita et al.，2002；Lampropoulos and Spengler，2002；Nathan and Gorman，1998）。

塔嫩鲍姆（Tanenbaum，2003）指出循证实践作为一种公共理念的潜能，部分地基于它强有力的修辞：

实质上，这是一种修辞的胜利，谁能与证据进行争论？对循证实践的批评，不是说不要遵循证据，这并不是批评者的立场。他们批评的不是证据，而是他们所反对的某种证据等级的局限性……而且，循证实践的修辞在听众的心灵中激发一个重要的问题：如果循证实践是将证据引入实践，那之前的治疗者是如何实践的？还有证据之外的东西吗？其实公众从未获取过具体的信息，但对他们而言，治疗者都明显是有问题的。

二、证据的选择性使用

认为当前心理学实践缺乏证据支持的论断，仅是对已有文献的一种狭隘的、高度选择性的解读。大规模的证据，包括可追溯到 20 世纪 30

年代成百上千个研究以及大量的元分析，证明了如下观点。

（1）心理治疗是普遍有效的，各种理论取向与大量的治疗技术都具有积极的结局。

（2）尽管不同的病症之间存在一定的差异，但除了最为严重的心理病人，心理治疗的效果与心理药物治疗的效果一样好，有时甚至更好。

（3）心理治疗对不同种类的疾病都具有实质性的效果，包括精神病症（psychiatric symptoms）、人际机能失调、社会角色扮演及职业功能失调等。

（4）心理治疗产生影响的效率较高。

（5）心理治疗的结局可以长时间地维持，在与心理药物治疗的疗效相比时，尤其如此（参阅：Lambert and Ogles，2004）。

（6）相比药物治疗，心理治疗能减少住院时间及其他医疗费用，进而降低整个治疗的费用（参阅：Chiles et al.，1999）。

不幸的是，这样的证据体系，在作为循证实践运动基础的"证据等级"中的位置并不高（Sackett et al.，2000）。一种治疗方法必须通过多个疗效研究证实有效后，才是真正"循证"的。根据所谓的"金标准"方法论，随机对照实验（randomized controlled trials，RCTs）在证据中占据最高的位置。在心理健康领域，循证实践的拥护者已经接受了这样一种证据标准：随机对照实验是证据的最高形式。在考虑研究是否是"循证"时，还要考虑它是否有标准化的治疗手册，以及是否是基于特定的心理病症而创建的（Chambless et al.，1996）。这"有效地"排除了许多在社会上曾经广泛使用的治疗方法。哪怕只是随意看一眼循证心理治疗的清单，也能发现行为治疗或者认知—行为治疗占据了压倒性的地位。其实，这一结论之所以出现，是因为人们在过去用来评价治疗的方法，与后来的证据标准之间产生了混淆（Tanenbaum，2005；Westen et al.，2004）。

这样一来，一些治疗方法取得了合法地位，而另一些被宣告为不合法（Tanenbaum，2003）。尽管这明显不是编写这一清单的人们的意图，但这一清单却使得心理学领域的健康政策制定者以及商业医疗卫生组织低估甚至忽视了专业知识的存在。威斯特等（Westen ct al.，2004）描述了一种广泛的误解，人们经常有意无意地将经验证明无效的治疗，与那些没有采用适于循证实践标准的方法来进行测验的治疗混淆起来。同样地，人们还经常混淆研究者采用这些方法并证明有效的治疗与所谓的"最有效"的治疗之间的区别。举例来说，在治疗抑郁症时，我们的研究者事实上并不清楚，最有效的心理治疗到底是认知—行为治疗，还是人际关系治疗。我们知道的是，相比其他广泛使用的治疗方式，这些手册化了的简短治疗，更容易使用随机对照方法来进行测验。事实上，并没有任何实质性的研究，来比较实验治疗与社会上临床者提供的治疗方式之间，疗效到底有何差异。所以，也几乎没有直接的证据表明，循证治疗清单上的治疗方式，会比其他的临床实践获得更好的效果（Westen et al.，2004）。

三、专家的去专业化

循证实践最大的缺陷是，它在考虑心理治疗的科学基础时，忽视了治疗者及治疗关系的重要性，而这些因素已经被一再证明是最强有力的、关于心理治疗结局最具一致性的预测因素（Lambert and Okiishi，1997；Norcross and Hill，2004）。这种缺陷与管理医疗强调"对医疗专家进行外部监管是改善治疗效果的最主要手段"一样。管理医疗最主要的效果之一，就是削弱了个体治疗关系作为医疗中心的观点，取而代之的是，健康服务变成了去情境化的（decontextualizing），治疗关系不再重要，病人的治疗取决于偶然遇到的机械性的治疗者（Gutek，1995）。基于工业生产流水线的原则，医疗卫生服务被打碎，变成由某些同质的医疗专家所提供的越来越小的、分散的服务单元。

管理医疗对医疗专家行为进行限定与标准化的兴趣，与循证实践证据标准支持的概念体系是相互配合的。循证实践需要治疗手册化，并符合随机对照实验（通常也包括治疗手册的使用）的标准，导致治疗手册不再仅仅是一个模型或一种实验室的模拟物，而演变为心理治疗的一个组成部分（Westen et al.，2004）。循证实践的支持者，倾向于让病人选择特定的手册化治疗，因为与当前社会上广泛使用的未经手册化的治疗相比，这些治疗更加符合"有效性的基本科学标准"［American Psychological Association (APA)，Division 12，Society of Clinical Psychology，2004］。美国各州的心理健康体系与私营的医疗机构，正在逐渐形成一个循证治疗的清单，目的就是将这些手册化治疗，当作他们理赔政策的基础（例如：Carpinello et al.，2002；Chorpita et al.，2002；Tanenbaum，2005）。这些政策开始将心理健康专家视为技术工人，或者"不能也不应该成为选择治疗方式的临床决策者，以及解释临床观察数据的专业辅助人员"（Westen et al.，2004）。当医疗专家们反对这些观点时，他们通常被描述为反科学的，或者仅仅表明他们本身不愿意改变自己的行为。专家的抵制通常被视为临床环境中实施循证实践的主要障碍（例如：Keckley，2003）。

这种争论正在马萨诸塞州展开，管理医疗公司已经为具体的治疗制定了循证治疗的认证标准。在一个"雕刻计划"（carve-out plan）中，实践者拥有授权的辩证行为治疗的证书（Linehan，1993），并且在处理药物滥用问题的过程中使用动机性访谈技术（Miller and Rollnick，2002），这保证他们比其他专家或项目获得更高比率的理赔。我们相信，在不久的将来，其他各州的实践者也可能会看到类似的财政刺激，即在并不完全禁止其他治疗方式的同时，对指定的治疗方式给予激励。这种限制将随着时间的推移而越来越多。举例来说，最近俄勒冈州通过一项法律，要求在未来的三年里，75% 的心理健康方面的州财政与药物滥用服务都应该是循证的（Oregon Office of Mental Health and Addiction Services，2004）。

四、作为医疗卫生服务基础的循证实践

国家正在增加实质性的资源投入，试图促进那些实践者接受基于研究的服务的项目。举例来说，美国心理健康研究所（National Institute of Mental Health，NIMH）及药物滥用与心理健康服务署（Substance Abuse and Mental Health Services Administration，SAMHSA）成立了一个联合项目，强调促进与支持在各州心理健康体系内实施循证心理治疗（例如，参见 NIH，2004）。美国心理健康研究所的部分工作目标，是在各州临床实践环境中提供最有效、最可行的循证实践的研究。药物滥用与心理健康服务署的部分工作目标，是为那些已经准备并且承诺接受循证实践的各州与地区提供直接的实践支持，使他们在循证的路上走得更远。

但是，作为一种决定"哪种治疗提供给谁"的方法，当前，循证实践的存在已经引起了大量关注。对于一些儿童及严重精神病患者，他们有着大量的治疗需求，但只有少数治疗能够符合证据所使用的最为严格的标准。因为，很多研究证据经常受到质疑（如：人们通常不会认同那些没有随机化的证据）。还有人担心，纳入临床测验的病人样本，与那些在临床实践中遇到的、获得平均结局的病人是不一样的。举例来说，扎林等（Zarin et al.，2005）发现，一个关于精神分裂症与双相情感障碍患者研究的样本，与美国精神病协会实践研究网络（American Psychiatric Association's Practice Research Network，PRN）中有全国代表性的样本相比，大约有 1/3 的精神分裂症及超过一半的双相情感障碍患者，并没有纳入临床研究的范围。PRN 中的病人极可能具有共病（comorbid），这部分病人倾向于接受多种药物的治疗。但这并不符合临床研究的原则，因此被排除于临床测验之外。可能的情况是，PRN 中接受循证心理治疗的患者，与研究证据的样本的状况，实际上是完全不同的。

除了严格地限制获得医疗的范围外，认为循证实践能够改善医疗服务的质量与结局、减少医疗费用的论调，并没有得到证据的实质性支持。然而，州一级的支持者们的观点，明显是基于这样一种假设，即如果将心理治疗限定在那些已经被认可的治疗清单里，就可以节省费用，因为这些清单所列的治疗是最有效的，其成本—效益也是最高的。事实上，在俄勒冈州的法律中,成本—效益就包括在循证服务的定义之中(Oregon Office of Mental Health and Addiction Services,2004)。尽管治疗费用是治疗选择过程中一个必须考虑的因素,但将一个治疗"多么有效"与一个治疗的"费用有多少"混淆起来,确实是特别危险的(Stricker et al.,1999)。

当循证心理治疗被当作限制治疗获取以及选择哪种方式进行治疗的基础时,很多问题就出现了。有什么证据表明,循证治疗的方案一定会优于当前社会上处理类似临床病人的其他治疗方案?有什么证据表明,在真实的临床病人中,一个治疗的长期效果要优于另一种治疗?有什么证据表明,一个拥有循证心理治疗执照的治疗者,一定会比拥有其他能力的治疗者对病人能产生更大的影响?病人的价值观及偏好(如治疗的接受性)如何在替代治疗方法的有效性中得到考虑?迅速成长的消费者运动如何为这些政策提供保证?应该采取哪些测量标准来评价一个治疗的有效性,应该基于功能状态还是基于症状的改善?应该基于当前症状的缓解还是整个生活质量的改善?这些问题在循证心理治疗的讨论中,都没有得到很好的回答。我们认为,在健康计划得到明确的答案之前,心理治疗专家不应该容忍这种对治疗服务获取的限制,或者为他们推荐并指定具体的治疗方案。

确实,一种更广泛的关于证据的观点已经出现,它认为心理治疗应该比现在所提供的更加高效。心理疾病一般在生命的早期出现(Kessler et al.,2005),这些疾病通常是慢性而长期的,它们对人的功能与发展有着广泛的影响,因此也与全面性的失能与医疗费用密切相关(World Health Organization,2001)。甚至在那些有严重心理问题的人群中,很多根本就没有得到任何治疗(WHO World Mental Health Survey Consortium,2004)。在美国,那些最终接受治疗的人群中,视病种的不同,从发病到治疗一般平均延迟了 5 ～ 23 年。只有不到 1/3 的患有心理障碍的病人,其接受的治疗达到了充分治疗的最低标准(Wang et al.,2005)。在初级护理环境中,心理障碍接受充分治疗的病人的比例是最低的（12.7%）；在具体的心理障碍治疗机构中，接受充分治疗的比例则是最高的（48.3%）。对于个人或社会而言，没有得到及时的心理治疗，心理健康护理的费用将随着年龄的增长而增加，其病症也随着年龄的增长而愈加严重。如果循证心理治疗的目标确实是改善美国的医疗卫生的话，我们心理学专家应该从当前所关注的"哪些技术更好""实践者如何能应用这些技术"，转移到关注"我们怎样才能更好地将治疗分配给那些需要的人群"，并因此而服务更多患有心理疾病的人群。

五、循证实践与药物治疗偏见

循证心理治疗的证据标准在心理健康领域已经得到了最广泛的推进（如 Chambless et al., 1996），它借鉴了美国食品与药物管理局（Food and Drug Administration, FDA）认证新药的指南（Wampold et al., 2002）。循证的方法论最适合于药理学的研究。尽管手册化的心理治疗在进行随机对照实验时，远比医学测验困难、昂贵且耗时，但心理治疗研究的财政赞助反而被无故削减。药物公司或联邦政府将数百万美元应用于生产新药的随机对照实验中，直接对临床测验及生物医学研究进行立项资助与补贴。实验的阴性结果一般被药物公司所压制，很少在科学期刊上发表，这造成了药物治疗比心理治疗更好的假象。循证心理治疗中证据的标准，通常被等同于科学文献中有多少个随机对照实验支持某一具体的治疗方案。

这种歪曲，与健康计划及第三方付款机构的倾向性是一致的。即使证据指向了反面，他们仍然看重药物治疗，认为药物治疗比心理治疗恢复更快、花费更少。举例来说，药物治疗在治疗抑郁症时比心理治疗更为有效，已经变成新一代抑郁症治疗指南的重要前提（AHCPR, 1993b; American Psychiatric Association, 2000），心理治疗仅仅是在药物治疗反复失效之后才会得到推荐。尽管抑郁症病人在现在比过去更容易得到识别，他们拥有更多的机会被给予药物治疗（Olfson et al., 2002），可事实是，已经有多个研究证明，心理治疗即便在治疗严重的抑郁症时，也与药物治疗同样有效（DeRubeis et al.，2005）。此外，相比药物治疗，心理治疗的效果更加持久（Hollon et al.，2005；Hollon et al.，in press），从长期来看，这表明心理治疗在成本—效益方面更好。对不同病程的调查研究表明，当病人在选择治疗方案时，他们更倾向于选择心理治疗而不是药物治疗（例如：Hazlett-Stevens et al.，2002；Zoellner et al.，2003），这引发了病人到底能在多大程度上选择自己喜欢的治疗方式等一系列问题。

这种偏见存在于马萨诸塞州一个旨在增加儿童心理健康服务的项目中。由美国儿科学会马萨诸塞州分会发起成立的儿童心理健康专业工作组（The Children's Mental Health Task Force，CMHTF），其目的是为解决服务中各方存在的差异提供建议。该工作组将多个专业群体整合起来（包括艾斯曼，本章的第二作者），其代表有儿童学家、保险公司、监管者、研究者、律师、消费者群体、教育者、刑事司法及社会工作的专家。迄今为止，该工作组已经成立了四年，他们支持通过监管与立法等努力，使儿童有机会获得所有形式的心理健康服务。

过去一年多里，儿童心理健康专业工作组正在支持一个项目，来解决在马萨诸塞州中心区域，一个病人平均需要 6 个月时间才能预约到一位儿童精神病医生的问题。儿科医生表示，他们在为青少年开具精神药物的处方时通常感到别扭，他们非常欢迎这一领域的顾问专家进行介入。在马萨诸塞州中心区域的儿科医生遇到药物推荐问题时，精神病学家被协调为其提供随时在线的电话咨询。如果这些儿童确实需要看精神病专家，他们还会为其提供快捷的面对面治疗。这一项目在医学团体中得到了普遍认可，马萨诸塞州在预算中分配了 250 万美元来拓展这一项目。专业工作组很少思考，对青少年药物治疗的强调是否存在证据基础。他们中的一些成员，包括本章第二作者艾斯曼及其他心理学家，都建议一种整合的咨询途径，工作组官方也支持这一立场。然而，这一项目明显偏重于药物治疗，忽略了其他治疗选择。

马萨诸塞州行为健康合营公司（Massachusetts Behavioral Health

Partnership）是这一项目的实际管理者，它关于执行情况的临床报告表明，儿科医生已经逐渐减少了咨询精神病学专家的频率，这可能意味着儿科医生在开具精神科药物时，已经变得更为坦然。尽管最近媒体在关注青少年使用抗抑郁药物的争议，这一项目要向全州推广，也还要接受评估，但当前这一项目仍在以之前的模式推进，并获得了医学界的高度赞扬。

虽然儿童与青少年抗抑郁药物是否有效以及最近对这些药物使用频率是否有显著增加都还缺少数据支持，但它表明药物治疗确实与心理治疗有着不同的证据标准。同时，当前也存在一些反对精神药物过度使用的信号。英国的卓越临床研究所（National Institute for Clinical Excellence，2004）发布了一个指南，建议对轻度抑郁症进行首次治疗时不要使用抗抑郁药物，因为其成本—效益率可能较差。尽管从我们的观点看来，它还没有像证据表明的那样给出清晰的建议，但这一指南还是表明了，在对轻度抑郁症进行治疗时，心理治疗是一种更好的选择。另外，美国食品与药物管理局（U.S. Food and Drug Administration，2005）最近开始要求抗抑郁药物的制造厂家在他们的产品上加上黑框警告（boxed warning），来提醒医疗卫生服务的提供者在使用这些药物时，有可能会增加儿童与青少年的自杀风险。这些建议与要求是否会提高非药物治疗的使用率，当前还有待观察。

六、走向结局测量

美国心理学会实践董事会（APA Practice Directorate，2004）做了一个调查研究，要求实践心理学家在他们的治疗实践中随机选择一个病人，报告一次具体的治疗会谈情况。正在处理药物滥用病人的心理学家中，超过 2/3 的心理学家都报告说，他们在具体的心理咨询过程中，使用了一种被认为是关于药物滥用的循证治疗方案（剩下的其他实践者也可能使用了这些治疗，只不过在他们所报告的那次咨询中并没有使用）。但是，我们很难精确地评价什么是一个实践者所宣称的"动机性访谈"

（motivational interviewing）或"复发预防"（relapse prevention）。为了解决这一问题，一些作者建议使用测量保真度（fidelity measures）来确保实践者的确在提供手册中所指定的治疗。

但是，我们相信健康计划用来监管实践者所提供的治疗形式（包括的测量保真度使用）的努力，是高代价、没有效率且没有实效的。与积极结局相关的因素有很多，既有治疗形式的差异，也有病人的特征及行为的差异（Anderson and Strupp，1996；Beutler et al.，2002；Norcross and Hill，2004）。而且，管理医疗公司是否愿意在这么具体的层面上承担医疗管理的相关责任，也是值得怀疑的。相反地，我们认为健康计划应该提高要求，让心理学家与其他心理健康专家证明他们所提供的治疗的结局，而不管他们所使用的是哪种治疗技术。

有关结局测量及其可能性的讨论，在时间上要早于循证心理治疗在心理学领域的广泛讨论，但它们实际上是联系紧密的问题。我们认为，像循证心理治疗一样，结局测量现在已经变成一种"公共理念"，它将是对心理治疗这一职业产生重要影响的第二波浪潮。结局测量已经被界定为一种能进行"按绩效付费"的工具，能确保每一分钱都花得值，被认为是付款方与公众都高度认可的一种理念。尤其是在与心理健康服务相关的情境中，过去经常没有得到很好的理解。因此，这是非常重要的，组织心理学家认识到基于结局的实践运动已经发生了，并且将最终达成两个目标：①确保制定政策，监管结局测量的执行、分析及解释是基于测量学与医疗卫生学的可靠的原则；②确保个体实践者能为他们的实践提供证据，从而使实践能够恰当地反映病人的体验及他们进行治疗的目的。在这里，我们相信，心理学作为一个领域，应该被放在一个发挥其能量的重要地位。

原则上，结局评估能够为医疗体系、实践者及病人提供实质性的利益。理论上，结局评估能够支持"最佳实践"的识别，有助于保证医疗质量，且不会增加治疗费用。为了做到这一点，一个体系需要包括准入评估、治疗质量、成本预算等部分，并使这些信息能够在该体系内，以实时的、富有临床意义的方式得到使用。这种体系能帮助单个的医疗专家识别病人的类型，通过了解这些疾病的类型，他（她）能最大限度地成功使用最佳的技术。它将通过测量哪些医疗干预与最佳的病人结局相关联，从而支持那些遍布整个体系的质量改进的项目。此外，它还将通过排除领域特殊的利益管理壁垒来削减费用，因为有着良好结局记录的实践者，其本身已经证明了他们治疗实际病人群体的有效性。遗憾的是，当前，结局测量及相关信息基础确实还不能很好地对这些实际应用进行支持。而且，在当前管理医疗的情境下，其实施方式也损害了质量改善的有效性。为了探讨这些问题，下文将转向我们自己的一个案例研究。

七、马萨诸塞州的管理医疗与结局测量

如前所述，管理医疗在马萨诸塞的渗透率在全美是最高的。而且，在波士顿专区，除了一家保险公司外，几乎所有重要的保险公司，包括州医疗补助制度，都拓展他们的服务，演变为以盈利为目的的管理行为医疗卫生组织（managed behavioral health care organizations，MBHOs）。这些公司以严格的过程监管而闻名，一些公司甚至还需要大致四次会谈才能进行一次治疗授权。一些最大的管理行为医疗卫生组织已经发起了一个提供者性能分析系统，通过与系统的平均值来比较每个医疗专家的治疗长度。最近，马萨诸塞州已经见证了一次对结局测量需求的再度繁荣。

马萨诸塞行为健康合营公司（以下简称"合营公司"），由州医疗补助制度的心理健康管理公司所创建，是第一个对心理健康专家进行结局测量的实体。十年来，马萨诸塞州已经与合营公司签订了一个条款，要求结合病人情况来评价公司所提供服务的结局。但是，除了几个小规模的研究，合营公司并没有这样做。2003 年夏天，在马萨诸塞州人力服务行政办公室（Executive Office of Human Services）的压力下，合营公司最终同意，开始要求提供者在某一日期后，对合营公司管理的病人进行结局测量。合营公司发布了 19 个结局测量的清单，宣称它已经要求

提供者选择一个或多个工具，并据之对所有服务的结局进行评价，而不只是采取医学管理或心理测量。但是，合营公司并没有要求提供者与他们分享这些数据。相反地，他们要求提供者对自己的质量改善过程负责，自己发展出一套方法来分析、综述及解释这些数据。合营公司给提供者四个月的时间，让他们从清单中选择合适的工具。他们还有另外的七个月去使用这些工具，然后开始为病人提供反馈，并将结局测量整合进治疗计划。在后面的三个月里，他们要求将结局测量整合进实践管理中，并对治疗结局的分数进行基本的分析（Massachusetts Behavioral Health Partnership，2004）。

代表着职业人员与病人群体的马萨诸塞州心理健康联盟（The Massachusetts Mental Health Coalition），对合营公司关于职业教育、工具选择的计划的充分性表达了关注，认为它的数据分析与解释不够具体。联盟还关注其他一些问题，包括在公众领域缺少结局测量工具，使用专有工具的费用昂贵，以及在培训与管理、评分及对结局测量进行解释等方面高度隐蔽的时间耗费。在 2004 年的早期，合营公司原本已经执行了一个 2% 的全面性的财政削减计划，要求提供者将结局项目当作一个非财政的强制命令。后来，作为对联盟质疑的部分回应，合营公司撤销了财政削减计划，并提供了一小笔费用来部分地补偿专家们进行结局测量所耗费的时间。合营公司同意采用一种单一的专有结局测量工具，并同意为每个使用这些测量工具并进行评分的提供者都提供一些管理费。但它还要求，如果提供者获得了这些费用，合营公司将要收集、分析并拥有这些测量数据。这些数据怎样进行分析、如何解释、谁将在这一过程被咨询等一系列问题，一直没有得到解决。

2004 年，麦哲伦海峡健康服务公司（Magellan Health Services），全美最大的管理行为医疗卫生组织，同时也是马萨诸塞州健康维护组织辖下的蓝十字与蓝盾协会（Blue Cross Blue Shield）心理健康开拓计划的发起者，通知马萨诸塞州的提供者应该与北极星医疗体系（Polaris Health Systems）签订合同，使用后者开发的北极星心理健康工具

（Polaris-MH instrument），作为管理行为医疗卫生组织的案例理论及部分专家的质量改善项目（Grissom et al.，2002；Sperry et al.，1996）。正在写作本书的时间里，麦哲伦海峡健康服务公司正在对北极星心理健康工具在大型的实践情境中做引导测试（pilot testing）。同时，该公司还要求一些小型团体及个体提供者，参与他们新的一页纸的传真反馈版本的引导测试。所有的数据都将提交到麦哲伦海峡健康服务公司进行分析。

大致在同一时段，联合行为健康组织（United Behavioral Health）也宣称其将使用结局测量。但是，不像其他的公司，该公司计划发放一个问卷，要求病人（消费者）直接填写并返回给公司。最后，另一个管理行为医疗卫生组织，太平洋行为健康公司（PacifiCare Behavioral Health，Inc.），在接管一个已经破产的开拓心理健康的健康计划后，现已正式进驻马萨诸塞州的市场。它计划在马萨诸塞州使用其在美国的其他州已经使用的结局测量系统。该公司要求客户填写一个生命状态问卷（Life Status Questionnaire，LSQ），即一个基于结局测量（Outcome Questionnaire）（Lambert et al.，1996）的 30 个项目的问卷。治疗者应将生命状态问卷交给病人进行测试，测试时间是第一、三、五次会谈，此后每五次会谈测试一次。

明显地，在管理医疗公司中，病人层面的结局评估代表着一种发展趋势。在马萨诸塞州，为了回应过去一年内新兴的四种不同的结局评估计划，在各个行业协会间已经出现了大量警报。我们认为设计良好的、正确执行的结局评估系统，应该能够潜在地支持医疗系统及实践者的改进并最终帮助到病人。大量新的研究证实，为治疗者提供关于治疗有效性的及时反馈，能有效地提高治疗效果，尤其能减少治疗的失败率（如：Lambert，2005）。然而，能改善结局的及时反馈，必须要根据治疗者的偏好与需要进行调整，同时还必须是治疗者自己意识到要达到的一个重要的目标（Sapyta et al.，2005）。在马萨诸塞州，还有一些现实的问题：在这种条件下，那么多的结局测量项目应该执行到什么程度？而且，每个管理行为医疗组织使用不同的结局测量的手段，有着不同的管理计划，这些要求导致了实践者巨大的管理问题，并在整个系统内造成了理念上的混淆。所有这些结局测量的技术，虽然目的都是评估相同的结构，但却使用各种不同的测量方法与手段，导致它们之间难以相互比较。每个干预怎样改变治疗关系、数据拥有的方式及结局如何报告给健康专家，都有着明显的区别。

另外，如何使用结局测量作为证据，以及在医疗卫生情境中这些证据应该如何收集、分析、解释与执行，都存在很多更为普遍的重要问题。由合营公司始创的模式最支持行业自治，据之，医疗专家能选择自己的测量方法，拥有自己的数据，并负责对自己数据的分析、解释及报告。但是，这也存在很大的问题。结局测量领域是一个大众的事业。在当前还主要以测量技术水平为主要考量对象之时，其测量相关的费用也是非常重要的，因此很少有在公共领域得到广泛使用的测量。这包括个人管理的费用以及与购买原始测量工具箱、计算机评分程序和培训使用工具相关的费用，还包括一些医疗专家的培训、数据评估及撰写质量改善计划等，均需要耗费时间，当实践者从事这些活动时，他们不能对此收费，因此会丧失部分收入。有组织的健康提供系统及更大规模的实践群体，能够从执行结局评估系统的规模经济中受益。马萨诸塞州心理学会计算了这些费用，它直接或间接地基于合营公司当初的要求，根据个体实践者在私人实践中处理医疗补助制度的病人的费用，预计在第一年大约需要 3 000 美元，此后平均每年削减补偿 17%。

此外，作为医疗系统所希望做的决策类型的基础，一些结局测量的有效性还存在问题。医疗卫生体系应该确保结局测量的使用能够符合已经被接受的发展测量的科学标准，并用来达到证明其有效性的目的。当之前被证明有效的工具被修订或者以不同方式执行时，新的版本应该通过实践来证明它已经是一个有效版本，或者应该干脆再做一个新的有效性研究。当设计用来评价治疗结局的测量手段，被用来判断病人的严重程度及治疗的需要时，达到这些目的的有效性同样应该得到证明。这些测量也应该拥有对病人及购买者的有效的、重要的标准参数（比如功能状态）。如果一个医疗体系声称自己重视循证心理治疗，那么所有的这些有效性信息都应该是有效的。卫生体系宣称它正在实施循证治疗，如果能说明结局测量的监管者、使用这些测量进行有效性研究的研究者，其所在医疗卫生系统或工具均没有明显的财政支持立场，则会更有说服力。

一般而言，因为统计、测量及评估方面的知识背景，心理学家比其他医疗专家在这些新的结局项目方面做了更好的准备。但是，心理学家在选择、使用、分析及解释这些不熟悉的测量时，可能还需要实质性的训练。实践者也需要对各种工具有着更深入的理解，选择那些对他们自身的实践或对特殊的病人更合适的工具（例如一个被诊断为癌症的病人vs. 一个神经性厌食症的病人）。在我们描述的多数项目中，数据都提交到了管理行为医疗卫生组织，在那里数据将得到分析与处理。这表明在管理行为医疗卫生组织的职工中，需要更多的培训。因为他们中的大多数人并没有受过心理学的博士训练，还不能很好地解释数据并据之进行治疗决策。

八、对治疗者工作环境的启示

短期内，实践者如果要参加第三方付费的医疗体系，可能还要经受持续增加的压力，因为他们需要根据各种循证心理治疗的清单来开展自己的工作。在接下来的几年里，我们可以预料，按照治疗是否循证而支付不同比率的费用将越来越普遍（付款的标准将会按不同的州或不同的医疗体系而不同）。我们也预期，州一级的立法机构将鼓励或者命令在州医疗体系里进行这类实践。这种改变将增加专家们的法律风险，他们不得不提供已经通过特殊方法论验证的、符合循证实践定义的治疗方案。渐渐地，它可能会通过持续不断的努力，限制实践者，让他们不再提供循证治疗清单以外的其他治疗方式。正像本章所描述的，在评价证据方面，我们与当前主流的循证实践运动有着大量实质性的差异。我们认为，应该继续组织心理学家去挑战这些局限性，并且提出一种有关证据的更广泛的定义。同时，实践者明智的做法是，准备证明他们的治疗知识，并将自己的实践范围拓展到循证治疗的范畴。尽管要像管理行为医疗卫生组织那样，要求每一种循证心理治疗都有特殊的执照不太现实，但是实践者们可能需要做好准备，去参加一些相关的继续教育项目。

我们也相信在国家与州层面的职业协会将要考虑到，他们应该怎样协助自己的成员来回应持续不断的证明结局有效的需求。这种需求对独立的实践者尤其麻烦，因为他们没有技术基础、人员支持，没有形成促进搜集、分析及组织医疗卫生体系的基准数据的规模经济。在国家与州的层面，有着巨大的需求，支持相关的模型或形成政策，比如，如何概念化结局体系？谁将为治疗者直接或间接的费用付款？这些数据如何搜集、分析、解释与应用？再者，我们认为，实践者有着开始对这一趋势进行回应的实际需求，他们要考虑哪些类型的结局测量可能最适合他们的实践、价值观与需要，而不是等着其他人来解决自己的问题。就像今天我们在马萨诸塞州所见到的那样，有可能每个健康计划都要求有他们自己的一套测量方案，这将会在实践团体中造成很大的混淆。也有可能，就像合营公司的原始计划一样，从长远来看，健康计划将转嫁大量的数据收集与报告的管理负担到实践者身上。如果出现了这样的事实，使用结局测量可能会演变成网络成员的一个需求。随着规定的捐献计划及其他形式的被称为"基于病人"的医疗卫生系统，结局测量将作为消费者在多个选项中进行选择的一个关键基础，可能会变得更加重要。实践者们需要做好准备，在这一基础上进行竞争。

循证心理治疗所带来的不断增加的负担（包括管理医疗所带来的负担），可能会导致那些有能力的实践者逃离第三方付款系统，转而采取更严格的、获利更多的自我付款及彰显自身品牌的实践。显而易见的是，有关我们监管的职业清单服务的讨论，已经从怎样获得提供者委员会的授权，转化为怎样维持"管理医疗自由"（managed care-free）实践的问题。不参加任何管理医疗委员会或没有保险公司账单的心理学家的比例，在职业心理学界将会越来越多，精神病学与医学专家也是这样。作为医疗领域的专家，我们赞同这种运动，但总的来说，也可能会限制私人的心理学实践。虽然那些愿意并且有能力为自己花钱的病人能够得到自己想要的治疗方式，而且还能得到更多实践者的服务。但大多数人毕竟不是精英阶层，这种方式并不能解决大多数人的问题。当心理学家自我游离于医疗保险体系之外，心理学也将冒着失去特权的风险。很多当前还在直接为治疗付款的病人，正在逐渐选择其他的医疗服务，在他们的健康计划中寻求理赔与补偿。此外，如果心理学家不能证明他们的服务是基于证据的，病人的健康计划就会拒绝为提供这些心理治疗的心理学家付款，病人也就不会再来看病。

尽管明显地，还有很多问题需要解决，但当这一发展趋势逐渐展开时，这种医疗方式的转换，可能会为心理学创造一个大好机会，组织心理学家去概念化并设计一个复杂的结局测量体系。预见到这些发展，美国心理学会实践组织（APA Practice Organization）与各州心理学会正在开始测试一些方法，通过这些方法，国家与州层面的职业协会将帮助实践者，发展评估与监测结局的基础设施，使其作为他们实践的一部分，并将结局测量信息有效地传达给消费者。

九、结论

在本章中，我们试图描述在有组织的医疗卫生体系中循证实践的用途及对我们的启示。总体来说，循证实践能够被看作一种公共理念，它将当前医疗卫生系统中存在问题的根源归结为医疗专家独断的、不透明的实践，认为解决问题的方法在于改变他们的实践方式，使实践与研究证据更为一致。评价心理治疗证据好坏的标准，也被用来支撑职业行为的日常管理，这已经变成管理医疗的一条中心原则。这些证据标准导致了心理学领域对职业知识的轻视，部分地因为这些标准经常与它所评价对象的特征有所混淆。

这些证据标准与治疗清单并不能为医疗服务设计及政策制定提供充分的基础。尽管在心理健康领域的循证实践项目已经遍地开花，且在当前得到了联邦与州政府的实质性支持，但很少有证据表明：①进行循证实践能改善服务的过程与结局；或者②它除了在限制服务提供方面更为严格之外，确实能降低整体系统的费用。而且，循证实践的证据标准也为现存的药物治疗偏好（而不是心理治疗偏好）提供了基础。也没有有效的数据能够证明，按照严格的、已接受的治疗方案来选择病人，按照某种优惠比率对特定治疗方法进行补偿，迫使实践者使用某些特定的治疗方法等，是切实可行的。与管理医疗中心过分使用循证实践形成鲜明对比的是，这些政策与公众利益并不一致，公众的心理障碍极少得到治疗，反而大幅增加了疾病负担。

我们认为在接下来的几年里，当前有关循证实践的争议，将会在持续增加的健康计划与付款者的需求中反映出来，心理学家与其他心理健康专家，必须证明他们所提供治疗的结局的有效性。围绕结局测量系统的概念与实施，还存在一系列严肃的问题，它们将成为在国家和州一级心理学组织支持与发展的中心问题。同时，我们建议实践者开始进行严谨的考察：结局测量如何才能最好地适合他们的实践方式、价值观与需要？最适合病人群体的可供利用的结局测量工具是什么？

作为历史上一直致力于"将科学当作实践的同伴"的心理学，已经调整好状态，准备引领这一轮新的发展。然而，除非我们能在当前情境下，在可证明护理质量的服务中成功地将科学与实践整合起来，否则我们将失去自己学科的优势。我们需要确保政策制定者、顾问及健康计划负责任地提供证据，证明他们的实践的确提升了治疗品质，而不是限制了服务获取、减少了治疗选择或剥夺了治疗者的权力。作为心理学家，就像我们经常听到的要对没有证据支持的实践保持警惕一样，我们也需要对科学的滥用保持警惕。

参考文献

Agency for Health Care Policy and Research. 1993a. *Clinical Practice Guideline Development* (AHCPR Publication No. 93-0023). Rockville, MD: U.S. Department of Health and Human Services.

Agency for Health Care Policy and Research. 1993b. *Depression* in *Primary Care: Vol.2. Treatment of Major Depression* (Clinical Practice Guideline No. 5, AHCPR Publication No. 93-0551). Rockville, MD: U.S. Department of Health and Human Services.

American Psychiatric Association(APA). 2000. Practice Guideline for the Treatment of Patients with Major Depressive Disorder (revision). *American Journal of Psychiatry*, 157(Suppl.), 1-45.

American Psychological Association, Division 12, Society of Clinical Psychology. 2004. A *Guide to Beneficial Psychotherapy.* Retrieved November 23, 2004, from http://www.apa.org/divisions/div12/revest/index.html.

American Psychological Association Practice Directorate. 2004. *Practice Net Survey: Psychological Treatment of Substance Abuse.* Retrieved January 11, 2005, from http://www.apapracticenet.net/results/SubstanceAbuse2003.

Anderson, T., Strupp, H. H. 1996. The Ecology of Psychotherapy Research. *Journal of Consulting and Clinical Psychology*, 64, 776-782.

Beutler, L. E., Moleiro, C., Talebi, H. 2002. How Practitioners Can Systematically Use Empirical Evidence in Treatment Selection. *Journal of Clinical Psychology*, 58, 1199-1212.

Carpinello, S. E., Rosenberg, L., Stone, J. et al. 2002. New York State's Campaign to Implement Evidence-based Practices for People with Serious Mental Disorders. *Psychiatric Services*, 53, 153-155.

Chambless, D. L., Sanderson, W. C., Shoham, V. et al. 1996. An Update on Empirically Validated Therapies. *The Clinical Psychologist*, 49, 5-18.

Chiles, J. A., Lambert, M. J., Hatch, A. L. 1999. The Impact of Psychological Intervention on Medical Offset: A Meta-analytic Review. *Clinical Psychology: Science and Practice*, 6, 204-220.

Chorpita, B. F., Yim, L. M., Donkervoet, J. C. et al. 2002. Toward Large-scale Implementation of Empirically Supported Treatments for Children: A Review and Observations by the Hawaii Empirical Basis to Services Task Force. *Clinical Psychology: Science and Practice*, 9, 165-190.

Deleon, P. H., VandenBos, G. R., Bulatao, E. Q. 1991. Managed Mental Health Care: A History of the Federal Policy Initiative. *Professional Psychology: Research and Practice*, 22, 15-25.

DeRubeis, R. J., Hollon, S. D., Amsterdam, J. D. et al. 2005. Cognitive Therapy vs. Medications in the Treatment of Moderate to Severe Depression. *Archives of General Psychiatry*, 62, 409-416.

Grissom, G., Lyons, J., Lutz, W. 2002. Standing on the Shoulders of a Giant: Development of an Outcome Management System Based on the Dose Model and Phase Model of Psychotherapy. *Journal of Psychotherapy Research*, 12, 397-412.

Gusfield, J. R. 1981. *The Culture of Public Problems*: *Drinking, Driving, and the Symbolic Order*. Chicago: University of Chicago Press.

Gutek, B. A. 1995. *The Dynamics of Service: Reflections on the Changing Nature of Customer/ Provider Interactions*. San Francisco: Jossey-Bass.

Hazlett-Stevens, H., Craske, M. G., Roy-Birne, P. P. et al. 2002. Predictors of Willingness to Consider Medication and Psychosocial Treatment for Panic Disorder in Primary Care Patients. *General Hospital Psychiatry*, 24, 316-321.

Henry J. Kaiser Family Foundation. 2005. *HMO Penetration Rate*, 2003.

Retrieved January 26, 2005, from http://www.statehealthfacts.org/cgi-bin/healthfacts.cgi? action=compare&category=Managed+Care+%26+Health+lnsurance&subcategory=HMOs&topic=HMO+Penetration+Rate.

Hollon, S. D., DeRubeis, R. J., Shelton, R. C. et al. 2005. Prevention of Relapse Following Cognitive Therapy versus Medications in Moderate to Severe Depression. *Archives of General Psychiatry*, 62, 417-422.

Hollon, S. D., Stewart, M. O., Strunk, D. in press. Cognitive Behavior Therapy Has Enduring Effects in the Treatment of Depression and Anxiety. *Annual Review of Psychology*.

Johnson, B. (Producer), Brooks, J. L. (Director/Producer). 1997. *As Good as It Gets* (motion picture). United States: Sony Pictures.

Keckley, P. H. 2003. *Evidence-based Medicine and Managed Care: Applications, Challenges, Opportunities-Results of a National Program to Assess Emerging Applications of Evidence-based Medicine to Medical Management Strategies in Managed Care*. Nashville, TN: Vanderbilt University Center for Evidence-Based Medicine.

Kessler, R. C., Berglund, P., Demler, O. et al. 2005. Lifetime Prevalence and Age-of-onset Distributions of DSM-IV Disorders in the National Comorbidity Survey Replication. *Archives of General Psychiatry*, 62, 593-602.

Kraus, D. R., Seligman, D., Jordan, J. R. 2005. Validation of a Behavioral Health Treatment Outcome and Assessment Tool Designed for Naturalistic Settings: The Treatment Outcome Package. *Journal of Clinical Psychology*, 61, 285-314.

Lambert, M. J. 2005. Emerging Methods for Providing Clinicians with Timely Feedback onTreatment Effectiveness: An Introduction. *Journal of Clinical Psychology*, 61, 141-144.

Lambert, M. J., Hansen, N. B., Umphress, V. J. et al. 1996. *Administration and Scoring Manual for the Outcome Questionnaire (OQ 45.2).* Wilmington, DE: American Professional Credentialing Services.

Lambert, M. J., Ogles, B. M. 2004. The Efficacy and Effectiveness of Psychotherapy. In M. J. Lambert (Ed.), *Bergin and Garfield's Handbook of Psychotherapy and Behavior Change* (pp. 139-193). New York: Wiley.

Lambert, M. J., Okiishi, J. C. 1997. The Effects of the Individual Psychotherapist and Implications for Future Research. *Clinical Psychology: Science and Practice*, 4, 66-75.

Lampropoulos, G. K., Spengler, P. M. 2002. Introduction: Reprioritizing the Role of Science in a Realistic Version of the Scientist-practitioner Model. *Journal of Clinical Psychology*, 58, 1195-1197.

Linehan, M. M. 1993. *Cognitive-behavioral Treatment of Borderline Personality Disorder.* New York: Guilford Press.

Massachusetts Behavioral Health Partnership. 2004, May. *Quality Alert #10: Clinical Outcomes Management Protocol.* Retrieved January 11, 2005, from http://www.masspartnership.com/provider/index.aspx?1nkid =outcomesmanagement/ outcomesfiles/Quality%20Alert%2010_%20 Final.pdf.

Maxfield, M., Achman, L., Cook, A. 2004. *National Estimates of Mental Health Insurance Benefits* (DHHS Publication No. SMA 04-3872). Rockville, MD: Center for Mental Health Services, Substance Abuse and Mental Health Services Administration.

Miller, W. R., Rollnick, S. 2002. *Motivational Interviewing: Preparing People for Change* (2nd ed.). New York: Guilford Press.

Nathan, P. E., Gorman, J. M. (Eds.). 1998. *A Guide to Treatments that Work.* New York: Oxford University Press.

National Institute for Clinical Excellence. 2004. *Depression: Management of Depression in Primary and Secondary Care.* Retrieved January 12, 2005, from http:// www.nice.org.uk/pdf/CG023quickrefguide.pdf.

National Institutes of Health(NIH). 2004. *State Implementation of Evidencebased Practices: Bridging Science and Service* (NIMH and SAMHSA Publication No. RFA MH-03-007). Retrieved November 19, 2004, from http://grantsl.nih.gov/grants/guide/rfa-files/RFA-MH-03-007.html.

Norcross, J. C., Hill, C. E. 2004. Empirically Supported Therapy Relationships. *The Clinical Psychologist,* 57, 19-24.

Olfson, M., Marcus, S. C., Druss, B. et al. 2002. National Trends in the Outpatient Treatment of Depression. *Journal of the American Medical Association,* 287, 203-209.

Oregon Office of Mental Health and Addiction Services. 2004. *Proposed Operational Definition for Evidence-based Practices: Final Draft, June 1, 2004.* Retrieved November 19, 2004, from http://www.leg.state.or.us/orlaws/sess0600.dir/0669ses.htm.

Reed, G. M., McLaughlin, C. J., Newman, R. 2002. American Psychological Association Policy in Context: The Development and Evaluation of Guidelines for Professional Practice. *American Psychologist,* 57, 1041-1047.

Sackett, D. L., Straus, S. E., Richardson, W. S. et al. 2000. *Evidence Based Medicine: How to Practice and Teach EBM* (2nd ed.). London: Churchill Livingstone.

Sapyta, J., Riemer, M., Bickman, L. 2005. Feedback to Clinicians: Theory, Research, and Practice. *Journal of Clinical Psychology,* 61, 145-153.

Sperry, L., Brill, P., Howard, K. I. et al. 1996. *Treatment Outcomes in Psychotherapy and Psychiatric Interventions.* New York: Brunner/Mazel.

Stricker, G., Abrahamson, D. J., Bologna, N. C. et al. 1999. Treatment Guidelines: The Good, the Bad, and the Ugly. *Psychotherapy*, 36, 69-79.

Tanenbaum, S. J. 1999. Evidence and Expertise: The Challenge of the Outcomes Movement to Medical rofessionalism. *Academic Medicine*, 74, 757-763.

Tanenbaum, S. J. 2003. Evidence-based Practice in Mental Health: Practical Weaknesses Meet Political Strengths. *Journal of Evaluation in Clinical Practice*, 9, 287-301.

Tanenbaum, S. J. 2005. Evidence-based Practice as Mental Health Policy: Three Controversies and a Caveat. *Health Affairs*, 24, 163-173.

U.S. Census Bureau. 2004, August 26. *Income Stable, Poverty Up, Numbers of Americans with and without Health Insurance Rise, Census Bureau Reports.* Retrieved November 19, 2004, from http://www.census.gov/Press-Release/www/releases/archives/income_wealth/002484.html.

U.S. Food and Drug Administration. 2005, January. *Antidepressant Use in Children, Adolescents, and Adults.* Retrieved January 17, 2005, from http://www.fda.gov/cder/drug/antidepressants/default.htm.

Wampold, B. E., Lichtenberg, J. W., Waehler, C. A. 2002. Principles of Empirically Supported Interventions in Counseling Psychology. *The Counseling Psychologist*, 30, 197-217.

Wang, P. S., Berglund, P., Olfson, M. et al. 2005. Failure and Delay in Initial Treatment Contact after First Onset of Mental Disorders in the National Comorbidity Survey Replication. *Archives of General Psychiatry*, 62, 603-613.

Wang, P. S., Lane, M., Olfson, M. et al. 2005. Twelve-month Use of Mental Health Services in the United States: Results from the National Comorbidity Replication Survey. *Archives of General Psychiatry*, 62, 629-640.

Wennberg, J. E. 1984. Dealing with Medical Practice Variations: A Proposal for Action. *Health Affairs*, 3, 6-32.

Westen, D., Novotny, C., Thompson-Brenner, H. 2004. The Empirical Status of Empirically Supported Therapies: Assumptions, Methods, and Findings. *Psychological Bulletin*, 130, 631-663.

WHO World Mental Health Survey Consortium. 2004, June 2. Prevalence, Severity, and Unmet Need for Treatment of Mental Health Disorders in the World Health Organization World Mental Health Surveys. *Journal of the American Medical Association*, 291, 2581-2590.

World Health Organization. 2001. *The World Health Report 2000: Health Systems: Improving Performance*. Geneva, Switzerland: Author.

Zarin, D. A., Young, J. L., West, J. C. 2005. Challenges to Evidencebased Medicine: A Comparison of Patients and Treatments in Randomized Controlled Trials with Patients and Treatments in a Practice Research Network. *Social Psychiatry and Psychiatric Epidemiology*, 40, 27-35.

Zoellner, L. A., Feeny, N. C., Cochran, B. et al. 2003. Treatment Choice for PTSD. *Behaviour Research and Therapy*, 41, 879-886.

第二章　心理学实践的证据、事业及专业技能

卡罗尔·D. 古德哈特 [1]

在心理学循证实践这一主题下，很多临床研究者与临床实践者之间一直存在一条鸿沟。研究者埋怨实践者，认为他们在接受严格控制的科学条件下所取得的高质量治疗方案方面进展缓慢；实践者则抱怨那些基于特定诊断类型的随机对照实验所获得的治疗方案，对一般实践过程中不同的病人及病症作用有限。然而，这种二元分裂并不真实地存在于具体的实践者与研究者之间。它存在于心理治疗的医学药物模式（基于特殊因素）与心理治疗的情境模式（基于良好治疗的共同因素）之间。两者相互交流重要的信息，为医疗实践的未来提供启示。

关于循证实践的讨论是一种社会文化现象，它源于美国整个循证实践运动这一大的背景。循证实践运动出现在医学、护理学、职业与物理治疗及教育学这四大领域中，它反映了一种趋势——由公共政策快速向问责制与成本审计方向发展。在这场运动的中期，心理学实践者在平衡多方面的需求方面面临挑战：他们需要发展与维系个人有效治疗的声誉，将多种来源的证据转变为有意义的治疗方案，提供安全、可靠的治疗关系，依据自身实践的质量在现实中谋生。在心理治疗的需要及其成本、价值、成分、允许的干预和实效方面，不同的观点传递着相互冲突的信息。这些争议也发生在整个心理学科及更大的医疗卫生体系内，它们相互竞争，试图取得优势的地位。

---

[1]　本章的部分内容改编自 "Evidenced-Based Practice and the Endeavor of Psychotherapy"（C. D. Goodheart. 2004. *The Independent Practitioner*, 24, 6-10. Phoenix, AZ: Psychologists in Independent Practice: A Division of the American Psychological Association），已获得改编许可。

我们很难想象存在一个会反对"证据"的人。但是，这些人存在两种不同的世界观。一些人遵循经验实证主义的医学药物模式；另一些人相信治疗的情境模式，关注病人的主观体验与需求、治疗者的特点与技能，以及治疗者与病人之间建立的治疗联盟及彼此所做的努力。两种世界观之间有着根本的、重要的哲学差异，难以达到合适的平衡。

这些世界观的差异还体现在两种不同的体系中。基于心理学在治疗大量特定病症方面取得重大进展，巴洛（Barlow，2004）建议将"心理学治疗"（psychological treatments）与"心理治疗"（psychotherapy）这两个术语分离开来。在这一建议中，针对具体病理或机能障碍形式设计的手册化治疗（manual-based treatment），应该被命名为"心理学治疗"，它是医疗卫生系统（the health care system）的一个组成部分；"心理治疗"是日常用语，也许它应该从医疗卫生系统的术语里被驱逐出去，主要用于生活调适或个人成长面临问题等情境中。在一个关于循证治疗运动的研究中，威泊尔德和巴蒂（Wampold and Bhati，2004）提出了不同的观点。他们提醒说，这场运动的重心是心理治疗一直关注治疗方法，但治疗方法仅对治疗结果产生很小的影响，它们忽略了心理学家的角色与病人的主观体验。他们提出了另一种可替代的概念，强调共同因素及更广泛的研究视角，这种理念在 APA 下属的 17 分会（咨询心理学分会，Society of Counseling Psychology；Wampold et al.，2002）及 29 分会（心理治疗分会；Norcross，2001）的相关政策中也体现了出来。同样，阿布隆和马尔西（Ablon and Marci，2004）也建议有效研究的重心应从治疗技术包（treatment packages）转向治疗过程，因为治疗方案较为抽象，与具体的临床情境距离太远。很多实践者接受了一种整合的立场，对共同因素与特殊治疗兼容并蓄，同时采纳两者有用的方面。至今，仍然没有最终的结论，说哪一种模式针对个人的情绪与社会问题取得了最有意义的突破。

我认为，心理学循证实践运动中分歧的核心是怎样定义证据以及如何看待心理治疗的这一事业。在多数情况下，这一问题并不存在于反科学的实践态度、不合格的博士教育或贫乏的临床研究之中。本章将阐述一位实践者的视角，这一视角主要关注心理学实践及其情境、心理治疗事业、科学指导实践所需的多种来源的证据以及临床技能的角色。本章将一直贯穿以下线索：针对寻求心理服务的个体、夫妻、家庭及群体的需求，适当改变自己的方法是非常重要的。

一、实践者视角的背景

心理学的基础是科学。尽管治疗者面对的问题不一定能够由研究证据所描述、测量或改善，但心理学的实践还是建立在科学的基础之上的。心理学所拥有的基础科学与社会科学的知识基础，是心理学专业区别于其他助人职业的重要分界线。心理学实践者所接受的治疗技术以及人际交往技能方面的广泛训练，也是心理学行业区别于其他职业的重要特征。

1. 定义

当一个人提出循证实践时，他是什么意思呢？美国医学研究所（Institute of Medicine，2001）改编了萨克特等人（Sackett et al.，2000）的一个定义，该定义在医疗卫生体系内得到广泛认可："循证实践是最佳研究证据、临床技能与病人价值观的整合"。这一定义提供了一种宽广的视角，而且并没有暗示这三者之中哪一种更为重要。但是，许多医学与心理学的科学家还是认为，研究证据是其中最为重要的元素。

APA 接受了 2005 年时任 APA 主席任命的循证实践专业工作组（APA，2005a）的建议，并将其作为 APA 政策声明的定义，即"心理学的循证实践（evidence-based practice in psychology，EBPP）是指治疗者在意识到病人的特征、文化与偏好的情况下，将最好的、可供使用的研究证据与治疗者的专业技能整合起来，以指导心理学的具体实践"。工作组报告后来进行了拓展，成为探讨包括基本原理与参考文献在内的政策文件的基础（APA，2005b）。"评估治疗指南的标准"（Criteria for Evaluating Treatment Guidelines）将这三个组成部分整合了起来（APA，2002a）。APA 的"心理学家伦理原则与行为准则"（Ethical Principles of Psychologists and Code of Conduct）第 2.04 部分，将"心理学家的工作应基于学科已建立的科学与职业知识"作为一条标准（APA，2002b）。

2. 实践与研究的区别

实践与研究是两个目标明显不同的事业。研究者与实践者在职业兴趣、工作环境的文化甚至提问的类型等方面一般都不同。每个群体都会对用来指导他们工作的证据种类持不同的看法。所有知识都是社会建构的，因此，科学也是一种社会建构。同样，心理学的实践也是社会建构，只不过两者依赖着不同的价值框架（Tanenbaum，2002）。不同的价值观影响着两者治疗取向的选择。

实践者与研究者在人格特质方面是不同的。例如，在世界观潜在的自我中心 vs. 社会中心维度、认识论取向（如增加知识 vs. 改善人类条件）、理论取向（如学习理论 vs. 人本主义）、认知的优势及发展影响力 等（Conway，1988；Dana，1987；Frank，1984；Zachar and Leong，1992）。但是，这些差异只不过是同一个维度轴上量的差异，许多心理学家都同时拥有这两个群体的特征。

研究者与实践者的角色需要也不同。研究者必须证明一个治疗在特定的条件下起作用；实践者则必须做能解决手头问题的所有事情。研究者主要寻找疗效（efficacy）、内部效度以及基于临床测验的信度；与之不同，实践者则主要寻找实效（effectiveness）、外部效度（external validity，utility），关注治疗对当时当地的具体病人、夫妻、家庭或群体的可行性或资源。研究者重视在控制情境中基于假设检验获得的知识。实践者也重视这些知识，不过，很多实践者也同时重视基于个人经验发现的知识形式，并在临床实践中给予这些知识更为优先的地位。研究者通常将治疗方法与结局挂钩，实践者则通常将治疗情境与结局联系起来。在一篇富有开创性的文章中，彼得森（Peterson，1991）描绘了一幅充满活力的不同于科学的实践图景：

> 职业活动开始并且终结于病人的状态。不管病人是一个个

体、群体或组织，实践者的责任是有效地帮助病人改善自己的功能。实践者不会选择某个问题来检验，这主要由病人来做。简化与控制对科学而言是必要的，但不能强加于实践。实践的每个问题都必须当作自然出现的问题来处理，它们是开放的、活生生的过程，要考虑到所有的复杂性。实践还经常与特定的政治环境挂钩，要求实施某些形式的实践，禁止另一些形式的实践。在研究的过程中，所有可能的重要影响因素都必须得到考虑。

彼得森（Peterson，1991）将这种观点表达为："最好的实践总是走在研究的前面。"然而，在准备实践时，他建议研究生课程应教授那些服从于严谨研究并已经证明有效的方法，那些未接受反复检验且不能证明有效的方法，应该从课程中排除，他重申，将无用的方法说成有效是不道德的（Peterson，1995）。因此，科学与实践的力量在于很好地服务公众。在认识到科学与实践的目标那些必要的差异时，心理学职业必须牢记解决社会中存在的问题这一共同的目标。实践者中的部分庸医，与科学家中的部分科学主义者，都是达成这一目标的阻碍（Fox，1996）。

二、心理治疗事业

1. 心理治疗首先是一种人类事业

心理治疗是混乱的。它既不是单纯的科学事业，也不能还原为一种技术的、机械的事业（Goodheart，2004）。循证心理治疗运动削弱了实践者与研究者的相对影响，在某种程度上，临床技能仅仅等同于科学的应用，而科学又主要被限定为针对治疗方案进行随机控制的临床实验（Tanenbaum,1999）。然而,心理治疗及其指导是存在一定的合理基础的。心理学有很多关于具体疾病或疾病簇的病理学证据，也有很多关于治疗关系与共同因素的研究。实践者需要依赖来自普适性的（试图发现普遍的规律）与特殊性的（试图了解特殊的个体或事件）过程的数据，需要依赖基于质化与量化方法的研究,需要基于科学与人本主义态度的立场,这些都是心理学的双重遗产（Messer，2004）。

影响心理治疗结局的因素主要有三个：病人的个体因素（如：动机）、治疗者的个体因素（如：共情的能力）以及提供的治疗方式（如：激发病人对他们自己问题的好奇心）。精致的元分析已经表明，大约75%的接受过心理治疗的人都能从中受益（Lambert and Ogles，2004），并且不同治疗取向的治疗结局之间基本没有区别（Lambert and Ogles，2004；Wampold，2001）。痛苦是人类经历的一部分，心理治疗通常能够有效地减轻这些痛苦。

2. 心理治疗是一个丰富的过程

心理治疗包括达成理解、减轻痛苦、解决问题、协助适应、促进成长、预防衰退与机能失常、寻找意义等努力，这些努力都是在治疗者与病人拥有真诚关系的情境中完成的。人们来寻求心理治疗，是希望被人倾听并获得理解。他们想要获得有尊严的帮助，通过治疗者的帮助，能获得放松，理解自己的体验，改善自己的生活。每个病人都希望被当作一个整体的人，而不是一项诊断或一个案例。研究证据是心理治疗必要的、至关重要的部分，但并不是心理治疗的全部。指导原则也是需要的。治疗手册的语言仅仅是给人性一种狭隘的、结构紧凑的观点。它像是一种手电筒光照下看到的风景。手电的光亮驱走了部分黑暗，但未照亮整个场景。实践者还需要能在临床中起作用的其他工具。科学实验建立在控制条件与操作变量的能力的基础之上，这些变量只在可选择的维度上变化。真实世界的心理治疗，既包括一个人能够控制的一些变量，也包括人们不能控制的另一些变量。它包括了临床知识、专业技能、创造性的整合治疗，并针对具体病症采取具体治疗方法的能力。他们拓展了手电光照亮的领域，使之具有更为宽广的视野。

3. 心理治疗吸收了很多理论

这些理论包括行为的、认知—行为的、精神分析的、家庭系统的、人本主义的、女性主义的、整合的、文化胜任取向的及其他取向的理论等。在多样化的实践与临床情境中，潜在的理论可能有些不同，但大多数有经验的治疗者都是整合主义者（Lambert et al.，2004）。他们提供可靠的治疗方法、亲密的治疗关系以及共同期待的积极成果。好的治疗者们相互学习并相互借用有效的治疗方法。有些心理治疗的相关理论包含着容易分离和测量的结构，而另一些则没有。真实的治疗之间很少有大的区别，这些治疗一直在广泛地进行实践，并且有着一致的理论结构与研究基础（Wampold，2001）。优秀的治疗者也会关注文化胜任指南等新兴的方法，他们随着社会与实践的改变而不断进步。

4. 心理治疗既是科学，也是艺术

换句话说，心理治疗既基于临床技能，也基于科学知识。艺术是人类试图反映、改变与反作用于自然界的努力；它是概念、形式与执行（American Heritage Dictionary，1993）。心理治疗是一种流动的、共同的、交互作用的过程。每个参加者都在影响别人，同时也被别人所影响。好的治疗者会对语言的细微差别，包括言语表达与肢体表情，做出不同的回应。他们是机智与时机掌握的主人，懂得什么时候应该推进治疗，什么时候应该保持耐心。他们了解可能会出现的毁坏工作联盟的裂痕，并能机智、共情地修复它。他们能创造性地发现理解病人的途径，并根据需要来选择治疗的方式。

5. 心理治疗是复杂的

病人的身体素质、人格、偏好、发展水平及心理机能，与他们的生活环境及压力源纠结在一起。治疗者了解这些是有益的。为每个病人采取量身定制的、与治疗阶段相匹配的治疗方式，并与病人结成相应的治疗关系，比标准化的治疗更为有效（Prochaska and Norcross，2002）。

许多心理治疗的病人有着跨诊断的问题（cross-diagnostic issues）与共病问题（comorbid）。有两种疾病诊断是普遍的。甚至在一个诊断类别中，机能水平也有很大的差异。在我自己的实践过程中，我就不得不为不同的病人选择不同的治疗方式。比如，以下的病人可能都符合重度抑郁症的标准：具有边缘性人格障碍、有自残倾向的女人；攻击客户且因脾气暴躁而正在缓刑的男人；一个性格孤僻或经常流泪的母亲；一个可卡因成瘾、行为怪异且吓着自己孩子和丈夫的中层管理者；一个正在经历巨大痛苦的癌症老人。对他们的治疗必须采取不同的治疗方式。

三、心理治疗知识或证据的来源

在推进基于科学的实践（scientifically informed practice）并进行临床决策时，需要许多合适的、不同类型的证据。案例越复杂，越需要使用更多的证据。实践者的信息需要本质上是变异的、分层的，而不是固定的，或强迫他们考虑某一系列的证据资源（Tickle-Degnen and Bedell，2003）。

1. 经验研究

很多研究设计的类型为实践提供了有用的信息。每一种都有着自己的优点与缺点。这些类型被简要总结于下文的图中（APA，2005b，评价了不同设计的研究证据的相关价值）。

随机对照实验设计是得出治疗效应因果关系的研究标准。人们一般认为，基于随机对照实验的有效的治疗方式，能够可靠地应用于它们所适用的情境。基于随机对照实验的治疗，主要是针对《精神疾病诊断与统计手册》（*Diagnostic and Statistical Manual of Mental Disorders*，*DSM-IV*）中所列出的相互独立的疾病（American Psychiatric Association，1994），如恐惧症或性功能障碍等。其方法是量化的，符合其经验实证主义的研究传统。我们可以参见纤博丽丝（Chambless，2005）提供的治疗清单，它主要是实证支持治疗的集合（empirically supported therapies），其中大部分治疗方法（当然也不是全部）都是认知—行为取向研究者所进行的，他们以随机对照实验为基础进行了治疗方法的检测。随机对照实验模式是一种医学药物研究模式。它是美国国家卫生研究所与心理健康研究所财政资助的、医疗卫生研究的主流形式，它也同样解释了，为什么随机对照实验会导致如此多的心理治疗经验研究[1]。随

---

① 译者注：因为财政主要资助这种实验形式。

机对照实验能够评估已有的治疗方法，但不能创造出新的治疗方法。它的结果提供了概率知识，但实践者仍然需要进行主观的选择，基于广泛的知识基础与临床技能来治疗每一个病人（Tanenbaum，2002）。

对实践者而言，还有很多研究也是同等重要的，比如实效研究，它致力于研究治疗方法的有效性及其在真实情境中的应用；过程—结局研究，它研究心理治疗改变的机制；元分析研究，它基于多个研究的综合，分析治疗方法影响治疗结局的大小；医疗服务系统研究，它研究公共健康问题，如效用、接受度、成本及赔偿等；质化研究，它描述治疗的意义与过程，通过归纳推理来建构假说与理论。最后，心理治疗还适合于进行单一被试实验设计（single-participant designs），以追踪研究病人的病情进展。

研究者—实践者的协作网络，比如宾夕法尼亚实践研究网（Pennsylvania Practice Research Network；Borkovec et al.，2001），是在自然情境中进行实效研究的希望。此外，还存在一些很有意义的努力，它们重新考察了大规模的案例研究方法，提供关于心理治疗过程和结局的量化与质化的知识。举例来说，在线期刊《心理治疗实用案例研究》（*Pragmatic Case Studies in Psychotherapy*，http://pcsp.libraries.rutgers.edu）就是一个同行评价的开源期刊与数据库（D. Fishman，personal communication，July 7，2004；Fishman and Messer，2005）。

2. 多样化的心理学文献

治疗者从心理学相关的大量文献中收集知识，用以指导自己的实践。这些知识内容远比关于疾病的治疗方法的知识要多，比如：对儿童发展与自我恢复能力的观察（Masten，2001）；首个横跨 70 多年的新的应激反应与应对模式（Taylor et al.，2000）；社会流行病学及心理因素对人类免疫系统的影响（Berkman and Kawachi，2000）；遗传学革命与遗传测验的心理学意义（Patenaude，2005）；关于贫穷或父母离婚等特定生活事件可能影响（Belle and Dodson，2006；Pedro-Carroll，2001）的文献等。

专业方面的通识资料，如"心理学家伦理原则与行为准则"（APA，

2002b），它是另外一种类型的信息，是从 20 世纪 50 年代以来不断进行定期修订、更新的"活的"文本。此外，APA 还发行了关于心理学家职业行为建议的实践指南（practice guideline），包括《老年人心理学实践指南》（*Guidelines for Psychological Practice with Older Adults*，2004）、《心理学家多元文化教育、培训、研究、实践及组织改变指南》（*Guidelines on Multicultural Education, Training, Research, Practice, and Organizational Change for Psychologists*，2003）、《残疾者、同性恋及双性恋病人的心理治疗指南》（*Guidelines for Psychotherapy with Gay, Lesbian, and Bisexual Clients*，2002c）以及《有关儿童保护事项的心理评估指南》（*Guidelines for Psychological Evaluations in Child Protection Matters*，1998）。实践指南在描述最佳职业实践方面做出了积极的尝试，它们不同于治疗指南（treatment guideline）。治疗指南主要是阐述针对具体疾病的治疗程序。

　　文献还包括许多公认的人格理论、心理病理学、医学理论以及关于心理治疗的治疗原理与目标的理论。心理治疗最常用的研究方法是认知—行为治疗（cognitive-behavioral therapy，CBT）。有趣的是，随着认知—行为治疗研究的步伐加快，各种不同概念之间的交流也在增加。其他理念的许多重要而有用的概念，被引入迅速增长的认知—行为疗法的文献中。例如，精神分析的移情概念，就被贝克认知治疗研究所（Beck Institute for Cognitive Therapy and Research）主任朱迪·贝克（Judith Beck）引入研究领域，并在一些采访中进行了阐述。他认为移情是指病人"将自身机能失调的信念应用于治疗本身"从而打断治疗过程（Dingfelder，2004）。在对待治疗的反移情（或者说病人对治疗者与治疗方法的信任度）方面，精神分析与认知取向的治疗者并无明显不同。治疗者都要帮助病人，让他们在安全的治疗关系中认知到自己的信念，并检验这些信念的现实性、反应性及可信性。此外，在对药物滥用者的动机性会谈中，理论整合得到了明显的应用。它整合了认知—行为治疗与罗杰斯的非直接辅导技术（nondirective Rogerian techniques；Burke et al., 2003）。传统的行为焦点改变的夫妻治疗（behavioral-change-focused couples treatment；Jacobson et al.，2000）也做了同样有效的修正，增加了一种情绪接受的策略（基于共情联结、统一性分离以及容忍建构），这表明心理治疗在存在主义治疗中获得了养分。

随着时间的推移，实践在研究、理论及舆论的整合中悄悄地发生改变。近年来，相比过去对消极"缺陷"的关注，优势视角的实践（strengths-based approaches）正在儿童与成年人心理治疗中蓬勃发展（Goodheart，2006）。

3. 关于实效的数据

实效研究的结论，建立在针对多样性的、真实世界的结局研究的基础之上。关于实效的信息可以从多种途径获取，比如个体的临床实践、社区测验及对特殊人群的研究等。医疗体系的付款方越来越强调问责制和医疗专家对服务实际效果的论证。治疗的前后测量为功能状态、反应性与结局测验提供了证据。测量还能提供一种反馈机制来改善临床决策。然而，我们需要记住，正如问题的答案依赖于所提出的问题一样，测量的选择依赖于人们到底想要知道什么（如：病人的特点 vs. 实践者的特征）、治疗关注的焦点问题（如：症状的减轻 vs. 生命质量的提升），以及测量这些改变的指标与方法的敏感性。

实践者追踪实效数据最简单的途径是结局测量。原则上，如果实践者使用了合适的评估流程，他们就应该根据病人的需要来选择使用多种治疗方式或治疗组合。但是，心理学家除了对更好的结局具有专业兴趣之外，他们还受到一些成本因素及医疗卫生体系的市场因素的影响。当遏制成本成为治疗的重要目标时，保险公司可能会错误地处理结局数据或采取错误的数据收集手段。医疗管理公司可能不会批准较多的治疗会谈次数，即使研究已经证明为了治愈病人需要更高的"剂量—反应比"[①]。有些研究的样本不具有代表性，发现治疗的效果并不太好，那么治疗者

---

① 译者注：从医学中借用过来的概念，即会谈次数与治疗结局的比率。

就不能再使用这些方法来进行治疗。而且，如果实践者想挤出时间来做结局测量研究或对结局进行随访，他们在大多数医疗体系内是得不到任何补偿的。因此，医疗体系应该注意建立这样的结局测量体系，提供测量结局的服务并建立相应的付款机制。

4. 临床会谈与观察

敏感的半结构性访谈与观察可以获得必要的临床信息。在确定治疗计划与选择治疗方式之前，实践者必须在真诚与信任的治疗关系中了解病人独特的个性及其所处的情境，发现并界定病人真正的问题，而不是仅仅罗列一些症状。很少有病人会在第一次会谈时就揭露自己的秘密，也没有人会告诉实践者，病人所说的话背后到底隐藏着什么。当观察帮助治疗者建构、修正、再组织与巩固治疗时，富有经验的案例编制（case formulation）将随着时间的推移而不断演进。

由引导概念锚定的专业调查（anchored by a guiding conception），形成了好的临床评估与实践的基础（Peterson，1991）。在这一过程中，实践者了解病人的需要，比了解一般的知识原理更为重要。实践者要从具体的病人出发，而不是从一整套固定的技术出发。只要能帮助理解病人，无论是质化的知识，还是人文主义的知识，只要有效，都可以用来处理病人的问题。术语"当下的临床科学家"（local clinical scientist），是指具有敏锐的观察力与科学态度及技能的实践者（Stricker and Trierweiler，1995）。无论对于一次会谈还是整个治疗过程，观察都是一个强有力的工具。它包括四种观察技术（Shakow，1976）：客观的（来自外部的）、参与者（包括对观察者与被观察对象交互作用的意识）、主观的（共情与直觉）、自我（自我考察）。治疗专家应该像调音师或思想家那样工作，而不只是依照图纸进行加工的技术工人。他/她会提问：我看到或听到了什么？我应该怎样来理解它？应该怎样来处理这件事或这个人？在观察中，在普遍性与模式化之间有着明显的分界线（Galanti，1997）：普遍性是一个起点，表明的是一种共同的趋势，但需要更深入的研究，来了解这一假说或结论是否适用于特殊的个体；模式化是一个终点，一个人不会再试图去发现这个特殊的个体是否适合这个假说。观察、拥有开放的思维、保持科学研究的态度，是治疗者对自身决策保持审慎态度的方法。科学态度允许实践者增加知识，避免那些导致治疗关系中断、误解及治疗失败的错误。基于结局研究文献的手册化治疗，在推广到现实的临床环境中会产生很多问题。这些问题，可以通过使用"当下的"观察与"当下的"解决方法，得到某种程度的解决（Stricker and Trierweiler，1995）。

5. 病人对治疗的反馈

病人的反馈，使实践者能够根据病人的偏好与需求，更好地调整自己进行治疗的方式。即使是应用于特定环境的标准化治疗，也能够为治疗者提供另一个接受病人反馈的机会，了解治疗者对病人及其需要的理解有多深。病人的反馈是治疗信息的一种关键来源。

举例来说，我最近评估了一个刚从大学心理咨询中心接受过一次咨询的重度抑郁症患者。据病人报告，那个治疗者要求她澄清心理治疗的目标。她做不到这一点，只是想谈谈她的生活如何变得如此糟糕。治疗者接着第二次、第三次地问到她的目标，但她并不知道该如何回答。心理咨询就这样在不满意的气氛中结束了。我是怎样理解这一事件的呢？毕竟，询问病人他们希望获得什么、期待改变什么，这是一个经常询问的合理问题。但是，这位病人反馈表明，她根本就没有能力进行有意义的回答。这本身就是一个清晰的信号，治疗者需要采取另外的方法了。病人流着泪说："我特别沮丧，我几乎起不了床，我不知道我的目标是什么。"我的干预是使她恢复信心，当她感觉更好的时候，她一定能找回她的目标。与此同时，我还进行了整理，告诉她是哪些因素在困惑她，哪些因素对她而言是有帮助的。到第四次咨询的时候，她已经得到了足够的改善，已经能够澄清并开始追求她的目标。

我在评估上述病人的同时，我所督导的学生的录影带中出现了同样的问题。在这个事例中，治疗者是一个年轻的心理学研究生，病人是一个年轻的患有抑郁症的妇女。第一次咨询开始的时候气氛不错，治疗者很有礼貌地欢迎她并询问她为什么会来治疗室。他看起来很体贴并有兴趣了解她。病人开始谈论她的生活，一段短时间后，治疗者开始问她的目标。她当时停了下来，低头看着地上。她再次说话时，谈的并不是她的目标。治疗者听了一会儿，然后又温和地带她回到目标这一主题。她叹息着，暂停了一下，再次移开了话题。他似乎意识到了她的困难，他再次改述了关于目标的问题，并试着通过举例来使她明白这一问题。在咨询结束时，治疗者用他的话提出了一个治疗的目标阐述。这段时间中发生了什么呢？研究生试图根据操作指南，在第一次会谈中识别出治疗的目标。尽管他已经尽力来遵循规则，且一直对病人进行了敏锐的反应，但他并没有足够的经验，不知道当治疗并没有按照自己的意愿推进时，应该怎样去处理。我在看过录影带后了解到，他并不知道，他其实是"被允许"去改变原先计划顺序的。

病人本身是心理治疗进展情况的主要信息来源。一个善于调整的治疗者，能够获得有关病人改善或遭受挫折的有价值的反馈。这些改善或挫折，有可能发生在治疗会谈中，也可能发生在治疗室之外的病人的日常生活中。病人告诉治疗者他们自身或治疗关系正在变得更好或是更坏。他们告诉治疗者，与以前相比，他们的睡眠和饮食发生了变化，他们自我感觉更好，已经不再是那个原来的自己了。但是善于调整的治疗者也知道，许多病人有一种表面上取悦他人的趋势，他们会试图说出治疗者想听到的东西。治疗者了解、警惕病人保持距离的信号及其背后隐藏的意义，是非常重要的。病人经常会删减一些信息，尤其是这些信息可能与病人害羞的心理相关时。不仅病人会向治疗者提供反馈，病人的配偶及父母也会反馈他们所观察到的病人改变，在某些环境中，他的医生、律师或雇主也能提供类似的反馈。

四、临床技能的角色

关于临床技能方面的研究，比关于心理治疗的研究要少得多。然而，心理治疗中特殊治疗、共同因素、治疗关系及病人因素的研究证据正在不断地积累，这些研究将为未来进一步研究临床技能提供基础。APA主席任命的循证实践专业工作组（APA，2005b）列举了以下导致积极治疗结局的能力因素。

①评价、诊断、系统的案例编制及治疗规划；②临床决策、治疗实施及对病情进展的监控；③人际交往技能；④持续的自我反省与技术获得；⑤适当地评估与使用来自心理学的基础科学或应用科学的研究证据；⑥了解在治疗过程中个体、文化及情境差异对治疗的影响；⑦按照需要寻求其他可用的资源，如咨询其他心理学家、转介或使用其他替代的治疗方案；⑧为临床干预策略或治疗计划寻找有说服力的理由或证据。

心理治疗需要临床技能，因为心理治疗是一个复杂的人际过程，它处在病人迫切需要的压力之下，在不确定的、模糊的情境中发生。治疗者并不能提前知道所获得的信息是否正确，也不知道治疗决策会产生什么影响。治疗者不得不考虑其建立与维持的工作联盟到底有多好。不仅要考虑当前最好的治疗选项，还要考虑这些选项带来的重要结果以及这些结果是否是病人所希望获得的。实践者要注意这些病人的关注点，比如症状减轻、从虚弱状态中恢复、管理慢性疾病、走出逆境、做出重要决策、发展技能、解决人际冲突以及改善生命质量等。通常，这些目标会随着时间的推移而发生改变。当病人与治疗者的信任关系不断发展，治疗者的潜能与需要不断得到展现。有时候，它像传统的俄罗斯套娃，当一个套娃被打开，里面又包含着另一个版本的套娃，再打开，又是另一个。一个有进食障碍的少女，可能会讨论大量的躯体症状，但实际隐藏着一段被她家庭成员性虐待的历史，直至她决定如何来接纳自己的故事，她才会说出来。一个沮丧的退休鳏夫，可能会谈论他被社会隔离的困境，但不久，在深深的愧疚中，他可能会承认，那其实只是一个越来越严重的酗酒问题。

经常面对这些困难、阴暗的心理治疗情境，治疗者以他们的经验与专业技能作为方法，将治疗导向好的结局并保持病人的尊严。是什么成就了大师级的治疗者？实践专家是如何做出决策，以决定要做什么、如何描述、提供什么、如何评估、何时改变方向、怎样修复破裂的治疗关系？尽管心理学家尚未确切地回答这些问题，但已经有了充满希望的线索。

1. 一种循证临床决策的更新模式

临床技能被合理地当作循证实践三个组成部分之一，另外两个是研究证据与病人偏好（图 2.1）。海恩斯等人（Haynes et al.，2002）创造了一个反映临床技能扩展职能的更新的循证实践模型（图 2.2）。在这一更新的模型中，临床技能变成第四维度，成为一个覆盖其他所有组件的整合维度。"临床状态与环境"作为临床决策的必要维度加了进来，取代了原来图形中的临床技能。"病人偏好"得到了拓展，包含了病人的活动，且和"研究证据"调换了位置，以表明它一直以来的优先地位。

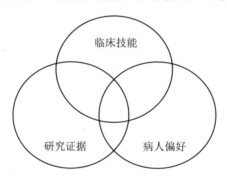

图 2.1　循证临床决策关键元素的早期模型

资料来源：*Evidence-Based Medicine Notebook*, Vol. 7 (p. 36), by R. B. Haynes, P. J. Devereaux, G. H. Guyatt, 2002, London: BMJ Publishing Group. 已由 BMJ Publishing Group 授权重印。

为了获得良好的治疗结局，临床技能平衡了病人的状态与环境、相关研究以及病人的偏好与活动。平衡的过程经常包括着折中，按照病人的需要而进行。海恩斯等（Haynes et al.，2002）介绍了这个模型，主要是把它当作该如何做出决策的一个建议，而不是当作它们是如何构成的一个描述（医疗卫生系统经常影响或设置治疗选择的边界）。在治疗可以执行的情况下，建议给予病人的偏好（而不是治疗者的偏好）以优

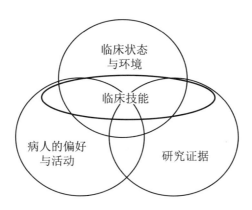

图 2.2　循证临床决策的更新模型

资料来源：*Evidence-Based Medicine Notebook*, Vol. 7 (p. 37), by R. B. Haynes, P. J. Devereaux, G. H. Guyatt, 2002, London: BMJ Publishing Group. 已由 BMJ Publishing Group 授权重印。

先权。在个体的临床决策中，四个组成部分的角色会根据治疗环境而改变，这使这一模型灵活、敏感并似乎能够在更复杂的临床概念化情境中把握临床技能应该扮演的角色。此外，以病人为中心的模式还允许将文化的核心作用纳入病人的偏好与活动中。

2. 专家—新手差异

好的推理与解决问题的能力依赖于有组织的知识体系。在专家与新手之间存在显著差异，这一点也不值得惊讶。早期关于专家棋手的著名研究表明（Chase and Simon，1973），专家能够将信息进行组块，且能够看到棋路的更多变化与更多步数。此后，研究者又研究了许多不同领域的专家，如历史学家、医生、社会科学家甚至做寿司的厨师等。布兰斯福德等（Bransford et al.，1999）与甘布里尔（Gambrill，2005）回顾了专业技能的研究，将其组成因素概括如下。

（1）模式：专家能认识到更大的模式。他们会处理新手不会注意到的信息特征及有意义的模式。

（2）深度：专家知道得更多。他们获得了更多的知识，并利用其对专业领域的深刻理解，将广泛的知识内容更好地组织起来。

（3）内容与存取：专家的知识不能还原为一系列孤立的知识或命题。相反，他们是从功能维度来组织内容的，而不只是对内容进行描述。这套知识是"条件化"的，与它发生作用的环境具体地关联在一起。

（4）检索：专家几乎不需要意识努力，就能够灵活、流利、自动化地检索他们的知识。他们检索信息的过程并不总是比新手快，但是，由于他们试图在解决问题之前就对问题进行理解，并试图以不同的方式来处理问题，所以能比新手花更多的时间来高质量地分析问题。

（5）适应技能：专家对新的情境保持适应性，并能持续不断地从中学习。他们会监控理解的水平，并知道什么时候理解是不充分的（一种元认知特征）。

伊尔斯等（Eells et al.，2005）征集了精神分析与认知—行为治疗方面的专家、有经验者与新手，比较他们在案例编制这一核心的心理治疗技术方面的质量。相比新手与有经验者，专家的案例编制更为广泛、详尽与复杂；他们的治疗计划更详细，更适于案例编制；他们表现出对系统推理过程的更多使用，在诊断的可能性、整体功能问题、问题或症状推理、心理机制等方面有着更详细的说明；他们在整体的质量评估等级上最优。质量评估的效果量从中等到非常大。有趣的是，新手的案例编制的质量在总体上要高于有经验者群体（但不是专家）。文章的作者假设专家保持"校准"自身使技能达到一个更高的标准，新手刚接受过毕业训练的校准，但有经验者接受培训的时间更久远，且可能更加不会注意到重新校准的需要。伊尔斯等发现，在不同治疗取向的治疗者之间几乎没有差异。这一结论与哥德弗雷德等（Goldfried et al.，1988）以及怀泽和哥德弗雷德（Wiser and Goldfried，1998）的研究一致，后者发现，同行认可的认知—行为专家与精神分析专家，在探索重大情感事件（emotionally significant events）的时候是非常类似的。

3. 诊断

所有人都会在判断中出现误差，或在推理与问题解决时出现偏见，心理学家当然也不例外。应用于这些领域的临床技能能够减少这些典型的错误倾向。本部分将提供一个简洁的概念框架以及一些判断研究的案例。它们与实践相关，但仅仅触及表面（更多的讨论参见：Elstein and Schwartz，2002；Gambrill，2005；Griffin et al.，2001）。对可能性做出判断的启发式过程是一个连续体，这连续体的一端是纯粹的印象评分过程（impression-based processes，源于自动化的自然评估），中点是对特殊问题的监管与注意（源于有条件的自动化评估），另一端是纯粹的基于争议的过程（源于纯粹的控制性评估）（Griffin et al.，2001）。

启发法（heuristics）是描述人们如何进行判断或预测的简单规则。举例来说，判断可能在典型化方面有差异（与诊断类型的样本案例相同，可能导致对疾病的可能性过分典型化或不够典型化的错误），在有效性方面有差异（在记忆中检索事件的容易程度与生动性，可能导致对生动的、容易记起的事件给予更高的评价，而对普通的或难以回忆的事件给予更低的评价），在锚定与判断方面也存在差异（如最终的观点对起始点敏感，可能导致对第一印象进行不充分的修正）。

认知偏见（cognitive biases）描述了这些错误。其例证有：确认偏见（confirmatory bias），个人只寻找与回忆那些能确证自身假设的内容，而拒绝支持其他替代方案的内容；事后诸葛亮偏见（hindsight），当结局已知后，人们感觉到这种结局出现的可能性更高了；协方差误估（misestimation of covariance），对两个事件的关系进行错误的评估。

对于预测任务，当公式有效时，统计学或保险精算综合数据比非正式的主观综合数据要好（通常叫作临床预测，clinical prediction），这种差异是中等程度的差异（Dawes et al.，2002）。有必要提醒的是，临床预测是综合数据的一种方法，而不是相对治疗者而言的。为了更好地进行实践，治疗者必须要考虑其做出决策的情境。里德（Reed，2006）注意到，可能除了在司法鉴证领域（area of forensics），行为预测并不是非常必要的训练或工作的重点。治疗者在大多数像他们日常工作那样的研究条件下，提供着可靠、有效的数据。这些条件包括：①当治疗者的推论是基于专门为专家观察设计的工具所获得的量化数据时；②当反应需要心理病理学专家时；③当专家观察者在其所评估的领域，编码的行为具有明晰性的时候；④当评估的对象群体能代表真实的临床实践情境的时候；⑤当治疗者能相对较好地理解病人的时候（Westen et al.，2004）。

在日常实践中，大多数实践者并不经常参与课题研究，他们可能对如何改善临床决策更感兴趣。加布（Garb，1999）在改善临床评估与决策、留心启发式或偏见研究的教训等方面提供了建议。他的建议特别针对认知—行为疗法，但其原则同样可以适用于其他不同取向的实践者。建议主要包括以下方面。

（1）致力于经验研究。

（2）认识并克服文化偏见，如性别、少数民族、残疾状态与社会阶层等。

（3）描述病人的优点且不夸大其缺陷。

（4）当心那些可能比较困难的决策任务，比如预测暴力与自杀，描述抑郁症患者的特征。

（5）系统、广泛地进行会谈。例如，在治疗药物滥用时，要常规性地询问其家庭成员，滥用历史是不是在儿童或青少年时期就已经开始了。

（6）使用心理测量与行为评估的方法。

（7）使用去偏见化的认知策略。比如，要考虑替代诊断；将行为归因为环境等外部因素；不依赖个人记忆，有规律地记录观察到的内容，以及有计划地进程评估。

（8）遵循伦理与法律原则。比如，报告儿童药物滥用，协助处于危险状态的病人建立安全的计划。

（9）遵循科学标准。比如，遵循由经验研究所支持的评估标准。

（10）使用决策帮助。比如，使用 *DSM-IV* 诊断标准。

4. 指导原则、行为与公共性

临床专家使用广泛的原则进行心理治疗与治疗决策。威廉姆斯和莱维特（Williams and Levitt，in press）以及莱维特等（Levitt et al.，2005）

报告了一个识别内隐原则的质化研究，这些内隐原则是由不同理论取向的治疗专家用来规范实践过程的价值观或治疗方案。治疗专家都是人本主义、女性主义、建构主义、认知—行为治疗与精神分析传统中的知名专家。分析列出了专家们在进行治疗服务的过程中，所持有的处理病人价值观方面的一些原则：除非病人的价值观阻碍了治疗的进展，治疗专家一般都会使用病人的价值观来指导治疗过程；在某些情况下（如无视生命或安全），治疗者将直接通过评估病人的价值观来对病人进行管控。专家使用了促进心理治疗改变的五个明确的元素：

治疗者应积极采取行动：①激励病人，让其对自身经验感到好奇；②协助其维持对痛苦经验的探索；③达到如下目标：产生差异的经验；④这些经验将导致反思性的符号过程；⑤在这一过程中，治疗者提供一个概念结构去思考这些差异的整合（Levitt et al.，2005，p. 126）。

梅肯鲍姆（Meichenbaum，2002）从不同治疗取向的治疗中，剥离出治疗专家追求的或正在从事的核心任务。一些已经识别的任务应用于暴力受害者的治疗，因为占很高百分比的病人适合于这些描述。但是，这些任务基于十分广泛的基础。他的治疗途径是基于优势为本的模式，且创造一种有利于改变的积极情境。梅肯鲍姆识别的基础专家技能包括：发展一种治疗联盟；提供心理教育与刺激好奇心；培育希望、教授心理学技能并培养他们进行推广的能力；形成改变的自我归因；提供复发预防。对于暴力受害者，还包括另外的专业任务，如评估共病或评估未来受害的风险，帮助病人进行认知重构并发现事件的意义，促进建立健康的社会联系。当然，临床技能还包括，治疗者了解应该追求哪些策略，并以何种顺序或整合方式来进行使用。这些决策是按病人需要定制治疗过程的一个部分。

因为治疗关系对结局也是重要的（参见如下元分析：Martin et al.，2000），因此有必要了解能加强这种关系的个人特征及治疗者的干预措施，这也是一种专业技能。阿克曼和希尔森罗思（Ackerman and

Hilsenroth，2003）提供了一个大规模的综述，提出了一些重要的横跨不同治疗取向的实践者特征，包括：灵活、诚实、有礼貌、真诚、可靠、热情、关注及开放。他们还识别了那些对治疗关系有贡献的干预措施，如探索、反思、对过去成功治疗的回顾、精确解释、情感表达的推进以及对病人经验的关注。

5. 临床技能：融会贯通

尽管存在不同的理论取向与研究设计，在描述治疗者的胜任特征、价值原则及任务的过程中，一些经常性的主题与交叉概念出现了。看起来，"专家型实践者是以病人与治疗关系为中心的"这样的推论是合理的。他们激发了人们对心理学功能、探索主观经验、形成情感表达等方面的好奇心。他们教授新的心理学技能（行为的、认知的、情感的与人际关系的）和理解主观体验的方法（物体对个体的意义、事件、关系等）。临床专家鼓励希望、整合与改变。我提议，如表 2.1 所示，将临床技能作为循证心理治疗基础的一个必不可少的部分。导向积极结局的临床活动与最佳实践，都要建立在临床技能这一基础之上。因为临床技能是循证心理治疗至关重要的部分，增进专业技能的条件、了解社会中获得良好结局的治疗者所具有的技能，对于这些问题的研究都是非常有意义的。

表 2.1　心理学中临床技能的基础

1. 心理学、心理治疗过程及干预的科学文献的知识，以及这些知识在面对具体病人与当前情境时如何进行应用；
2. 将基于心理学理论与研究的一些富有智慧的治疗原则整合起来；
3. 治疗技能与人际关系技能的广度与深度；
4. 真诚的治疗关系，对个人、问题、背景及环境的深刻理解；
5. 在适当的时候（尤其是当临床情境不明确或治疗过程中出现问题时），咨询其他同行或专家；
6. 心理治疗过程的批判性思考，基于病人的反应模式、病情进展及结局，针对性地微调治疗方式；
7. 终身学习

五、结论

实践与科学的目标在本质上是不同的。由于治疗的有效性广泛地依赖于治疗情境，实践者最重要的是不断地学习，去使用那些没有预先进行分级的各种类型的证据。关于证据的讨论，集中在实践者对检索如下信息的需要：①来源于广泛研究的信息；②来源于合乎逻辑的理论、共识及其他各种形式的知识；③来源于临床观察和调查的结果；④来源于病人的反馈、回应与进展。本章将心理治疗事业当作一个复杂的、多层次的，同时具有人文与科学基础的人际关系事业。我们描述了临床技能的重要地位，并在不同理论取向、交叉主题及与专业技能相关的变量等情境中探讨了能力及其他具有共同的常规概念。心理学家为了进行有意义的、有效的心理治疗，会使用一系列工具与方法的集合体。他们经常通过新颖的方式整合不同领域中已经被公众广泛接受的技术，使用已经存在的研究证据，在必要的时候进行修正，并在所在领域各个案例的基础上，创造出新的治疗方法。大多数实践者使用指向性的原则，而不是固定的原则，去评价与治疗前来寻求帮助的病人。

心理治疗是值得从事但又非常具有挑战性的事业。在治疗的不同时段，它可能是令人兴奋的、疯狂的、单调的、可爱的、莫名其妙的、躁动不安的、令人挫折的、可怕的或者令人沮丧的。但是，当病人治愈了，治疗过程就成为一个非常令人满意且充满变数的经验。将心理治疗当作一个人的终身事业是一种震撼人心的经历。

参考文献

Ablon, J. S., Marci, C. 2004. Psychotherapy Process: The Missing Link: Comment on Westen, Novotny, & Thompson-Brenner. *Psychological Bulletin*, 130, 664-668.

Ackerman, S. J., Hilsenroth, M. J. 2003. A Review of Therapist Characteristics and Techniques Positively Impacting the herapeutic Alliance. *Clinical Psychology Review*, 23, 1-33.

American Heritage Dictionary (3rd ed.). 1993. Boston: Houghton Mifflin.

American Psychiatric Association. 1994. *Diagnostic and Statistical Manual of Mental Disorders* (4th ed.). Washington, DC: Author.

American Psychological Association(APA). 1998. *Guidelines for Psychological Evaluations in Child Protection Matters*. Washington, DC: Author.

American Psychological Association(APA). 2002a. Criteria for Evaluating Treatment Guidelines. *American Psychologist*, 57, 1052-1059.

American Psychological Association(APA). 2002b. Ethical Principles of Psychologists and Code of Conduct. *American Psychologist*, 57, 1060-1073.

American Psychological Association(APA). 2002c. Guidelines for Psychotherapy with Gay, Lesbian, and Bisexual Clients. *American Psychologist*, 55, 1440-1451.

American Psychological Association(APA). 2003. Guidelines on Multicultural Education, Training, Research, Practice, and Organizational Change for Psychologists. *American Psychologist*, 58, 377-402.

American Psychological Association(APA). 2004. Guidelines for Psychological Practice with Older Adults. *American Psychologist*, 59, 236-260.

American Psychological Association(APA). 2005a. *Policy Statement on Evidencebased Practice in Psychology*. Retrieved October 24, 2005, from http://www.apa.org/practice/ebpstatement.pdf.

American Psychological Association(APA). 2005b. *Report of the 2005 Presidential Task Force on Evidence-Based Practice*. Retrieved October 24, 2005, from http://www.apa.org/practice/ebpstatement.pdf.

Barlow, D. H. 2004. Psychological Treatments. *American Psychologist*, 59, 869-878.

Belle, D., Dodson, L. 2006. Poor Women and Girls in a Wealthy Nation. In J. Worell, C. D. Goodheart (Eds.), *Handbook of Girls' and Women's*

Psychological Health (pp. 122-128). New York: Oxford University Press.

Berkman, L., Kawachi, I. 2000. A Historical Framework for Social Epidemiology. In L. Berkman, I. Kawachi (Eds.), *Social Epidemiology* (pp. 3-12). New York: Oxford University Press.

Borkovec, T. D., Echemendia, R. J., Ragusea, S. A. et al. 2001. The Pennsylvania Practice Research Network and Future Possibilities for Clinically Meaningful and Scientifically Rigorous Psychotherapy Effectiveness Research. *Clinical Psychology: Research and Practice*, 8, 155-167.

Bransford, J. D., Brown, A. L., Cocking, R. R. (Eds.). 1999. *How People Learn: Brain, Mind, Experience, and School.* Washington, DC: National Academy of Sciences. Retrieved April 12, 2004, from http://www.nap. edu/html/howpeoplel/ch2.html.

Burke, B. L., Arkowitz, H., Mencola, M. 2003. The Efficacy of Motivational Interviewing: A Meta-analysis of Controlled Clinical Trials. *Journal of Consulting and Clinical Psychology*, 71, 843-861.

Chambless, D. L. 2005. Compendium of Empirically Supported Therapies. In G. P. Koocher, J. C. Norcross, S. S. Hill (Eds.), *Psychologists' Desk Reference* (2nd ed., pp. 183-192). New York: Oxford University Press.

Chase, W. G., Simon, H. A. 1973. Perception in Chess. *Cognitive Psychology*, 1, 33-81.

Conway, J. B. 1988. Differences among Clinical Psychologists: Scientists, Practitioners, and Scientist-Practitioners. *Professional Psychology: Research and Practice*, 19, 642-655.

Dana, R. H. 1987. Training for Professional Psychology: Science, Practice, and Identity. *Professional Psychology: Research and Practice*, 18, 9-16.

Dawes, R. M., Faust, D., Meehl, P. E. 2002. Clinical versus Actual Judgment.

In T. Gilovich, D. Griffin (Eds.), *Heuristics and Biases: The Psychology of Intuitive Judgment* (pp. 716-729). New York: Cambridge University Press.

Dingfelder, S. F. 2004, March. Treatment for the "Untreatable." *Monitor on Psychology*, 35, 46.

Eells, T. D., Lombart, K. G., Kendjelic, E. M. et al. 2005. The Quality of Case Formulations: A Comparison of Expert, Experienced, and Novice Cognitive-behavioral and Psychodynamic Therapists. *Journal of Consulting and Clinical Psychology*, 73, 579-589.

Elstein, A. S., Schwartz, A. 2002. Clinical Problem Solving and Diagnostic Decision-making: A Selective Review of the Cognitive Research Literature. In J. S. Knottenerus (Ed.), *The Evidence Base of Clinical Diagnosis* (pp. 179-195). London: BMJ Publishing.

Fishman, D. B., Messer, S. B. 2005. Case-based Studies as a Source of Unity in Applied Psychology. In R. J. Sternberg (Ed.), *The Unification of Psychology: Prospect or Pipedream?* (pp. 37-60). Washington, DC: American Psychological Association.

Fox, R. E. 1996. Charlatanism, Scientism, and Psychology's Social Contract. *American Psychologist*, 51, 777-784.

Frank, G. 1984. The Boulder Model: History, Rationale, and Critique. *Professional Psychology: Research and Practice*, 1, 417-435.

Galanti, G. A. 1997. *Caring for Patients from Different Cultures: Case Studies from American Hospitals* (2nd ed.). Philadelphia: University of Pennsylvania Press.

Gambrill, E. 2005. *Critical Thinking in Clinical Practice: Improving the Accuracy of Judgments and Decisions about Clients.* New York: Wiley.

Garb, H. N. 1999. *Studying the Clinician: Judgment Research and Psychological Assessment.* Washington, DC: American Psychological

Association.

Goldfried, M. R., Raue, P. J., Castonguay, L. G. 1998. The Therapeutic Focus in Significant Sessions of Master Therapists: A Comparison of Cognitive-behavioral and Psychodynamic Interpersonal Interventions. *Journal of Consulting and Clinical Psychology*, 66, 803-810.

Goodheart, C. D. 2004. Evidence-based Practice and the Endeavor of Psychotherapy. *Independent Practitioner*, 24, 6-10.

Goodheart, C. D. 2006. An Integrated View of Girls' and Women's Psychological Health: Psychology, Physiology, and Society. In J. Worell, C. D. Goodheart (Eds.), *Handbook of Girls' and Women's Psychological Health* (pp. 3-14). New York: Oxford University Press.

Griffin, D., Gonzales, R., Varey, C. 2001. The Heuristics and Biases Approach of Judgment under Uncertainty. In A. Tesser, N. Schwartz (Eds.), *Blackwell Handbook of Social Psychology: Intraindividual Processes* (pp. 207-235). Malden, MA: Blackwell.

Haynes, R. B., Devereaux, P. J., Guyatt, G. H. 2002. Clinical Expertise in the Era of Evidence-based Medicine and Patient Choice. *Evidence-Based Medicine Notebook*, 7, 1-3.

Institute of Medicine(IOM). 2001. *Crossing the Quality Chasm: A New Health Ssystem for the 21st Century.* Washington, DC: National Academy of Sciences.

Jacobson, N. S., Christiansen, A., Prince, S. E. et al. 2000. Integrative Behavioral Couple Therapy: An Acceptance-based, Promising New Treatment for Couple Discord. *Journal of Consulting and Clinical Psychology*, 68, 351-355.

Lambert, M. J., Bergin, A. E., Garfield, S. L. 2004. Introduction and Historical Overview. In M. J. Lambert (Ed.), *Bergin and Garfield's Handbook of Psychotherapy and Behavior Change* (5th ed., pp. 3-15).

New York: Wiley.

Lambert, M. J., Ogles, B. M. 2004. The Efficacy and Effectiveness of Psychotherapy. In M. J. Lambert (Ed.), *Bergin and Garfield's Handbook of Psychotherapy and Behavior Change* (5th ed., pp. 139-193). New York: Wiley.

Levitt, H. M., Neimeyer, R. A., Williams, D. C. 2005. Rules versus Principles in Psychotherapy: Implications of the Quest for Universal Guidelines in the Movement for Empirically Supported Treatments. *Journal of Contemporary Psychotherapy*, 35, 117-129.

Martin, D. J., Garske, J. P., Davis, M. K. 2000. Relation of the Therapeutic Alliance with Outcome and Other Variables: A Meta-analytic Review. *Journal of Consulting and Clinical Psychology*, 68, 438-450.

Masten, A. S. 2001. Ordinary Magic: Resilience Processes in Development. *American Psychologist*, 56, 227-238.

Meichenbaum, D. 2002, December. *Core Tasks of Psychotherapy: What "Expert" Therapists Do*. Keynote address presented at the Milton Erickson Foundation Brief Therapy Conference, Orlando, FL.

Messer, S. B. 2004. Evidence-based Practice: Beyond Empirically Supported Treatments. *Professional Psychology*, 35, 580-588.

Norcross, J. C. 2001. Purposes, Processes, and Products of the Task Force on Empirically Supported Therapy Relationships. *Psychotherapy: Theory, Research, Practice, Training*, 38, 345-356.

Patenaude, A. F. 2005. *Genetic Testing for Cancer: Psychological Approaches for Helping Patients and Families. Washington*, DC: American Psychological Association.

Pedro-Carroll, J. 2001. The Promotion of Wellness in Children and Families: Challenges and Opportunities. *American Psychologist*, 56, 993-1004.

Peterson, D. R. 1991. Connection and Disconnection of Research and

Practice in the Education of Professional Psychologists. *American Psychologist*, 46, 422-429.

Peterson, D. R. 1995. The Reflective Educator. *American Psychologist*, 50, 975-983.

Prochaska, J. O., Norcross, J. C. 2002. Stages of Change. In J. C. Norcross (Ed.), *Psychotherapy Relationships that Work* (pp. 303-313). New York: Oxford University Press.

Reed, G. M. 2006. Clinical expenise. In J. C. Norcross, L. E. Beutler, R. F. Levant (Eds.), *Evidence-based Practices in Mental Health: Debate and Dialogue on the Qundamental Questions* (pp. 13-23). Washington, DC: American Psychological Association.

Sackett, D. L., Straus, S. E., Richardson, W. S. et al. 2000. *Evidence-based Medicine: How to Practice and Teach EBM*. New York: Churchill Livingstone.

Shakow, D. 1976. What is Clinical Psychology? *American Psychologist*, 31, 553-560.

Stricker, G., Trierweiler, S. J. 1995. The Local Clinical Scientist. *American Psychologist*, 50, 995-1002.

Tanenbaum, S. J. 1999. Evidence and Expertise: The Challenge of the Outcomes Movement to Medical Professionalism. *Academic Medicine*, 74, 757-763.

Tanenbaum, S. J. 2002. Evidence-based Practice in Mental Health: Practical Weaknesses meet Political Strengths. *Journal of Evaluation in Clinical Practice*, 9, 287-301.

Taylor, S. E., Klein, L. C., Lewis, B. P. et al. 2000. Biobehavioral Responses to Stress in Females: Tend-andbefriend, not Fight-or-flight. *Psychological Review*, 107, 411-429.

Tickle-Degnen, L., Bedell, G. 2003. Heterarchy and Hierarchy: A

Critical Appraisal of the "Levels of Evidence" as a Tool for Clinical Decisionmaking. *American Journal of Occupational Therapy*, 57, 234-237.

Wampold, B. E. 2001. *The Great Psychotherapy Debate: Models, Methods, and Findings*. Mahwah, NJ: Erlbaum.

Wampold, B. E., Bhati, K. S. 2004. Attending to the Omissions: A Historical Examination of Evidence Based Practice Movements. *Professional Psychology: Research and Practice*, 35, 563-570.

Wampold, B. E., Lichtenberg, J. W., Waehler, C. A. 2002. Principles of Empirically Supported Interventions in Counseling Psychology. *The Counseling Psychologist*, 30, 197-207.

Westen, D., Novotny, C. M., Thompson-Brenner, H. 2004. The Empirical Status of Empirically Supported Psychotherapies: Assumptions, Findings, and Reporting in Controlled Clinical Trials. *Psychological Bulletin*, 130, 631-663.

Williams, D. C., Levitt, H. M. in press. A Question of Values: Developing Principles for Change. *Journal of Psychotherapy Integration.*

Wiser, S., Goldfried, M. R. 1998. Therapist Interventions and Client Emotional Experiencing in Expert Psychodynamic-interpersonal and Cognitive-behavioral Therapies. *Journal of Consulting and Clinical Psychology*, 66, 634-640.

Zachar, P., Leong, F. T. 1992. A Problem of Personality: Scientist and Dractitioner Differences in Psychology. *Journal of Personality*, 60, 665-677.

第三章 理论多元主义与技术中立主义

吉恩·A. 卡特

心理治疗的真实世界是复杂的，对于治疗计划、所使用的技术、诊断，甚至治疗目标的决策，都需要因地制宜。对病人的治疗很少能纯粹地套用诊断的条款，因为有许多生活事件是心理治疗者所不能控制的。治疗者明白，心理治疗存在于治疗者与病人的个人或人际间的、深度结构化的、灵敏的治疗关系之中。心理学家接受来自科学的和临床心理学的训练，他们相信证据的作用，并以科学为基础指导实践。近来，这些因素得到了整合，要求治疗者在医疗实践中负更大的责任，并尽可能地提升治疗质量，这使心理学界的研究者与实践者都面临重大挑战。尽管两者的目标都是改善心理治疗的效用，提高病人的治疗成果，但他们为达到目标所使用的方法与手段，却反映出不同的观念。正像盲人摸象一样，研究者和实践者各自接触到心理治疗的不同方面，对心理治疗有着各自不同的见解。

尽管心理学在历史上一直强调研究与实践的结合，但在表述和落实循证实践原则的形势下，当前更加强调整合各派观点所固有的困难（APA，2005）。用科学的视角来看，心理学试图寻求更好的控制变量、更加明确的问题和方法以及具有更高信度与效度的基本原则。从实践的视角来看，心理学家应借鉴心理学的一般原则、治疗取向的研究以及在复杂的实践过程中所获得的经验，来改善病人的生活质量。

当心理学家尝试对旨在提高治疗有效性的不同治疗方法进行整合时，原本存在分歧的观点就会不可避免地产生冲突。由于财政资助与政策越来越依赖于可证实的疗效研究及其证据，这些冲突越来越显著，随之而形成的局面也愈加紧张。实践者担忧，那些研究的方法本身存在局限性，结论难以直接应用于特殊的个体或治疗，财政资助与治疗的局限性会导致这些方法和结论的错误运用。随着 APA 下属的众多协会越来越关注这个问题，2005 年 APA 主席罗纳德·利万特（Ronald Levant）任命了循证实践专业工作组，着手制订一个发展性的声明，强调在这些议题上，应该允许多种观点同时存在，共同为研究者、实践者、政策制定者及财政支持者提供指导（APA，2005）。

治疗者了解心理治疗的影响力。当他们与前来接受治疗的病人长时间坐在一起，一起面对病人的痛苦与困惑时，他们每时每刻都能体验到这种影响力。用证据来支持心理治疗的有效性与疗效的持久性已经有很长的历史（Ahn and Wampold，2001；Barlow，2004；Elkin et al.，1989；Lambert and Barley，2002；Lambert and Bergin，1994；Lipsey and Wilson，1993；Roth and Fonagy，1996；Sloane et al.，1975；Smith et al.，1980；Wampold et al.，1997）。这些研究包含心理治疗研究、文献综述、元分析，同时也表现出许多不同的理论观点、病人特征、治疗类型以及大量的结局测量技术。现在，这一情况已经非常明了：在大多数情况下，心理治疗不仅能产生效果，而且效果还不错。

不过，没发现哪种特定的治疗模式能长久地超越其他的治疗（Wampold，2001）。近来，巴洛（Barlow，2004）在使用控制的治疗原则、明确定义病人特征的基础上，评价了用来解决某一具体问题的心理治疗，数据支持了心理治疗的效果，但未发现不同治疗效应之间明显的差异（Wampold，2001；Westen et al.，2004）。另外，当这些研究的结果应用于普通病人或真实的治疗环境时，就会出现大量的问题。我们不能得出结论说，哪一种治疗明显比另一种好，或明显比在社会中的常规治疗要好。因此，研究文献能告诉临床者"心理治疗是有效的"这一经验知识，但并不能提供该做什么、什么时候、同谁一道去提供有效心理治疗的具体知识。

实践者强调将实践的基础建立在研究证据之上，这些证据包括他们在从事科学研究的过程中收集到的或推论而来的证据（Carter，2002；

Stricker and Trierweiler，1995）。他们持续地询问，哪些证据有效，哪些证据无效，为什么？他们在认同病人独特需求的基础上，试图了解如何在特定的人际情境中全方位地提升实践的效果（Samstag，2002）。本章主要基于实践者、学者的日常经验，强调适应于具体病人与实践者的，与临床世界很好匹配的心理治疗的情境模式（Wampold，2001）。在不断变化的实践世界里，治疗者依赖于：①治疗关系；②关于个体差异、心理学原理及改变过程的广泛知识；③提供有很强解释力的理论基础；④能产生治疗改变的必要工具与技术。

　　本章提出了一种视角，强调了维持多元理论构想对心理学有效实践的重要性，以及在心理治疗过程中所用到的相关技术的重要地位。心理治疗有着影响其改变的复杂因素，也有着长期的疗效研究的历史，这形成了循证心理治疗诞生的背景。它反映出我们对强调共同因素的心理治疗情境模式的理解。我建议对理论多元主义与技术中立主义进行必要的整合，将它们作为心理学中循证实践应用的重要组成部分。

一、心理治疗的多层现实世界

　　心理治疗是复杂的，需要持续不断地做出相应的回应。许多因素都要在特定的时刻运用，所有的因素都需要治疗者关注，且大多数因素并不在治疗者的控制之中。为了理解心理疾病，治疗者一直在试图统筹考虑各种复杂性，以寻找影响治疗结局的方法。尽管本章并非意在处理大量的报告与问题类型，或那些针对治疗者所面对的、对不同病人均有效的具体治疗方式，但可以让读者明白，心理治疗过程是一个持续的、复杂因素交互作用的过程。在这个过程中，治疗者处于不确定的情境，使用自己的临床技能以及概率性的研究证据，针对当时的情境，做出合适的治疗决策。为了搭建这一舞台，我提供了一些案例，来说明病人可能会表现出的一些问题以及治疗者在治疗期间可以操作的一些因素。

　　● 罗伯塔（Roberta），41 岁，白人，单身，事业有成，但在夜里一直遭受焦虑症的困扰，她总是担心自己白天做的决定以及她在第二天将要面对的后果。尽管她有亲密的女性朋友,但她没有配偶。她即将绝经,但仍然没有孩子。她同时感到焦虑与抑郁。

● 迈克尔(Michael),27 岁,白人,单身,没有工作经验及恋爱经验,也没有朋友。他经常实施自杀行为,最后还透露出,他有一段被父亲身体虐待、被母亲情感抛弃的历史。他有过数次因患精神病住院治疗的经历,预期自己不会活过 30 岁。如果他不能找到一份工作来支付自己的医疗费用,他可能会再度自杀。他同时感到焦虑与抑郁。

● 玛丽(Mary),64 岁,非裔美国人,双性恋者,她有一个成年的孩子,经常依自己的脾气搬进或搬出她的房子。当她没有房子时,她曾一度因为偷窃入狱,被监禁了一段时间。她现在正在工作,但债台高筑,生活一团糟。她的少数几个男性或女性朋友,都只与她发生性关系,之后便消失好几个月。她同时感到焦虑与抑郁。

● 朗达(Rhonda),19 岁,白人,学生,酗酒,自残。她与母亲及母亲的朋友生活在一起,后两者都酗酒严重。她的酒鬼父亲住在附近,当他下班后,就带她出去喝酒。她最大的困境是孤独,经常一个人去附近的酒吧,与那些相遇后还只有模糊印象的男人发生一夜情。她的功课经常不及格。如果她不再念书,母亲就计划将她赶出家门。她也同时感到焦虑与抑郁。

明显地,在这些案例中,病人表现出巨大的差异,虽然这些人同样都符合《精神疾病诊断与统计手册》的诊断标准(American Psychiatric Association,1994)。治疗者关注疾病相关的议题,包括呈现的问题、疾病水平、功能水平、共病问题及依恋类型等(Norcross,2002)。他们关注生活环境(如有效资源与支持系统、医疗问题、社会技能等)、个体与群体特征(APA,2002,2003;Sue,2003;Sue and Lam,2002)以及价值观。这些因素是病人所固有的,在治疗过程中及治疗之外,都影响着他们的生活(Miller et al.,1997)。另外,这些病人的因素不会一直静止不变,也不会整齐划一地发展或改善;而且,他们还可能会受到突发事件的影响,这些生活中的事件无法控制,却显著地影响着病人的生活及治疗进程。

除了病人因素之外，许多贯穿于整个治疗过程、跟治疗者相关的因素也对治疗有影响（Norcross，2002）。治疗者在人际关系技能、经验、教育、价值观、个人特征、知识基础、世界观以及其他因素等方面存在差异。正如世界上没有两个病人是相同的，治疗者也是不能相互替代的。

结构性的临床情境对治疗也有影响，会影响治疗过程中可能出现的或即将出现的情况。这些因素可能包括与治疗相关的有效资源与费用问题（Yates，1994，1995，2000）。付款人或机构可能会加大对会谈次数或治疗方法的限制。搬家、工作变动或其他生活事件，都可能独立于病人的偏好或治疗者的建议，影响治疗的长度与性质。

理论模式在心理治疗中也扮演着重要角色。治疗者可能依赖于理论来解释治疗的改变过程。在情境模式中（Wampold，2001），理论是非常重要的，因为他们为治疗提供理论依据及组织协助，指导治疗者在具体的临床情境中寻找到合适的治疗目标。治疗者还依赖于一系列源自不同理论视角的技术，这些技术已经被研究证实对具体的病症或病人类型是有效的，或者其有效性已经被治疗者的个人经验所证实（例如：Arnkoff et al.，2002；Beutler et al.，2002；Norcross，2002）。

二、心理治疗的情境模式

心理治疗实践不能脱离于它所存在的情境。它是一种人际关系经验，一方是患有疾病的病人，另一方是治疗者提供的、基于心理学原理的治疗。威泊尔德（Wampold，2001）在其《心理治疗大讨论》（*The Great Psychotherapy Debate*）一书中，阐述了一种明显不同于医学模式的情境模式，并描绘了情境模式所依赖的研究基础。虽然不是所有的治疗者或研究者都将情境模式视为更能适合心理治疗过程与结局数据的模式，但这种模式的确与许多治疗者的活生生的经验非常相似。这也为本章接下来的内容提供了经验基础。

1. 情境模式的发展历史

在早期富有远见的文章中，罗森茨维格（Rosenzweig，1936/2002）罗列了他所认为的有效心理治疗的四个因素。在本章中，我重点阐述前三个因素。据温伯格（Weinberger，2002）描述，罗森茨维格认为这四个因素是所有心理治疗的共同因素，具体包括：

（1）治疗关系；

（2）基本原理或思想体系；

（3）人格子系统的整合；

（4）治疗者的人格。

在历史上，这是被称为共同因素方法（common factors approach）的第一次表述，也是所谓渡渡鸟效应（Dodo bird conclusion，大家都赢了，每个人都有奖）的第一次阐述。明显地，罗森茨维格并没有获取当今成千上万的研究报告，也没想到这一理论模式会发展得如此迅速，但他的研究确实具有引人注目的预测性（Jorgensen，2004）。

罗森茨维格（Rosenzweig，1936/2002）提供了一种早期的理论多元主义，认为特殊的教条、理念或原理并不重要，相反，稳定、一致地为病人提供一种重组人格的模式是必要的。对于人格子系统的整合，罗森茨维格认为，人格的所有因素都是动态关联的，改变其中的一部分，就会影响另一部分。在他看来，"个体案例所需要的所有方法"都是重要的。这是提倡技术中立主义的一种明确的表述。

以罗森茨维格关于"共同因素是对所有心理治疗形式都有效的因素"的论述为理论基础，弗兰克等（Frank，1973；Frank and Frank，1991）在《劝说与治愈》（*Persuasion and Healing*）一书中，对共同因素理论进行了阐述。弗兰克认为，共同因素包括如下三个方面：

（1）心理治疗是在情绪的改变以及与治疗者结成的信任关系中发生的；

（2）在心理治疗的治愈环境中，病人相信治疗者能提供帮助，并觉得这些帮助是可靠的；

（3）必须有某种原理、概念模式或神秘的东西，能对疾病进行看似合理的解释，并为病人治疗疾病提供一套治疗仪式或程序。

与罗森茨维格一样，对于弗兰克来说，治疗关系（第一、二项）是必要的，它为治疗提供令人信服的理念与原则（第三项）。罗森茨维格与弗兰克都没有将科学或真理当作基本原理，他们关注的是解释的一致性，以及病人与治疗者利用这些解释来理解病人的疾病、发展目标和执行过程的程度。罗森茨维格与弗兰克认为，来自理论的解释是非常重要的，尽管他们认为适合于特定病人治疗的灵活的技术也很重要。与弗兰克的理论一致的是，心理治疗的情境模式依赖于强有力的治疗关系以及一致的、令人信服的治疗方法的发展（包括那些治疗者信任、病人信服的技术）（Wampold，2001）。

治疗关系、有说服力的基本原理以及源于原理的技术等，这些因素与有关循证实践的讨论以及循证实践所依赖的科学文献有何关联？在循证实践的过程中，理论与技术又意味着什么？

2. 治疗关系

治疗关系是心理治疗事业的基础。心理治疗不能没有病人，也不能没有治疗者[①]，治疗关系就是建立在两个参与者的基础之上的。治疗关系可以解释心理治疗结局差异的30%，仅次于病人因素，后者可以解释所有结局差异的40%（Assay and Lambert，1999；Lambert，1992；Lambert and Barley，2002）。对于许多心理治疗研究者与治疗者而言，治疗关系是心理治疗的核心因素，APA 心理治疗分会（29 分会）曾创立一个专业工作组，认真回顾了有效心理治疗关系的文献，并在期刊《心理治疗：理论、研究、实践与培训》（*Psychotherapy: Theory, Research, Practice, Training*；Norcross，2001）中出版了一期专刊，专门发表了他们的研究报告，之后作为著作《有效心理治疗关系》（*Psychotherapy Relationships that Work*）的一部分面世（Norcross，2002）。

[①]　一些计算机的治疗模式不需要治疗者的积极参与。但是，心理治疗一般被认为是病人与治疗者之间的一种人际交往过程。

3. 工作联盟

治疗关系与工作联盟（working alliance）通常是同义的，尤其在研究文献中更是如此。工作联盟的概念，最先由博尔丁（Bordin，1975）提出，包括病人与治疗者之间的联合、目标的一致性以及对治疗任务达成的共识。多个研究发现，工作联盟与治疗结局确实存在显著相关。威泊尔德（Wampold，2001）以及霍瓦特和贝迪（Horvath and Bedi，2002）提供了这些研究的综述。如果工作联盟解释了结局差异的大部分，那么对于研究者与治疗者而言，持续地关注工作联盟的角色及影响、提升工作联盟的亲密度，是非常必要的。

任务与目标的共识是工作联盟的组成成分，它们对心理学循证实践中理论角色的考察是非常重要的。尽管设计良好的研究支持心理治疗的有效性，但它并没有证实哪种治疗比另一种更有效，其中包括那些在社区中正大量使用的治疗方式（Westen et al.，2004）。渡渡鸟效应的产生是正确的。如果没有哪一种来源于具体理论模式的治疗方法优于另一种，那工作联盟这一术语又意味着什么？

工作联盟包括治疗者与病人关于治疗目标和任务的共识，这是成功联盟的一个非常重要的组成部分。积极的工作联盟与更好的结局相关。但是，问题又出现了，病人与治疗者应该达成什么样的目标与任务？他们又是怎样达成共识的？心理治疗中，有很多可能的目标与预期或渴望的结果。有时，有多少目标与结局的测量方法，就有多少可能的结局。有关自尊、提前中止、全面改变、症状严重性、人际功能、成瘾程度、疾病变异、药物滥用、抑郁症缓解、迟疑不决、个人成长、与他人关系、社会适应性调适、人际关系问题、防御类型、工作状态、法律地位、自我概念、焦虑症状、服药依从性、生命质量、住院治疗、生产能力与治疗满意度等研究，为以上情况提供了一些实例（Horvath and Bedi，2002）。明显地，结局的可能性范围非常大。同时，作为工作联盟必不可少的一部分，治疗者与病人必须确认他们都满意的结果，确认他们将要达到的目标，且就这些目标达成一致。对结局的定义，来源于治疗者与病人共同认可的观点。

一般来说，任何特定心理治疗的令人满意的目标，均来自病人的需求、问题类型以及病人和治疗者的世界观。它们与治疗发展所依赖的理论框架是一致的。目标的共识本身，意味着对治疗者运用的理论框架（令人信服的、一致的解释或原则）所形成的显性或隐性的共识。因此，理论框架提供了一个重要的结构，在这一结构中，心理治疗出现了，并且与影响治疗结局的一个元素（即作为工作联盟一部分的目标共识）显著相关。

4. 治疗过程中病人的信仰

根据弗兰克等（Frank，1973；Frank and Frank，1991）与威泊尔德（Wampold，2001）的观点，治疗时病人的信仰、治疗的情境以及治疗者都是所有心理治疗方法的共同因素。的确，很难想象，在一个有效治疗的过程中，一个没有任何信仰与希望的病人，如何能在心理治疗中成为一个积极的参与者，如何能与治疗者达成有关治疗目标与结局的共识。病人的主动参与是必要的。邓肯（Duncan，2002）将病人描绘为治疗的英雄，这是病人的治疗，他们自己导致了自己的改变。病人与治疗者的成功协作（Tryon and Winograd，2002）以及低水平的阻抗（Beutler et al.，2002），均与积极的结局显著相关。病人因素，如积极期待、动机、治疗开放性（Grencavage and Norcross，1990）等，能解释整个治疗结局差异的40%（Assay and Lambert，1999）。这些因素是治疗过程中病人信仰的中心，它们使病人的特征与价值观成为成功治疗强有力的组成部分。所有这些研究发现都支持，目标一致与任务共识是非常重要的，两者（目标一致与任务共识）都是使心理治疗受益的工作联盟与病人信仰的一部分。已有证据表明，当协作困难或出现较高阻抗时（两者都反映出工作联盟的困境），承认病人关心的问题、专注于治疗关系、重新协商治疗目标与各自扮演的角色，都是改善工作联盟的有效途径（Beutler and Harwood，2002；Beutler et al.，2002；Safran and Muran，2002）。

5. 灵活的理论框架的价值

明显地，有效治疗需要令人信服的理论根据，治疗者与病人都需要在这一基础上达成一致的目标与任务。同时，心理治疗的复杂性可能要求重新考虑治疗者与病人的目标与角色，以便两者能够更好地联合，并对病人的特征与世界观更好地进行协调。重新协商与再结盟要求高度的灵活性，比如：在同一理论框架下，针对特定病人或特定情境的治疗，应该是灵活多变的；此外，在使用来自不同理论取向的技术时，也应保持高度的灵活性。治疗者需要适应与熟悉多种不同的理论视角，这能指导治疗者整合自身与病人的世界观，使治疗方法适应具体的病人。治疗者必须准备将额外的、不同的理论成分组合起来，以更好地适应病人。换句话说，治疗者治疗的有效性，依赖于他们理论多元主义的立场以及他们整合这些理论的能力。

罗森茨维格（Rosenzweig，1936/2002）以及弗兰克和弗兰克（Frank and Frank，1991）都支持理论体系与基本原理的重要性，它们为病人的疾病及治疗者将要采取的帮助病人的方法，提供了一种令人信服的、一致的、貌似合理的解释。这种观念吸引着病人，为病人提供了治疗的希望与预期（通过积极期待而再度获得教化），同时也提供了理解治疗目标与改善结局的一条途径。理论体系、基本原理及一贯的、令人信服的解释，都是指引治疗者进行治疗的理论规划（theoretical formulation）的不同表述。

6. 病人预期

病人的预期与希望是积极结局的强有力的解释因素。阿萨亚和兰伯特（Assay and Lambert，1999）研究发现，各类研究文献已经证明，病人对结局的预期大约能解释整个治疗变异的15%。在医学模式中，预期被当作是安慰剂效应（placebo effect）；但在情境模式中，预期被视为有效治疗的重要组成部分。安慰剂效应本质上是一种心理效应，在试图通过严格控制来减少外在变量、使治疗符合预先规定的模式中，它是不受欢迎的。只要能增加心理治疗的积极效应，就都应该得到支持。举例来说，一个病人因为其治疗信仰，出现了充满希望的状态，不再表现出绝望（抑郁症的一种主要症状），这证明了治疗中非特定心理因素的有效性。治疗者想要增强病人的信仰，并通过信仰提高他们的预期效应。因此，治疗者将提升理论框架的重要性，以保证与鼓励病人，提高期待效应，利用理论所带来的积极贡献，来达成一致的目标与任务。

7. 忠诚度

信任是治疗的重要部分。病人信仰、对治疗的开放态度，以及病人—治疗者在工作联盟中结成的关系，都依赖于信任（Horvath and Bedi，2002）。治疗者对治疗模式或理论的信仰，通过治疗者—病人关于目标与期待结局的共识及其吸引病人的程度，影响着治疗的结局。因此，治疗者必须信任自己的治疗模式，就像病人也应该信任它一样。对治疗者与病人而言，理论框架都应该是令人信服的、一致的和具有解释力的。理论能为治疗者提供一种潜在组织方式，将与心理治疗相关的、治疗者在实践中能用得上的大量信息组织起来。

在某种程度上，治疗者相信理论对病人的疾病是具有解释力的，能够为治疗计划与实施提供理论支持。因此，人们可以预期治疗者能对所使用的理论模式形成相当高的忠诚度。威泊尔德（Wampold，2001）曾提供大量的证据，证明治疗者对其所采取的理论模式具有忠诚度，而且这种忠诚度与结局之间有着强有力的积极关系。

有必要提醒的是，不管理论是否是真正的真理，忠诚度与结局都存在着关系。人们可能会认为这将导致大量未经检验（或不能检验）的理论模式的疯狂发展。尽管理论模式已有数百种（Bergin and Garfield，1994），主要的理论模式还是那些保持相对一致性的类别①。同时，对治疗者与病人而言，理论模式都同样重要。治疗者将被迫二选一：要么认可一种已存的一般理论模式，要么认可从几种理论模式中析出的方法。

---

① 这些主要的模式是行为的与认知—行为的、精神分析的、人本主义的或者实验的、系统理论与女性主义理论。他们存在着多种差异，既反映了治疗视角的改变，也反映出对心理学原理或治疗模式本身的研究的新知识的结合。

但是，两者似乎同时出现了。治疗者选择一种模式作为主要模式（当有需要时，还会有第二选择），也可能信奉一种整合的视角（来自多种模式）或中立主义作为他们的理论视角（Garfield and Bergin，1994；Jensen and Bergin，1990；Norcross et al.，1993；Wampold，2001）。一般地，中立态度作为一种单一的类别，得到了最多的支持。诺克罗斯等（Norcross et al.，1993）调查发现，APA心理治疗分会40%的成员，在回答理论取向是什么的时候，选择了"中立"，这反映出一幅富有个性的图景，即治疗者是基于经验的，接受过多种模式的训练，并能够按病人需要做出相应的改变。治疗者选择中立作为一种理论视角，需要注意把握其作为一个解释系统的意义、影响与地位。同时还要注意，在将之作为一种发展良好的个性化模式，或将之作为一种整合多种模式的过程之间，取得合适的平衡。

当前，理论整合、技术中立主义、共同因素已经得到广泛的注意，反映了人们对单个理论流派的不满以及人们试图发展更为灵活的理论流派的意愿。如果理论整合后形成了一种专门的模式，那也是有问题的，因为它将存在与单个理论模式存在的同样的问题（Feixas and Botella，2004；O'Brien，2004）。但是，它提供了一种有用的框架，如果这个框架能提供一些方法，将多种不同视角整合成一个系统。这个系统能与具体的治疗者—病人匹配，在具体的情境中，解决具体病人的问题（Feixas and Botella，2004）。

作为理论模式的对立面，单独的技术中立主义是有局限的，因为它仅仅考虑干预的技术，而忽略与理论模式的相关性及理论模式的作用。但是，从一种整合的、理论中立的视角来看，治疗者应该熟悉源自各种理论的技术，这些理论又来源于治疗者本身的理论视角。因为对强有力的基本理论的忠诚是重要的，治疗者和病人都依靠理论来组织与指导自己的工作。病人期望治疗者修正这些模式来回应自身的需求。因此，心理学家必须持续不断地发展与教授多种模式，来了解作为解释工具的理论的元素，以及了解并有效地使用源于这些模式的技术。

8. 仪式与程序（或技术）

弗兰克和弗兰克（Frank and Frank，1991）在罗森茨维格（Rosenzweig，1936/2002）构想的基础上，更关注与治疗基本原则相一致的仪式和程序的重要性。弗兰克和弗兰克所提倡的仪式与程序，只有当作依据病人疾病成因的理论构想而形成的干预或技术，或者当作改善功能失常的方法，才能得到最好的理解。然后，治疗者创建一些技术，对病症、行为或其他元素（由理论所定义，来自理论并与理论相一致）产生特定的影响。罗森茨维格相信对人格的任一子系统的影响都会影响整个人格。这表明，对复杂症状中任意一种症状的治疗，都有利于对整个疾病的有效治疗。假如罗森茨维格是对的，技术对结局有积极的影响，但是这种影响只能解释一小部分结局变异。根据阿萨亚和兰伯特（Assay and Lambert，1999）的论述，全部的技术也只能解释治疗变异的 15%。而且，具体的技术似乎对结局也只有较小的累加差异（additive difference；Wampold，2001）。对具体病症提供良好控制与定向干预的重要研究都表明，无论是相对值还是绝对值，技术都是有效的（Barlow，2004）。尽管这些结论的应用，还可能需要针对具体治疗情境进行改造，但是对治疗者而言，它们是便捷有效的、非常实用的工具。有趣的是，在评估当前被称为实证支持的治疗的现状后，威斯特等（Westen et al.，2004）提出了一种假设：将消极心理素质的作用作为一项基本原理，对所有心理疾病以及对多种症状与共病的解释都是共同的。在典型的临床实践中，针对特定症状的具体技术与复杂症状之间的关系，为研究与实践的协作提供了巨大的机遇。

技术确实非常重要。治疗是一整套工具，通过使用这些工具，心理治疗在前文所描述的情境中出现了。这些技术源于理论模式的信仰体系。它们使作为治疗联盟一部分的治疗任务可以操作化。它们是使关系得以发展与维持的媒介。它们通过病人对治疗任务的积极认同来建构希望。它们积极地改变了具体的症状。但是，在心理治疗持续改变的世界中，治疗者有必要持一种技术中立的态度，并准备一系列工具来处理病人的需要，这对治疗者而言是必不可少的。情境模式反映了心理治疗高度复杂的人际交往世界，它支持将技术视为一种重要的交流工具（Wampold，2001），治疗者有能力去应用多种技术，让它为个性化的心理治疗服务。

三、结论

大多数治疗者都非常支持以情境为中心的心理治疗模式，高度重视治疗关系与治疗联盟，并将它们纳入自己的理论模式中。治疗者也依赖于中立或整合的理论模式，他们的工作反映了理论多元主义。此外，在心理治疗的过程中，来自不同理论视角的经验丰富的治疗者，他们之间的相似性远大于差异性，都使用着来自多种理论取向的共同的技术，反映了在心理治疗应用领域的技术中立主义。

在循证实践中，心理学研究者与实践者存在大量共识。作为实践的核心成分，治疗关系是积极结局的必要因素，这已经得到了强有力的证据支持。因此，在实施循证实践的过程中，治疗者应该特别注意建构与维持一种强有力的治疗关系。来自心理治疗的研究证明，对疾病、功能紊乱及获得积极结局的干预程序等因素，有必要做出令人信服的一致的解释。因此，从事循证实践的治疗者应该花费时间与精力来增强他们理论构想的说服力和清晰度，这些理论构想包括主要的理论视角以及那些与他们自己世界观及心理学的科学基础相一致的因素。理论多元主义是循证实践的一个重要部分。

治疗联盟（治疗关系的一部分）依赖于病人与治疗者对治疗目标和任务达成的共识，它与治疗结局成正相关。目标与任务的共识，来自于对治疗解释与治疗实施的信念共识，是治疗者使用的理论模式或来自于这些模式的技术。治疗联盟需要考虑治疗者的角色、病人的角色以及两者的关系。一个整合循证实践原则的治疗者，会投入精力来学习那些源于自身理论模式的技术。而且，他们应该对那些技术持开放的态度，这些技术可以补充那些来源于他们模式的内容，可以增强治疗关系，符合病人期待的目标、问题及特征。

安慰剂或期望效应是在治疗过程中必要的信仰或希望，它们依赖于病人与治疗者对解释有效性的信仰以及理论能起作用的信仰（也就是说，病人相信理论的重要性）。实施循证实践的治疗者，就像相信他们自己的希望与信仰一样，同样支持病人的希望与信仰，这需要一种与心理治疗研究证据稍微不同的途径。它的证据基础是通过发现的情境得出的，而不是从科学研究的控制情境中得出的。

由一组技术构成的技能也是重要的，它既是作为理论（任务与共识）的表达或一种仪式，也能作为有效管理联盟与关系的途径，还能作为容纳多种问题、世界观与预期结果的方法。技术中立主义是心理学中循证实践的一个重要组成部分。

心理学研究构成了循证实践的基础：

（1）支持使用理论多元主义与技术中立主义，以便增强联盟与治疗关系；

（2）支持对病人的疾病治疗及改善提供一种令人信服的、一致的、有组织的解释；

（3）培养病人的希望；

（4）使用大量技术，将治疗的有效性最大化。

心理学中循证实践的核心是，像病人能够参与及选择自己的医疗保险一样，循证实践努力提高了病人参与及选择治疗的机会。实施循证实践需要将持续的、深思熟虑的科学态度，与经验研究进行整合，以理解与鉴别心理治疗的独特需求。循证实践的承诺仍然是将心理学中科学与实践进行整合的一种有力的信仰。热情地拥抱它，既反映了心理学的过去，也支持着心理学的未来。

参考文献

Ahn, H., Wampold, B. E. 2001. Where oh Where Are the Specific Ingredients? A Meta-analysis of Component Studies in Counseling and Psychotherapy. *Journal of Counseling Psychology*, 48, 251-257.

American Psychiatric Association. 1994. *Diagnostic and Statistical Manual of Mental Disorders* (4th ed.). Washington, DC: Author.

American Psychological Association(APA). 2002. Guidelines for Psychotherapy with Gay, Lesbian, and Bisexual Clients. *American Psychologist*, 55, 1440-1451.

American Psychological Association(APA). 2003. Guidelines on Multicultural Education, Training, Research, Practice, and Organizational Change for Psychologists. *American Psychologist*, 58, 377-402.

American Psychological Association(APA). 2005. *Report of the 2005 Presidential Task Force on Evidence-Based Practice.* Retrieved October 24, 2005, from http://www.apa.org/practice/ebpstatement.pdf.

Arnkoff, C. B., Glass, C. R., Shapiro, S. J. 2002. Expectations and Preferences. In J. C. Norcross (Ed.), *Psychotherapy Relationships that Work: Therapist Contributions and Responsiveness to Patients* (pp. 335-356). New York: Oxford University Press.

Assay, T. P., Lambert, M. J. 1999. The Empirical Case for the Common Factors in Therapy: Quantitative Findings. In M. A. Hubble, B. Duncan, S. D. Miller (Eds.), *The Heart and Soul of Change: What Works in Therapy* (pp. 33-56). Washington, DC: American Psychological Association.

Barlow, D. H. 2004. Psychological Treatments. *American Psychologist*, 59, 869-878.

Bergin, A. E., Garfield, S. L. (Eds.). 1994. *Handbook of Psychotherapy and Behavior Change* (4th ed.). New York: Wiley.

Beutler, L. E., Alomohamed, S., Moleiro, C. et al. 2002. Systematic Treatment Selection and Prescriptive Therapy. In F. W. Kaslow (Ed.), *Comprehensive Handbook of Psychotherapy: Integrative/Eclectic* (Vol. 4, pp. 255-271). New York: Wiley.

Beutler, L. E., Harwood, T. M. 2002. *Prescriptive Psychotherapy: A Practical*

Guide to Systematic Treatment Selection. New York: Oxford University Press.

Beutler, L. E., Moleiro, C., Talebi, H. 2002. Resistance in Psychotherapy: What Conclusions are Supported by Research? *Journal of Clinical Psychology*, 58, 207-217.

Bordin, E. S. 1975. The Generalizability of the Psychoanalytic Concept of the Working Alliance. *Psychotherapy: Theory, Research and Practice*, 16, 252-260.

Carter, J. A. 2002. Integrating Science and Practice: Reclaiming the Science in Practice. *Journal of Clinical Psychology*, 58, 1285-1290.

Duncan, B. L. 2002. The Legacy of Saul Rosenzweig: The Profundity of the Dodo Bird. *Journal of Psychotherapy Integration*, 12, 32-57.

Elkin, I., Shea, T., Watkins, J. T. et al. 1989. National Institute of Mental Health Treatment of Depression Collaborative Research Program: General Effectiveness of Treatments. *Archives of General Psychiatry*, 46, 971-982.

Feixas, G., Botella, L. 2004. Psychotherapy Integration: Reflections and Contributions from a Constructivist Epistemology. *Journal of Psychotherapy Integration*, 14, 192-222.

Frank, J. 1973. *Persuasion and Healing: A Comparative Study of Psychotherapy* (2nd ed.). Baltimore: Johns Hopkins University Press.

Frank, J. D., Frank, J. B. 1991. *Persuasion and Healing: A Comparative Study of Psychotherapy* (3rd ed.). Baltimore: Johns Hopkins University Press.

Garfield, S. L., Bergin, A. E. 1994. Introduction and Historical Review. In A. E. Bergin, S. L. Garfield (Eds.), *Handbook of Psychotherapy and Behavior Change* (4th ed., pp. 3-18). New York: Wiley.

Grencavage, L. M., Norcross, J. C. 1990. Where are the Commonalities

Among the Therapeutic Common Factors? *Professional Psychology: Research and Practice*, 21, 372-378.

Horvath, A. O., Bedi, R. P. 2002. The alliance. In J. C. Norcross (Ed.), *Psychotherapy Relationships that Work: Therapist Contributions and Responsiveness to Patients* (pp. 37-70). New York: Oxford University Press.

Jensen, J. P., Bergin, A. E. 1990. The Meaning of Eclecticism: New Survey and Analysis of Components. *Professional Psychology: Research and Practice*, 21, 124-130.

Jorgensen, C. R. 2004. Active Ingredients in Individual Fsychotherapy: Searching for Common Factors. *Psychoanalytic Psychology*, 21, 516-540.

Lambert, M. J. 1992. Psychotherapy Outcome Research: Implications for Eclectic and Integrative Psychotherapists. In J. C. Norcross, M. R. Goldfried (Eds.), *Handbook of Psychotherapy Integration* (pp. 94-129). New York: Basic Books.

Lambert, M. J., Barley, D. E. 2002. Research on the Therapeutic Relationship and Psychotherapy Outcome. In J. C. Norcross (Ed.), *Psychotherapy Relationships that Work: Therapist Contributions and Responsiveness to Patients* (pp. 17-32). New York: Oxford University Press.

Lambert, M. J., Bergin, A. E. 1994. The Effectiveness of Psychotherapy. In A. E. Bergin, S. L. Garfield (Eds.), *Handbook of Psychotherapy and Behavior Change* (4th ed., pp. 143-189). New York: Wiley.

Lipsey, M. W., Wilson, D. B. 1993. The Efficacy of Psychological, Educational and Tehavioral Treatment: Confirmation from Meta-analysis. *American Psychologist*, 48, 1181-1209.

Miller, S. D., Duncan, B. L., Hubble, M. A. 1997. *Escape from Babel.* New York: Norton.

Norcross, J. C. (Ed.). 2001. Empirically Supported Therapy Relationships:

Summary Report of the Division 29 Task Force (Special issue). *Psychotherapy: Theory, Research, Practice, Training*, 38.

Norcross, J. C. (Ed.). 2002. *Psychotherapy Relationships that Work: Therapist Contributions and Responsiveness to Patients*. New York: Oxford University Press.

Norcross, J. C., Prochaska, J. O., Farber, J. A. 1993. Psychologists Conducting Psychotherapy: New Findings and Historical Comparisons on the Psychotherapy Division Membership. *Psychotherapy*, 30, 692-697.

O'Brien, M. 2004. An Integrative Therapy Framework: Research and Practice. *Journal of Psychotherapy Integration*, 14, 21-37.

Rosenzweig, S. 2002. Some Implicit Common Factors in Diverse Methods of Psychotherapy: "At last the Dodo said, 'Everybody has won and all must have prizes.'"*Journal of Psychotherapy Integmtion*, 12, 32-57. (Reprinted from American *Journal of Orthopsychiatry*, 6, 412-415, 1936)

Roth, A., Fonagy, P. 1996. *What Works for Whom? A Critical Review of Psychotherapy Research*. New York: Guilford Press.

Safran, J. D., Muran, J. C. 2002. A Relational Approach to Psychotherapy. In F. W. Kaslow, J. J. Magnavita (Eds.), *Comprehensive Handbook of Psychotherapy* (Vol. l, pp. 253-281). New York: Wiley.

Samstag, L. W. 2002. The Common versus Unique Factors Hypothesis in Psychotherapy Research: Did We Misinterpret Rosenzweig? *Journal of Psychotherapy Integration*, 12, 58-66.

Sloane, R. B., Staples, F. R., Cristo, A. H. et al. 1975. *Psychotherapy vs. Behavior Therapy*. Cambridge, MA: Harvard University Press.

Smith, M. L., Glass, G. V., Miller, T. I. 1980. *The Benefits of Psychotherapy*. Baltimore: Johns Hopkins University Press.

Stricker, G., Trierweiler, S. J. 1995. The Local Clinical Scientist. *American Psychologist*, 50, 995-1002.

Sue, S. 2003. In Defense of Cultural Competency in Psychotherapy and Treatment. *American Psychologist*, 58, 964-970.

Sue, S., Lam, A. G. 2002. Cultural and Demographic Diversity. In J. C. Norcross (Ed.), *Psychotherapy Relationships that Work: Therapist Contributions and Responsiveness to Patients* (pp. 401-421). New York: Oxford University Press.

Tryon, G. S., Winograd, G. 2002. Goal Consensus and Collaboration. In J. C. Norcross (Ed.), *Psychotherapy Relationships that Work: Therapist Contributions and Responsiveness to Patients* (pp. 109-125). New York: Oxford University Press.

Wampold, B. E. 2001. *The Great Psychotherapy Debate: Models, Methods and Findings*. Mahwah, NJ: Erlbaum.

Wampold, B. E., Mondin, G. W., Moody, M. et al. 1997. A Meta-analysis of Outcome Studies Comparing Bona-fide Psychotherapies: Empirically "All Must Have Prizes." *Psychological Bulletin*, 122, 203-215.

Weinberger, J. 2002. Short Paper, Large Impact: Rosenzweig's Influence on the Common Factors Movement. *Journal of Psychotherapy Integration*, 12, 67-76.

Westen, D., Novotny, C. M., Thompson-Brenner, H. 2004. The Empirical Status of Empirically Supportive Psychotherapies: Assumptions, Findings and Reporting in Controlled Clinical Trials. *Psychological Bulletin*, 130, 631-663.

Yates, B. T. 1994. Toward the Incorporation of Costs, Cost-effectiveness Analysis, and Cost-benefit Analysis into Clinical Research. *Journal of Consulting and Clinical Psychology*, 62, 729-736.

Yates, B. T. 1995. Cost-effectiveness Analysis, Cost-benefit Analysis, and

Beyond: Evolving Models for the Scientist-manager-practitioner. *Clinical Psychology: Science and Practice*, 2, 385-398.

Yates, B. T. 2000. Cost-benefit Analysis and Cost-effectiveness Analysis. In A. Kazdin (Ed.), *Encyclopedia of Psychology* (Vol. 3, pp. 311-312). Washington, DC: American Psychological Association.

第四章　治疗关系的文化差异

莉莲·科马斯－迪亚兹

　　心理治疗的不同流派都认识到治疗关系是治疗的核心因素。心理治疗研究强调治疗关系与工作联盟是预测心理治疗改变的一个重要变量（Marmar et al.，1986）。回顾关于这一主题的大量文献，诺克罗斯（Norcross，2002）总结道："所有的临床经验与研究发现都强调，治疗关系与具体的治疗方法一样，对结局产生重要的影响。"

　　在为其他文化的病人提供有效的心理治疗时，存在一定的挑战。这种挑战是指在使用基于科学的治疗时，需要平衡临床技能与文化关联度（cultural relevance）。不幸的是，缺少有关少数民族的重要的心理治疗研究，使得我们难以评估针对这些人群进行治疗的有效性（Rosello and Bernal，1999）。一些多元文化论学者认为，美国占统治地位的心理治疗是欧洲中心的，对有色人种的文化与精神体验是不敏感的（Hall，2001；Sue et al.，1999）。主流的心理治疗主要是基于对西方白人中产阶级文化价值观的理解，如个人主义、独立性、未来取向与线性思维以及其他特点等。与之相反，社会中心论重视集体主义、相互依存性、整体主义与循环思维（Ho，1987；Sato，1998；Tamura and Lau，1992）。主流心理治疗的单一文化偏见很少得到注意，因此也很难得到处理（尤其是在治疗关系中）。但是，这一偏见非常重要，因为所有的临床治疗都可以被认为是跨文化的（Comas-Díaz，1988）。

　　在多元文化的治疗关系中，治疗联盟是最重要的。确实，多数取向的治疗者都同意，积极的联盟能增加所有病人心理治疗的有效性。本章将探索治疗关系中文化所扮演的角色并考察相关文献（包括对来自不同文化的个体所进行的循证心理治疗）。此外，本章还提出一些处理病人—

治疗者关系之中文化因素的建议，试图增加心理治疗的有效性。

　　针对本章的目标，我使用广义的"文化"（culture）概念，它包括民族、种族、性别、年龄、性取向、社会阶层、体质能力、宗教与精神性、国籍、语言、移民与难民身份、生育水平以及这些特点之间的交互作用。文化是分层的、复杂的。我们可以考虑用民族问题来加以说明。全球有数百个民族。据 Infoplease 数据库（Information Please Database）的数据显示，在阿富汗，有 4% 的人口是普什图族（Pashtun），27% 是塔吉克族（Tajik），9% 是乌孜别克族（Uzbek），9% 是哈扎拉族（Hazara）及其他的少数民族群体。在不丹，有 50% 的人口是鲍特族（Bhote），35% 是尼泊尔族（Nepalese），还有 15% 是移民部落。在柬埔寨，90% 是高棉人（Khmer），5% 是越南人，1% 是华人。法国是凯尔特人、拉丁语日耳曼人、斯拉夫人、北非人、南亚人、巴斯克人等的家园。在危地马拉，拉地诺人（拉丁人与印第安人的混血儿，或印第安与西班牙的混血儿）占总人口的 55%，玛雅人（美洲印第安人）占 43%，白人与其他人口占 2%。在美国，75.1% 的人口是白人，12.5% 是西班牙 / 拉地诺人，12.3% 是黑人，3.6% 是亚洲人，0.9% 是土著印第安人与阿拉斯加原住民，0.1% 是夏威夷与其他太平洋岛屿的原住民，还有 5.5% 的其他少数民族。

一、主流的心理治疗应适应文化多样性的病人

　　第一次进咨询室的病人通常都想知道，心理治疗能否有效地回应他们的生活经验。但是，来自其他文化的个体很少能从治疗镜像中看到自己的影子，许多病人都怀疑治疗者的文化胜任能力。根据拉米雷斯（Ramirez，1991）的研究，在西方文化占统治地位的心理治疗过程中，许多有色人种的病人都怀疑治疗者所使用的治疗技术与目标是不是文化适应的。这种怀疑并非没有道理，部分的原因是，历史上一些有色人种的病人，确实接受过不恰当的心理治疗。

　　在民族心理药理学（ethnopsychopharmacology）领域，研究者描述了主流医学治疗的文化迟钝性，反映出医学对民族文化特异性的需求。

有色人种在药物临床测验中的缺位，同样反映了心理治疗研究中少数民族的缺席这一困境。两者都可能导致针对少数民族群体的不恰当治疗。如果没有考虑到性别、种族、民族等因素，心理药物治疗可能是不合适的，甚至是有害的。举例来说，大量文献记载发现，患有情感障碍的非裔美国人通常得不到正确的（或剂量不足）抗精神病药物治疗（Lawson，1996；Strickland et al.，1991）。作为一个群体，西班牙人与拉丁美洲人（一个非常多元的人群）常会因为他们对药物的耐受性（drug metabolization）不同，而无法得到正确的治疗（Jacobsen and Comas-Diaz，1999；Mendoza and Smith，2000）。同样，因为亚洲人对药物的耐受性不同，达到同样的临床效果，他们所需的氟哌啶醇（haloperidol，强安定药）的剂量，要比非亚洲人的少（Pi and Gray，2000）。对药物反应的种族差异缺乏认识，会导致对许多有色人种的心理药物治疗发生问题（Melfi et al.，2000）。各文化群体的成员与健康相关的遗传性状是相互关联的。治疗者通过成为文化胜任者，才能提高心理治疗的效果（Bamshad and Olson，2003）。

越来越多的经验证据表明，民族身份是个体对心理药物反应的一个重要变量（Ruiz，2000）。尽管民族心理药理学家认识到个体间存在着显著的种族差异，但他们仍通常基于实用主义原则，按基因差异来划分种族人群。药物同化酶基因结构的差异能够解释大多数的心理药物反应的民族变异（Ruiz，2000）。史密斯和门多萨（Smith and Mendoza，1996）报告，细胞色素 P450（cytochrome P450）酶系统是一种药物代谢的主要途径，这些酶也是大多数抗精神病药物进行代谢的途径。药物代谢的民族差异与同一种酶的多态性位点（polymorphic variation）相关，引起了对细胞色素 P450 酶系统的进化压力。鲁伊斯（Ruiz，2000）提出，不同民族群体躯体的大小与构成通常是不同的，因此药物的分布量（volume of distribution）也是不同的，尤其考虑到药物会被脂肪组织所吸收。文化灌输行为（culturally infused behavior），如节食、对安慰剂的反应（Lin et al.，1995）、健康信念、生活风格选择，通常都会影响药物的新陈代谢。而且，文化还影响着人们如何服用药物。许多拉地诺人表现出"固执"，因为他们经常自己开处方并与家庭成员共享药物（Comas-Diaz and Jacobsen，1995）。文化信仰可能会增加实践者与病人之间的误解。举例来说，存在一种普遍的信仰，即疾病的冷—热理论（hot-cold theory），表明一个人会针对"热"的疾病服用"冷"的药物来维持健康，或者与此相反（Harwood，1971）。因此，如果心理药理学家为一种热的疾病开具热的药物，病人将无法适应。

与心理药理学家一样，心理治疗者通过对治疗中民族与文化的地位的理解而受益。治疗者与病人会协商他们的关系，不仅考虑他们的世界观，还要考虑那些充满主观性与情境性意义的文化变量。例如，治疗者需要意识到，所有的个体，包括他们自己，都受到情境的影响，因此，也受历史、生态学以及社会政治力量所影响（APA，2003）。文化深刻地影响了临床实践。举例来说，主流心理治疗通常会下意识地推崇一种西方的自我理想，将其他文化中病人的正常行为，当作是对治疗的阻抗行为（Chin，1993）。如果对文化不敏感，欧洲中心的实践者可能会侵犯个人或家庭规则，例如：要求病人暴露私密的个人信息（包括家庭历史），寻求情绪与情感表达，或在尚未取得病人的信任之前，就要求病人阐述家庭纠纷（Varma，1988）。

跨文化治疗中经常会充满着"共情机会错失"（missed empathetic opportunities），即当病人报告自己的情绪问题时，治疗者没有处理病人的情感，而突然改变了主题（Suchman et al.，1997）。共情机会错失在跨文化交互作用中通常是微妙的，因为其信号并不像单一文化中那样明显可见。来自其他文化的病人通常会以一种间接的方式交流，他们会掺入一些种族、民族、性别、性取向、社会经济、理想、政治及其他议题，并将之视为自己评估治疗者的方式。

APA《心理学家多元文化教育、培训、研究、实践及组织改变指南》（APA，2003；下文简称《多元文化指南》），以及《关于不同民族、语言与文化病人提供服务指南》（*Guidelines for Providers of Psychological*

Services to Ethnic, Linguistic, and Culturally Diverse Clients，APA，1990）
都强调了心理学家关于自我与他人的文化关注及知识的重要性。尽管所
有的《多元文化指南》都为病人—实践者提供了一种情境，但有两个
指南与多元文化实践尤其相关。《多元文化指南（I）》鼓励心理学家意
识到他们可能会持有有害的态度与信仰，这种态度和信仰可能会影响
到他们对不同文化、种族与民族的病人的认知，以及他们与病人的交
互作用（APA，2003）。YAVIS-HOUND 二分法描绘了治疗者意识到他
们对病人的错误知觉。YAVIS 病人（young, attractive, verbal, intelligent,
and successful）是指年轻、有魅力、能说会道、天资聪颖、事业成功的
人，常被认为是解释与问题解决的谈话治疗的理想病人。HOUND 病人
（humble, old, unattractive, nonverbal, and dumb）是指地位低下、年老、
无魅力、语言贫乏与沉默寡言的人，他们一般被认为更适合非言语的、
支持性心理治疗。在治疗者不能很好地了解其他文化中的病人时，他们
经常将这些病人知觉为 HOUND。

　　《多元文化指南（V）》认为，心理治疗者必须努力在临床或应用心
理学实践中使用正确的文化适用的技能（APA，2003）。对其他文化病
人的有效心理治疗要重视病人的生活经验，使用文化胜任的评估工具，
支持治疗的多样化（Hays，1995）。主流心理治疗取向的实践者正在修
正他们针对其他文化病人的基本信念。例如，一些精神分析师正在实
践中纳入病人多样化的社会的、社区的与精神性的视角（Foster et al.，
1996）。同样，阿特曼（Altman，1995）使用了一种修正过的检测病人
治疗进展的客体关系理论，这种进展是基于病人利用关系进行成长的能
力，而不是基于病人所获得的领悟力。因为客体关系理论主要关注重要
的人际关系是如何内化的，以及如何成为人们与世界交互作用的中心
（Homer，1984），这些改变与来自其他文化的人们的关系取向是高度一
致的。

　　有很多文化敏感心理治疗（culturally sensitive psychotherapy）修正
治疗干预以适应具体的文化情境的例子（Hall，2001）。作为一个从认知—

行为与人际治疗研究取向开始从事"实践者—科学家"职业的治疗者，我遇到了与许多多元实践者同样的困境：怎样将有效的心理治疗，同时建立在临床技能、科学与文化的基础之上？当前对经验实证治疗与文化敏感治疗都有明确的需要（Hall，2001；Zane et al.，2004）。不幸的是，在心理治疗的结局与过程研究中，许多经验支持治疗似乎并未充分认识到多样性变异的重要作用（Howard et al.，1996）。

一些多元文化学者已经开始质疑关于有色人种的实证支持治疗的有效性（Matt and Navarro，1997；Sue，1998）。对这些方法进行评估时，治疗组经常与控制组（通常是未治疗组）进行对比。但也有一些研究关注对有色人种的治疗方法。受到针对主流文化人群的实证支持治疗所进行的实效性研究的刺激（Chambless et al.，1996），有色人种的研究者发现，认知—行为方法对拉地诺人的抑郁症也是有效的（Comas-Diaz，1981；Organista et al.，1994）。罗塞洛和伯纳尔（Rosello and Bernal，1999）发现，认知—行为治疗与人际关系治疗在缓解拉地诺青少年的抑郁症时是有效的。认知—行为治疗被证明在社区医疗中心的环境中，能够降低拉地诺人的惊恐症（Sanderson et al.，1998）。人际关系治疗对缓解非裔美国人的抑郁症是有效的（Brown et al.，1999）。尽管其他研究也发现认知—行为治疗能缓解非裔美国人的抑郁症状，但它不如治疗欧洲裔美国人那样有效（Organista et al.，1994）。这一发现得到了霍尔（Hall，2001）的解释，他认为一个文化群体中的个体，可能需要一种不同于其他文化群体的心理治疗形式。明显地，当前还需要更多的研究，来对比多种治疗取向的有效性，其中就包括文化敏感治疗。

事实上，多元文化研究已经证明，在对有色群体进行循证心理治疗时，需要进行文化敏感治疗。举例来说，通过检查少数民族群体的实证治疗方法的有效性，伯纳尔和斯卡若·德尔·里奥（Bernal and Scharron del Rio，2001）建议，应增加对多元文化的关注，促进心理治疗的认知—行为、人本主义与精神分析等取向的文化特异性策略。同样地，刘易斯（Lewis，1994）认为，认知—行为治疗不仅对有色人种的女性有疗效，而且还会对她们的生活产生系统性的、历时性的影响。更具体地说，认知—行为治疗者需要评估种族主义的作用，并评估病人在获得掌控感与归属感（mastery and agency）方面所承受的压力。

认知—行为疗法对降低社会压力是有用的，它通过提供技术来缓解民族与种族受害者情结，如种族压力免疫［racial stress inoculation，源于 Foa et al.（1991）所提出的"压力免疫"］以及种族压力管理（racial stress management；Comas-Diaz，in press）。一些工具，如放松技术、想象、可视化、系统脱敏、压力管理等，与整合治疗视角（holistic healing perspective，即许多集体主义文化都同意的一种取向）是一致的，而且当这些工具在一种系统的视野里使用时，它们能潜在地帮助有剥夺感的个体发展自己的掌控感与归属感。

凯恩（Cane，2000）在一个赋权框架内（empowerment framework）成功使用了整合的技术，对受过创伤的中美洲印第安人、受虐妇女、暴力受害者以及其他边缘化群体进行了治疗。这些自愈实践包括太极、八段锦、针压法、调息、仪式、极性治疗（polarity）、按摩、迷宫（labyrinth）、躯体运动及直觉等。这些研究方法包括问卷、小组讨论与深度访谈等质化与量化方法。研究结果显示，这些技术能减轻创伤压力及创伤后应激障碍（PTSD）的症状。凯恩总结道，赋权因素是提高个人或群体自愈能力的一条有效途径。

治疗者通过强调某些因素来修订认知—行为疗法，以适应非西方的文化。举例来说，挑战负向认知的认知—行为技术与集体主义文化的价值是一致的，后者将生命视为一种精神学习的经验，直接接受了因缘（因果报应）或佛法（适合其责任的正确行为的准则）的协调（Comas-Diaz，1992）。认知—行为疗法可以帮助病人处理损失与创伤，让他们将生活挫折看作是一次成长与完善的学习机会。认知—行为治疗如果根据文化因素进行修订，就可以用来处理那些得不到充分服务的人群的特殊需要。在许多有色人种的女性中，长期的失败、暴力、虐待与强力政治等因素，导致了她们的习得性无助与 PTSD（Vasquez，1994）。确实，在城市中，年轻的拉地诺人 PTSD 的发病率要显著高于其他人群（Lipschitz et al., 2000）。文化敏感的认知—行为治疗能够为妇女提供一种教育方法，促进妇女将自己的收获与成就归结为自身的能力。

女权主义视角能够为多元文化背景中的妇女进行赋权（Worell and Remer，2003）。依我的临床经验来看，对被夺权者进行赋权，需要进行自信心训练。但是，自信的表达会因领域不同而产生差异。举例来说，波多黎各文化并不鼓励妇女直接地表达自信，而经常是间接地表达自己的自信，如游击策略（guerrilla tactics）或社会性无力的策略特征。同时，文化禁忌反对直接表达愤怒，岛屿的殖民状态也是这种不自信的应对机制发展的重要原因。我的同事与我（Comas-Diaz and Duncan，1985）曾创建并应用了一种对拉地诺人更为直接的自信训练项目。研究表明，我们的自信训练是有效的，能协助妇女在探讨自身行为的文化结果时，直接地、自由地以文化适应的形式表达自己的自信。

在认知—行为治疗的框架中，治疗关系是至关重要的。例如，时年40 岁的卡拉（Kala）是印度移民，在美国生活了 20 年，她在社交恐惧的系统脱敏治疗失败后来看我。当我问到她之前的心理治疗经历时，卡拉回答："西方的方法不适合我"。在一番探索之后，我发现，卡拉将之前的白人妇女治疗者看作是"太技术化，老是遵循她的治疗手册，对我能否适应她的概念更感兴趣"。 当她转述这些信息时，她提高了自己的声音，继续道："当我告诉她我不习惯于那些数字量表来测量我的问题，她老叫我继续听从她的建议，称这是有效的治疗方法。"我问她有何感想，她回答说："我已经很愤怒了，但我的文化告诉我应该遵循权威人士的意见，所以我不想表达我的愤怒。"她总结说："我再也不去那儿了。"

在获得卡拉的信任后，我与她发展了良好的治疗关系并获得了其家庭方面的信息。我没有将她拒绝使用量表解释为对治疗的阻抗。尽管量表对诊断与治疗有帮助，但它们都包含有偏见与模糊性。因此，一个治疗者需要考虑如何在其他文化中正确地使用这些量表。同时，自陈量表容易受到回答偏见的影响，也可能包含一些模糊的术语，使病人不能确定问题到底是什么意思（Beere，1990）。例如，东亚学生比美国学生在填写等级量表时更可能选择中点值，美国学生比其他群体更可能使用极端值（Chen et al.，1995）。

当我与卡拉讨论这种等级量表的跨文化研究发现时，她认为我的方法与她的文化中的治疗者所持有的信念是一致的。APA《多元文化指南（IV）》阐述："在对待不同民族、语言与种族的少数民族人群时，文化敏感的心理学研究者要关注文化中心原则与心理学研究伦理"（APA，2003），为了遵循这一指南，我要卡拉和我一起设计一种非数值的量表，用来测量她不舒适的程度。然后，我教她放松技术，以及如何想象一个安全的场景。卡拉发现这两种技术是非常有用的。接下来，我介绍了一种治疗的光流技术（healing light-stream technique；Shapiro，1995），并提醒她这是一种源自瑜伽的技术。卡拉以一个印度人的身份来评论它，她愿意相信瑜伽的治疗效应。这种交流巩固了治疗关系，她同意再次进行系统脱敏。卡拉相信我作为她的治疗师，能够帮助她成功地完成治疗。在六个月后的电话随访中，她告诉我她"状态不错"。

对一些有强烈关系取向的病人，人际关系治疗在其文化上是敏感的。在关系理论家哈里·斯塔克·沙利文（Harry Stack Sullivan）与约翰·鲍比（John Bowlby）的理论基础上，人际关系治疗关注心理障碍的人际因素与依恋因素。在作为一种抑郁症治疗方法的发展初期，人际关系治疗就有四个问题领域：悲伤、人际纠纷、角色转换与人际交流缺陷（Klerman et al.，1984）。这些领域大多数与那些经历损伤、关系困难及文化角色转换的个体特别相关。

罗塞洛和伯纳尔（Rosello and Bernal，1999）发现认知—行为治疗与人际关系治疗对缓解拉地诺人的抑郁都有作用。但是，接受人际关系治疗的病人还有另外的优势：他们的自我概念与社会适应能力也提高了。研究者发现人际关系治疗与拉地诺人的家庭中心（familismo）与个人中心（personalismo）价值是一致的，后者会在交往过程中偏好私下交往。研究发现，人际关系治疗也可能会提高集体主义中关系取向的病人的自尊能力。但是，在推广这些研究成果时需要很谨慎，罗塞洛和伯纳尔的研究只包括生活在波多黎各的青少年样本。在拉地诺群体中文化是有着广泛差异的。性别、年龄、对美国主流文化的适应性、国籍、生育状况、出生地、语言使用、肤色、社会经济阶层、定居区及其他因素，都会影响拉地诺人对传统文化的坚持。明显地，以后还需要做更多的相关研究。

二、社会政治环境

除治疗者与病人世界观的汇合外，多元文化心理治疗中的治疗者还需要意识到历史与社会政治因素的生态现实。社会政治行为与态度，如歧视、压迫、种族主义、民族中心主义、男性至上主义、异性恋至上主义及其他的"主义"，都渗透到多元文化中许多个体的生活当中。此外，在后"9·11"时代，美国变得特别排外并憎恨犯罪。例如，有许多拉地诺人，仅仅因为他们看起来是阿拉伯人而被袭击（Dudley-Grant et al.，2004）。这种社会政治与历史事实也会影响治疗关系。

如果病人认为治疗者是一个潜在的种族主义者、男性至上者、同性恋恐惧者、精英主义者，或诸如此类的人，最好的循证治疗也会走向失败。在跨文化治疗环境中，治疗者对这些生态、政治因素的认知是特别重要的，主要包括种族、民族、性别或其他非常明显的文化变量等。例如，种族、阶层、性别及其交互作用随时会渗透到治疗的过程中。例如，警察袭击罗德尼·金的画面在电视上播出，大大刺激了非裔美国人群体，成为心理治疗中非裔美国人的一个公共主题。辛普森测试变成一个全国性的种族相关的罗夏测验（Rorschach test）。一些非裔美国人认为辛普森是一个成功的黑人，他被持种族主义信仰的白人警察所陷害。他成为对"不易控制"的黑人进行种族压迫的历史性符号。他们将辛普森的无罪开释，当作是种族关系上矫正错误的一个历史性事件。相反，许多白人认为,这位前橄榄球运动员与演员谋杀了他的白人妻子及其白人男友，然后离开了现场。这一全国性事件提醒我们，心理健康事件经常会超越单纯的咨询室（Shorter-Gooden，1996）。

三、治疗者角色的文化变量

文化不仅影响心理治疗的过程与结局，还影响病人如何知觉他们的治疗者。治疗者的个人品质是心理治疗结局的影响因素（Shahar et al.，2004），这一发现与多元文化的治疗关系特别相关。

理想的治疗者—病人关系是因文化而异的（Portela，1971）。例如，许多亚洲移民倾向于期待他们的治疗者能够遵循一种文化的等级（Sakauye，1996）。对待权威人物的态度，可能会改变病人对待实践者的期望。在多元文化治疗关系中，如果意识不到这一点，这些期望可能会影响治疗关系的建立。更具体地说，对待不同的权威，有不同的文化回应。这些权威包括：家庭中（核心家庭或扩展家庭）的权威人物；社会等级体系中的权威，如神职人员、社区领导者；外部的权威，如医生、教师与律师；主流社会的普遍权威，如警察与政治家。与治疗者互动时，传统集体主义社会中的病人，可能会在表露个人信息时过于顺从、抑制与害羞，也可能会出现怀疑、阻抗或敌对（Sakauye，1996）。

另外，一些亚洲文化价值观可能与西方及欧洲中心者对治疗关系的预期不一致。例如，在社会交往中，温顺与谦虚经常是被鼓励的，且常在顺从行为中表现出来（Leong，1996）。受儒家思想影响的亚洲人可能会认为，治疗关系是服从于自我与他人的一种等级模式，具有明确的地位、对等义务、规则与礼仪（Yi，1995）。这些等级制度被我们清晰地进行了描述：父母与孩子、丈夫与妻子、老师与学生以及长辈与晚辈的关系（Shon and Ja，1982）。

在东方的关系框架中，喜爱感与亲密感在责任和联盟方面都是不同的。病人可能会把治疗者当作权威人物，从而发展出一种积极的、理想化的情感（Yi，1995）。如果病人把治疗者看作是有智慧的老师，他们会将自己当作学生。病人可能会期望治疗者提供温暖与仁爱，并意识到治疗者将帮助他们。南亚难民似乎更喜欢一种相对结构化的、等级化的治疗关系（Westermeyer et al.，1991）。另外，引导治疗关系的期望、角

色与规则，也经常会因为病人保留面子的需要而有所变化（Paniagua，
1994）。

为了发展工作联盟，治疗者需要了解文化多元的预期，因为平等主
义的交往模式与非引导性的治疗者，可能会使那些更喜欢等级制度与引
导性专业交往的病人感到不安（Koss-Chioino and Vargas，1992）。举例
来说，在我第一次与受过高等教育的泰国女性梅（May）会谈时，我说：
"我将尽力帮助你"。梅回答："不，我不想要你说尽力"，她继续说，"作
为我的医生，我想要你说你将治愈我的抑郁症"。在讨论之后，梅说在
她的文化中，医生是专家，不能说他们来试试。她笑着说，"当然，我
明白你说的意思，但我相信你能使用好的技术来帮助我治愈自己。"

另一个文化差异是"心理学家"的概念被认为是"心的专家"（Chao，
1992）。"心理学家"的汉字翻译过来就是"内部的心的专家"，在越南
人那里，"心理学家"翻译过来是"心的专家"或"灵魂的专家"。也就
是说，心理学家是能理解情绪的隐喻基础（即"心"）的专家。这一观
念强调了当前许多亚洲人群中的心理—躯体与心理—灵魂的连接性。作
为一个灵魂的专家，心理学家欣赏精神事件并因此而同意一种整合的
途径。

对治疗者复杂的期望在一些美洲印第安病人身上反映出来。特林布
尔（Trimble，1996）与他的同事宣称在美国印第安社会中，精神健康
的实践者被看作是共情、真诚、有效、尊敬、热情、和谐与连通性的榜样。
不管处于哪种文化背景，这些特点都需要在治疗关系中体现出来。有趣
的是，梅塞尔和威泊尔德（Messer and Wampold，2002）建议，潜在的
病人要在实践者所在的社区内评价其声誉，选择那些理论取向与他们自
身观点相吻合的优秀的治疗者，而不是选择那些基于实证支持治疗的实
践者。

治疗者处理人际关系的风格对拉地诺病人而言是至关重要的。许多
拉地诺人期待他们的治疗者能成为他们家庭的一部分（至少是他们外部
支持网络的一部分），这种期望能够归因为名叫"家庭中心"的文化价

值。一些拉地诺人可能在开始处理严肃的主题时表现出阻抗，并将时间浪费在闲聊上。这种文化行为叫作闲扯（plática），或者叫非正式的闲聊，以便在讨论严肃问题之前打破僵局。最开始的闲扯，经常被拉地诺人看作是评估治疗者的一种手段。例如，他们可能会在闲扯过程中询问治疗者一些个人信息来发展信任关系。我作为一个拉地诺人的治疗者，对于有色人种病人，尤其是拉地诺人问我一些个人问题的时候，我都会有不同的表现。当然，我在合适的边界内使用临床决策，但我也会将它与对文化期望的敏感性平衡起来。结果是，我对临床技能与文化规范进行了平衡，选择性地进行自我揭露。

基于病人对他们治疗者期望的文化差异，阿特金森等（Atkinson et al.，1993）指出了八个有趣的角色。他们将病人按其对美国主流文化的适应程度从低到高进行了划分，文化适应程度越低的病人，可能越期望治疗者像如下所示的角色进行行动。

（1）建议者：问题本质上是外部的，预防是治疗的目标。

（2）提倡者：问题本质上是外部的，补救是治疗的目标。

（3）本土支持系统的促进者：问题本质上是内部的，预防是治疗的目标。

（4）本土治愈系统的促进者：问题本质上是内部的，补救是治疗的目标。

许多存在文化适应问题的病人还可能期待治疗者扮演如下角色。

（5）咨询员：问题本质上是外部的，预防是治疗的目标。

（6）改变推动者：问题本质上是外部的，补救是治疗的目标。

（7）顾问：问题本质上是内部的，预防是治疗的目标。

（8）心理治疗者：问题本质上是内部的，补救是治疗的目标。

在我的临床经验中，能适应文化的与不太能适应文化的病人的主要差别是，治疗者需要教育不太能适应文化的病人什么是心理治疗。然而，对治疗者角色的多种期望可能会以循环方式发展，其中的治疗者会从一个角色移向另一角色，或者同时扮演几种不同的角色，而不是病人适应文化的水平。例如，一个高度适应文化的病人要求心理学家的参与，将其视为一个建议者、提倡者、咨询员与心理治疗者。在相反的情境中，我治疗过一些新移民，他们能很好地回应我作为一个心理治疗者的角色，而没有对我扮演提倡者、咨询员或改变推动者的角色的需要。文化适应不是唯一的决定因素。病人的相关需要、心理的发展阶段、民族认同感的发展等，也是决定他们对治疗者期望的重要因素。

有趣的是，一些主流的心理治疗取向，也能从一套复杂的对在集体主义者中的占主要地位的治疗者与心理治疗的期望中受益。例如，在合理情绪疗法中，治疗者是哲学家、教师与科学家的结合体（Prochaska and Norcross，1994）。在辅导实践中，指导者的管理角色与实践者作为顾问、咨询者与改变推动者的角色是一样的。同样地，在治疗初期，积极的与引导性的手段是特别有益的，它们减轻了病人的症状。一种引导性的治疗风格能够提高治疗者的信誉，在治疗开始时就获得病人的信任。

一些研究检测了有色人群关于治疗者与治疗的复杂期望。我的同事与我（Comas-Diaz et al.，1982）研究了有色人种病人对他们治疗者的期望，实证研究的结果表明，有色人群期待他们的治疗者是积极的，可以给出建议、教育或指导。这些期望还伴随着病人的信仰，相信在他们感到痛苦的时间里，治疗者能够帮助他们情绪的成长。我们总结出，有色人群有着复杂的一套与治疗者角色文化差异相关的期望。我们也研究了少数民族病人的治疗期望。结果表明，有色人种病人不仅期望能够缓解他们的症状，还期望能够解决那些引起疾病的因素。此外，病人还将心理治疗看作是一个花费时间来达成治疗目标的过程。这些实证研究发现，病人不需要是 YAVIS 或具有心理学头脑的个体。

四、个体主义与集体主义：自我—他人关系的文化差异

在治疗过程中许多文化差异与以下因素密切相关：对自我与他人之间的关系的价值观，或者一个人怎样看待自我以及如何与别人相联系。据特里安迪斯（Triandis，1995）研究，欧洲中心与西方文化倾向于认

可个体主义与独立精神，对自我进行明显的界定，并与他人区分开来。在这种世界观中，同一性发展是基于对自我与别人比较的确认。"我不是你"是个人主义发展的一个目标。与此相反，土著文化与东方文化倾向于强调自我与他人的连接，他们之间的边界是流动的："我是你们的一部分"与"我是我们"。总之，个人主义的、自我的独立性与社会身份的交互作用是不协调的。此外，在一些集体主义文化中，疾病被当作一种家庭事务，需要共同的参与（Canino and Canino，1982）。

集体主义与个人主义文化成员之间的交往方式是不同的，这使多元文化的治疗关系更加复杂。集体主义是内隐的、间接的，在维持和谐的关系时，他们依赖于非言语的交流，对情境特别关注（Triandis，1995）。相反，个人主义者宁愿以一种直接、外显及具体的方式进行交流，并不太关注情境。霍尔（Hall，1983）将这些划分为两种风格：第一种叫作"情境丰富性"（context rich），交流依赖于文化细微差别与意义的丰富网络；第二种叫作"情境贫瘠性"（context poor），交流依赖于文字的字面意义。因此，多元文化实践者需要更加注意情境丰富性的交往，也就是说，要注意间接的信息与非言语的信息。

确实，有效的多元文化实践需要纳入与注意非言语交流，并对病人生活的主观方面保持敏感性（Kinzie，1978）。我使用文化共鸣（cultural resonance）来定义这一过程。文化共鸣更看重通过临床技能、文化胜任与直觉等方式来理解病人的能力。它承认直觉是多元文化治疗的一种重要手段。直觉是一种集体主义的非言语交流方式，它依赖于内部线索、预感与共鸣等问题解决的手段（Butler，1985）。治疗者必须要检视多元的世界观，文化共鸣就是理解跨文化差异的指南。对病人产生文化共鸣的能力，在非言语交流的基础上，为治疗者提供了信息，以了解病人的内部情绪状态，补充关于理解病人行为的知识。文化共鸣帮助治疗者解密病人的内部心理过程，并获得与病人语言交流之外的信息。

五、多元文化治疗关系的管理

治疗关系需要对多元文化治疗的双方都进行特别的关注。正如临床实践一样，治疗关系需要根据病人的文化做出调整。除了根据病人人际关系与发展需要来调整治疗关系外，治疗者还需要了解治疗关系中的文化变量。同时，他们还需要对治疗者的角色赋予额外的灵活性（Seeley，2000）。举例来说，当处理移民病人时，耐克尼（Nikelly，1996）建议治疗者使用示范法（modeling）、选择性的自我揭露法以及教诲法（didactic approaches）等方法。他认为与病人对自身不太熟悉的心理学或人格领域进行探索相比，这些相关的方法（或风格）对病人的自我威胁更小。同样，卡卡尔（Kakar，1985）修订了治疗亚裔西印度群岛人群的精神分析方法，使其变得更为主动、更有教诲力，并对病人表露出高度的共情、关注与热情。不管理论取向如何，心理治疗过程中的共同因素都包括共享的世界观、治疗者的治愈品质、病人的期望与掌控感（sense of mastery）的产生（Torrey，1986）。然而，对于多元文化治疗中的病人和治疗者，这些条件被不同的方式所知觉或经验。例如，治疗者与病人即使文化背景相同，世界观也可能存在差异。情绪被他人所理解，本质上也是一种治愈的方法，因为它沟通了疾病的各个孤立因素，帮助病人恢复了连接感（sense of connectedness；Suchman et al.，1997）。

实践者需要倾听病人的声音。正像一个心理语言学家，多元文化治疗者的定位是模仿、共鸣、翻译并再造病人的声音或语言。为了尽可能实现这一目标，心理学家需要学习病人的语言，并据之形成一种自己与病人都能听懂的共同语言。因此，治疗的部分任务是，将病人的词汇整合到治疗对话中，以促进治疗的改变。在治疗过程中，将心理治疗的概念翻译为病人自己能懂的语言非常重要。我发现这种解释模式在治疗对话的初期特别有帮助。这种解释模式是由克雷曼（Kleinman，1980）创建的一种社会人类学方法，它能阐述病人关于自身疾病与经验的看法。这种简洁的民族志方法，主要通过以下几个问题，来了解病人关于他们疾病与治疗的信仰与观点。

（1）你怎么称呼自己的问题（疾病）？

（2）你认为自己的疾病（问题）怎么样？

（3）你怎么看待疾病的自然进程（natural course）？

（4）你害怕什么？

（5）你认为疾病或问题为什么会出现？

（6）你认为应该怎样治疗自己的疾病？

（7）你想要我怎样帮助你？

（8）你将向谁寻求帮助？

（9）哪些人应该参与我们的治疗决策？

这些问题不仅能促进治疗对话，还能揭示病人对治疗方式与治疗者的期望（Callan and Littlewood，1998）。同时，在治疗过程中，这种解释模式将病人的支持系统也纳入进来。关于这一模式短期会谈的研究发现，在伦敦或津巴布韦首都哈拉雷的白人、非洲加勒比海人及亚洲病人的解释模式是不同的（Lloyd et al.，1998）。

大多数治疗者都同意治疗联盟增加了治疗的有效性。但是，治疗者如何进入其他文化病人的生活呢？对其他文化中病人的有效治疗，需要治疗者的信任与付出（Sue and Zane，1987）。信任（credibility）是指病人认为实践者是值得相信的、有效的帮助者的知觉。对于一些有色人种，治疗者的角色最初与传统的治病巫师的角色是相互关联的，后者的知识神秘深奥，其智慧与尊严应该得到奖励（Koss-Chioino，1992）。治愈者的原型存在于许多社会中。传统的治病巫师能够达到深刻的情感状态，比如仁爱、共情与怜悯，为病人提供大量丰富的生活经验。许多有色人种期望他们的治病巫师（即心理治疗者）能具有这种品质。但是，治疗者熟练地理解了这一角色，并不意味着他们一定能自动性地获得了这种信任。

除了信任之外，心理治疗者需要对他们的病人付出。付出（giving）是指病人对他从治疗者那儿获得某些东西的知觉。有许多付出的例子，包括承认（有时是处理）治疗过程中的现实问题。例如，在治疗一些社会经济地位较低的非裔美国人时，托马斯和丹斯比（Thomas and Dansby，1985）同其他重要他人协作，帮助病人解决具体问题与困难，这是治疗关系中获得信任的重要元素。这些治疗者将卷入病人的日常生活，是为信任发展的另一个基本元素。

在治疗的初始阶段，我试图通过主动参与来获得信任。一种与认知—行为治疗一致的主动的、聚集式的治疗方式，对我的许多病人关于疾病与治疗的解释模式是有效的。我把自己在每个治疗会谈结束时获得的领悟与连接告诉病人。这些方法可能是治疗者表示关心的一种途径。然而，我始终对病人所处的环境保持一种动态的、系统的把握。此外，我试图在他们居住的地区接待他们。基于他们的文化与精神信仰，我常使用整体框架下的心—身方法。

六、文化共情

管理多元文化治疗双方的一个基本任务是发展与促进共情。"共情"（empathy）包括他人心目中关于自我的认知。这些认知是批判性的，因为人类天性喜欢那些与他们类似的人，排斥与自己不同的个体。包括治疗者在内，人们都难以对那些他们不喜欢的人、无礼的人共情，对那些与自身文化、价值观、经验、习俗、信仰或理想不同的人也难以共情。

共情的人际关系结构包括情感与认知的成分（Jordan and Surrey，1986）。共情的道德与情绪成分从属于治疗者关注他人情感经验的内在能力和动机，是共情交流的先决条件。此外，共情还有知觉的、非知觉的（aperceptual）、运动的与躯体的成分。情感成分包括情绪的连通性，以及吸收与包容病人情感的能力，是指治疗者拥有与病人类似的主观的、现象学的经验。认知成分包括对病人的理性理解，类似于治疗者见证着病人的经验（Kleinman，1988）。卡普兰（Kaplan，1991）发现，认知成分与情感成分有着不同的甚至是相反的过程。她认为，尽管产生共情时可能已经存在情感的解释，但仍然可以保留不同的认知成分。

　　多元文化情境中，共情的发展能促进治疗者对病人经验的理解（Stewart，1981）。在多元文化治疗的过程中，治疗者可能在认知层面产生共情，但不一定能在情感层面产生共情。在认知的共情方面，治疗者能研究病人的文化，并与那些能共享病人文化背景的同事相互交流。克雷曼（Kleinman，1988）提出了共情见证（empathic witnessing）的术语，即治疗者认识到他们忽略了病人的现实，从而通过共情见证对病人的经验与现实进行再次确认。对其他文化中的情绪体验产生共情是困难的。在多元文化框架中，接受这种差异是管理治疗关系的一个有效的办法。例如，一个欧洲裔美国女性治疗者，接诊了一个在到达美国之前被海盗强奸的越南难民。治疗者是一位社会工作者，她认为自己曾受过性攻击咨询的训练，且精通病人的第二语言（法语），因此能够胜任该次治疗。治疗者认为她在认知与情感方面都能产生共情，因为她本人也曾经是性虐待的受害者。但是，她并没有准备好接受病人故事的毁灭性效应，病人曾在越南饱经折磨，经受过难民创伤，并有被反复性侵害的经历。治疗者不能区分认知与情感的共情，不能将病人的性侵害与难民创伤联系起来。由于不能处理她的强烈反应（反移情情感），治疗者决定将她转介给其他治疗者。在咨询了临床顾问后，她认为她的病人需要这样一个治疗者，既会说法语，还熟悉越南文化，并有处理创伤心理的专业技能。她后来联系了一些处理战争创伤问题的国家心理健康协会与组织，将病人进行了转介。这一决定反映了当治疗者不能充分地回应病人的治疗需要时，转介是必要的。

　　多元文化治疗关系需要的不只是认知与情感的共情，它需要以文化共情为基础。里德利和林格尔（Ridley and Lingle，1996）定义了"文化共情"（cultural empathy），认为它是"咨询师习得的、能对其他文化中病人的自我经验进行准确理解的能力，这种理解是咨询师对文化数据进行解释的基础上获得的"。他们还提出了一种文化的共情模式，整合了知觉、认知、情感、沟通技能等多个方面，并将共情理解与文化反应性置于中心位置。这一模式提倡换位思考，就像了解自己与他人的文化差异一样，用文化框架来作为了解其他文化病人的指南。文化共情的情感过程包括替代情感（vicarious affect）与表达性关注（expressive concern）。在替代情感中，治疗者通过对比自己与病人现实的替代性或相似的经验，来了解病人。表达性关注包括治疗者对病人面临的挑战与冲突的真诚的关注，以及对病人所获得的成就的肯定。除了治疗者传达准确的理解外，这种交流过程还包括使用敏感性技术、询问澄清式的问题等，对病人的整体经验进行深刻的洞察。

心理治疗者能通过协作来促进治疗改变。研究表明，病人与治疗者是同一个民族或语言背景时，会比不是同一背景时能维持更长的治疗时间（Sue，1998）。但是，民族与语言的匹配并不意味着文化身份的认同（Hall，2001）。作为例证，卡尔松（Karlsson，2005）回顾了治疗者与病人民族匹配的研究，发现民族匹配并不一定带来有效的心理治疗。但是，研究表明有色人种病人与治疗者种族匹配的，比与治疗者不匹配的病人可以更多地参与到治疗中（Cooper-Patrick et al.，1999）。一项关于民族匹配的实证研究，研究了地中海区域的移民对治疗满意度的研究，结果发现，这些病人并没有将民族匹配看作是临床关系的重要方面（Knipscheer and Kleber，2004）。总体来说，不管病人与治疗者的民族、种族、性别、性取向、阶层、身体能力或其他变量如何，如果治疗者对文化交流非常熟悉，就一定能增加治疗的满意度。文化交流的有效基础是协作。解释模式能为协作奠定基础，治疗者的文化适应性有助于治疗联盟的巩固。

七、结论

文化影响心理治疗。治疗者需要针对不同文化背景的病人，来调整自己的治疗措施。有效的多元文化治疗需要在临床技能与治疗方式之间进行平衡，并将两者都建立在科学与文化的基础之上。这种平衡在发展治疗联盟时得到了巩固。支持循证心理治疗的治疗者，必须承认治疗关系中的文化变量。例如，治疗者可以拓展自己的治疗风格，使其包括建议者、咨询者、教师与改变促进者等角色。其他文化中，病人的治疗期望通常是复杂的，甚至是矛盾的。许多有色人种期望实践者能够提供建议、教育与指导，他们还信任治疗者，认为他们能够帮助自己的情绪成长，尽管这一过程有时可能是痛苦的。

一种积极的多元文化的治疗关系，需要的不只是认知与情绪的共情，它还需要植根于文化的共情。文化共情提倡换位思考，就像了解自己与他人的文化差异一样，要用文化框架来作为了解其他文化病人的指南（Ridley and Lingle，1996）。实践者与他们的病人通过共鸣、亲密及身份认同等进行交流。治疗者需要认同其他文化背景的病人，这既是挑战，也是成长的机会。对疾病与治疗的解释模式能帮助多元文化的治疗者，使其像心理语言学家一样模仿、共鸣与再造病人的声音或语言。这一社会人类学模式由克雷曼（Kleinman，1980）所建立，帮助病人澄清自己关于疾病与治愈的观点。这种解释模型还能帮助多元文化病人处理复杂的治疗期望。例如，有色人种病人不仅期望能够缓解他们的症状，还期望能够克服那些引发疾病的因素，来获得归属感与掌握感。在巩固多元文化的心理治疗关系过程中，我们要关注历史、生态学及社会政治因素等治疗的额外变量。最后，审视病人及治疗者环境的文化、拓展治疗者的角色、增加治疗风格的灵活性以及发展文化共情与共鸣，应是所有取向的心理学家用来提高治疗有效性的策略。

参考文献

Altman, N. 1995. *The Analyst in the Inner City: Race, Class and Culture through a Psychoanalytic Lens.* New York: Analytic Press.

American Psychological Association(APA). 1990. *Guidelines for Providers of Psychological Services to Ethnic, Linguistic, and Culturally Diverse Populations.* Washington, DC: Author.

American Psychological Association(APA). 2003. Guidelines on Multicultural Education, Training, Research, Practice, and Organizational Change for

Psychologists. *American Psychologist*, 58, 377-402.

Atkinson, D. R., Thompson, C. E., Grant, S. K. 1993. A Three-dimensional Model for Counseling Racial/ethnic Minorities. *The Counseling Psychologist*, 21, 257-277.

Bamshad, M. J., Olson, S. E. 2003. Does Race Exist? *Scientific American*, 289(6), 78-85.

Beere, C. A. 1990. *Gender Roles: A Handbook of Tests and Measures.* New York: Greenwood Press.

Bernal, G., Scharron del Rio, M. R. 2001. Are Empirically Supported Treatments Valid for Ethnic Minorities? Toward an Alternative Approach for Treatment Research. *Cultural Diversity and Ethnic Minority Psychology*, 7, 328-342.

Brown, C., Schulberg, H. C., Sacco, D. et al. 1999. Effectiveness of Treatment for Major Depression in Primary Medical Care Practice: A Post Hoe Analysis of Outcomes for African American and White Patients. *Journal of Affective Disorders*, 53, 185-192.

Butler, L. 1985. Of Kindred Minds: The Ties that Bind. In M. A. Orlandi (Ed.), *Cultural Competence for Evaluators: A Guide for Alcohol and Other Drug Abuse Prevention Practitioners Working with Ethnic/Racial Communities* (pp. 23-54). Rockville, MD: U.S. Department of Health and Human Services.

Callan, A., Littlewood, R. 1998. Patient Satisfaction: Ethnic Origin or Explanatory Model? *International Journal of Social Psychiatry*, 44, 1-11.

Cane, P. 2000. *Trauma, Healing and Transformation: Awakening a New Heart with Body Mind Spirit Practices.* Watsonville, CA: Capacitar.

Canino, G., Canino, I. 1982. Culturally Syntonic Family Therapy for Migrant Puerto Ricans. *Hospital and Community Psychiatry*, 33, 299-303.

Chambless, D. L., Sanderson, W. C., Shoham, V. et al. 1996. An Update on Empirically Validated Therapies. *The Clinical Psychologist*, 49, 5-18.

Chao, C. 1992. The Inner Heart: Therapy with Southeast Asian Families. In L. A. Vargas, J. Koss-Chioino (Eds.), *Working with Culture: Psychotherapeutic Interventions with Ethnic Minority Children and Adolescents* (pp. 157-181). San Francisco: Jossey-Bass.

Chen, C., Lee, S., Stevenson, H. W. 1995. Response Style and Crosscultural Comparisons of Rating Scales among East Asian and North American Students. *Psychological Science*, 6, 170-175.

Chin, J. L. 1993. Toward a Psychology of Difference: Psychotherapy for a Culturally Diverse Population. In J. L. Chin, V. De La Cancela, Y. Jenkins (Eds.), *Diversity in Psychotherapy* (pp. 69-91). Wesport, CT: Praeger.

Comas-Diaz, L. 1981. Effects of Cognitive and Behavioral Group Treatment in the Depressive Symptomatology of Puerto Rican Women. *Journal of Consulting and Clinical Psychology*, 49, 627-632.

Comas-Diaz, L. 1988. Cross Cultural mental Health Treatment. In L. Comas-Diaz, E. E. H. Griffith (Eds.), *Clinical Guidelines in Cross Cultural Mental Health* (pp. 337-361). New York: Wiley.

Comas-Diaz, L. 1992. The Future of Psychotherapy with Ethnic Minorities. *Psychotherapy*, 29, 88-94.

Comas-Diaz, L. in press. Ethnopolitical Psychology. In E. Aldarondo (Ed.), *Promoting Social Justice in Mental Health Practice*. Mahwah, NJ: Erlbaum.

Comas-Diaz, L., Duncan, J. W. 1985. The Cultural Context: A Factor in Assertiveness Training with Mainland Puerto Rican Women. *Psychology of Women Quarterly*, 9, 463-475.

Comas-Diaz, L., Geller, J., Melgoza, B. et al. 1982, August. *Ethnic Minority*

Patients' Expectations of Treatment and of Their Therapists. Paper presented at the 90th Annual Convention of the American Psychological Association, Washington, DC.

Comas-Diaz, L., Jacobsen, F. M. 1995. Women of Color and Psychopharmacology: An Pmpowering Perspective. *Women & Therapy*, 16, 85-112.

Cooper-Patrick, L., Gallo, J., Gonzales, J. J. et al. 1999. Race, Gender and Partnership in the Patient-physician Relationship. *Journal of the American Medical Association*, 282, 583-589.

Dudley-Grant, R., Comas-Diaz, L., Todd-Bazemore, B. et al. 2004. *Fostering Resilience in Response to Terrorism: For Psychologists Working with People of Color.* Retrieved November 4, 2005, from the American Psychological Association Practice Directorate's Online Help Center Website: http://www.apahelpcenter.org/featuredtopics/feature.php?id=6.

Foa, E. B., Rothbaum, B. O., Riggs, D. S. et al. 1991. Treatment of Posttraumatic Stress Disorder in Rape Victims: A Comparison between Cognitive Behavioral Procedures and Counseling. *Journal of Consulting and Clinical Psychology*, 59, 715-723.

Foster, R. F., Moskowitz, M., Javier, R. (Eds.). 1996. *Reaching Across the Bourularies of Culture and Class: Widening the Scope of Psychotherapy.* New York: Jason Aronson.

Hall, E. T. 1983. *The Dance of Life: The Other Dimension of Time.* Garden City, NY: Anchor Press/Doubleday.

Hall, G. C. N. 2001. Psychotherapy Research with Ethnic Minorities: Empirical, Ethical, and Conceptual Issues. *Journal of Consulting and Clinical Psychology*, 69, 502-510.

Harwood, A. 1971. The Hot-cold Theory of Disease: Implications for Treatment of Puerto Rican Patients. *Journal of the American Medical Association*, 216, 1153-1158.

Hays, P. 1995. Multicultural Applications of Cognitive Behavioral Therapy. *Professional Psychology: Research and Practice*, 26, 306-315.

Ho, M. H. 1987. *Family Therapy with Ethnic Minorities*. Newbury Park, CA: Sage.

Homer, A. J. 1984. *Object Relations and the Developing Ego in Therapy*. New York: Jason Aronson.

Howard, K. I., Moras, K., Brill, P. L. et al. 1996. Evaluation of Psychotherapy: Efficacy, Effectiveness, and Patient Progress. *American Psychologist*, 51, 1059-1064.

Information Please Database. (n.d.) *Ethnicity And Race by Counties*. Retrieved November 4, 2005, from http://www.infoplease.com/ipa/A0855617.

Jacobsen, F. M., Comas-Diaz, L. 1999. Psychopharmacological Treatment of Latinas. *Essential Psychopharmacology*, 3, 29-42.

Jordan, J. V., Surrey, J. L. 1986. The Self-in-relation: Empathy and the Mother-daughter Relationship. In T. Bemay, D. W. Cantor (Eds.), *The Psychology of Today's Woman: New Psychoanalytic Visions*. Hillsdale, NJ: Analytic Press.

Kakar, S. 1985. Psychoanalysis and Non-Western Cultures. *International Review of Psychoanalysis*, 12, 441-448.

Kaplan, A. 1991. The Self in Relation: Implications for Depression in Women. In J. V. Jordan, A. G. Kaplan, J. B. Miller et al. (Eds.), *Women's Growth in Connection: Writings from the Stone Center* (pp. 206-222). New York: Guilford Press.

Karlsson, R. 2005. Ethnic Matching between Therapist and Patient in Psychotherapy: An Overview of Findings, Together with Methodological and Conceptual Issues. *Cultural Diversity and Ethnic Minority Psychology*, 11, 113-129.

Kinzie, J. D. 1978. Lessons from Cross-cultural Psychotherapy. *American Journal of Psychotherapy*, 32, 510-520.

Kleinman, A. 1980. *Patients and Healers in the Context of Culture: An Exploration of the Borderland between Anthropology, Medicine, and Psychiatry*. Berkeley: University of California Press.

Kleinman, A. 1988. *Rethinking Psychiatry: From Cultural Category to Personal Experience*. New York: Free Press.

Klerman, G. L., Weissman, M. M., Rounsanville, B. et al. 1984. *Interpersonal Psychotherapy of Depression*. New York: Basic Books.

Knipscheer, J. W., Kleber, R. J. 2004. A need for ethnic similarity in the therapist-patient interaction? Mediterranean migrants in Dutch mental health care. *Journal of Clinical Psychology*, 60, 543-554.

Koss-Chioino, J. 1992. *Interpersonal Psychotherapy of Depression*. Boulder, CO: Westview Press.

Koss-Chioino, J., Vargas, L. 1992. Through the Cultural Looking Glass: A Model for Understanding Culturally Responsive Psychotherapies. In L. A. Vargas, J. D. Koss-Chioino (Eds.), *Working with Culture: Psychotherapeutic Interventions with Ethnic Minority Children and Adolescents* (pp. 1-22). San Francisco: Jossey-Bass.

Lawson, W. B. 1996. Clinical Issues in Pharmacotherapy of African Americans. *Psychopharmacological Bulletin*, 32, 275-281.

Leong, F. T. 1996. MCT Theory and Asian American Populations. In D. W. Sue, A. E. Ivey, P. B. Pedersen (Eds.), *A Theory of Multicultural Counseling and Therapy* (pp. 204-216). Pacific Grove, CA: Brooks/Cole.

Lewis, S. Y. 1994. Cognitive-behavioral Therapy. In L. Comas-Diaz, B. Greene (Eds.), *Women of Color: Integrating Ethnic and Gender Identities in Psychotherapy* (pp. 223-238). New York: Guilford Press.

Lin, K. M., Anderson, D., Poland, R. E. 1995. Ethnicity and Psychopharmacology: Bridging the Gap. *Psychiatric Clinics of North America*, 18, 635-647.

Lipschitz, D. S., Rasmusson, A. M., Anyan, W. et al. 2000. Clinical and Functional Correlates of Posttraumatic Stress Disorder in Urban Adolescent Girls at a Primary Care Clinic. *Journal of the American Academy of Child and Adolescent Psychiatry*, 39, 1104-1111.

Lloyd, K. R., Jakob, K. S., Patel, V. et al. 1998. The Development of the Short Explanatory Interview (SEMI) and Its Use among Primary-care Attenders with Common Mental Disorders. *Psychological Medicine*, 28, 1231-1237.

Marmar, C. R., Horowitz, M. J., Weiss, D. S. et al. 1986. The Development of the Therapeutic Alliance Rating System. In L. S. Grenber, W. M. Pinsof (Eds.), *The Psychotherapeutic Process: A Research Handbook* (pp. 367-390). New York: Guilford Press.

Matt, G. E., Navarro, A. M. 1997. What Meta-analyses Have and Have not Taught Us about Psychotherapy Effects: A Review and Future Directions. *Clinical Psychology Review*, 17, 1-32.

Melfi, C. A., Croghan, T. W., Hanna, M. P. et al. 2000. Racial Variation in Antidepressant Treatment in a Medication Population. *The Journal of Clinical Psychiatry*, 61, 16-21.

Mendoza, R., Smith, M. W. 2000. The Hispanic Response to Psychotropic Medications. In P. Ruiz (Ed.), *Ethnicity and Psychopharmacology* (pp. 55-89). Washington, DC: American Psychiatric Press.

Messer, S. B., Wampold, B. E. 2002. Let's Face Facts: Common Factors Are More Potent than Specific Therapy Ingredients. *Clinical Psychology: Science and Practice*, 9, 21-25.

Nikelly, A. G. 1996. Cultural Babel: The Challenge of Immigrants to the Helping Professions. *Cultural Diversity and Mental Health*, 3, 221-233.

Norcross, J. C. (Ed.). 2002. *Psychotherapy Relationships that Work: Therapist Contributions and Responsiveness to Patients*. New York: Oxford University Press.

Organista, K. C., Munoz, R. F., Gonzales, G. 1994. Cognitive Behavioral Therapy for Depression in Low Income and Minority Medical Outpatients: Description of a Program and Exploratory Analyses. *Cognitive Therapy and Research*, 18, 241-259.

Paniagua, F. 1994. *Assessing and Treating Culturally Different Clients*. Newbury Park, CA: Sage.

Pi, E. H., Gray, G. E. 2000. Ethnopharmacology for Asians. In P. Ruiz (Ed.), *Ethnicity and Psychopharmacology* (pp. 91-113). Washington, DC: American Psychiatric Press.

Portela, J. M. 1971. Social Aspects of Transference and Countertransference in the Patient-psychiatrist Relationship in An Underdeveloped Country: Brazil. *International Journal of Social Psychiatry*, 17, 177-188.

Prochaska, J. O., Norcross, J. C. 1994. *Systems of Psychotherapy: A Transtheoretical Analysis* (3rd ed.). Pacific Grove, CA: Brooks/Cole.

Ramirez, M. 1991. *Psychotherapy and Counseling with Minorities: A Cognitive Approach to Individual and Cultural Differences*. New York: Pergamon Press.

Ridley, C., Lingle, D. W. 1996. Cultural Empathy in Multicultural Counseling: A Multidimensional Process Model. In P. B. Pedersen, J. G. Draguns, W. J. Lonner et al. (Eds.), *Counseling across Cultures* (4th ed., pp. 21-46). Thousand Oaks, CA: Sage.

Rosello, J., Bernal, G. 1999. The Efficacy of Cognitive-behavioral and Interpersonal Treatments for Depression in Puerto Rican Adolescents. *Journal of Consulting and Clinical Psychology*, 67, 734-745.

Ruiz, P. (Ed.). 2000. *Ethnicity and Psychopharmacology*. Washington, OC:

American Psychiatric Press.

Sakauye, K. 1996. Ethnocultural Aspects. In J. Sadavoy, L. W. Lazarus, L. F. Jarvik et al. (Eds.), *Comprehensive Review of Geriatric Psychiatry* (2nd ed., pp. 197-221). Washington, DC: American Psychiatric Press.

Sanderson, W. C., Rue, P. J. Wetzler, S. 1998. The Generalization of Cognitive Behavior Therapy for Panic Disorder. *Journal of Cognitive Psychotherapy*, 12, 323-330.

Sato, T. 1998. Agency and Communion: The Relationship Between Therapy and Culture. *Cultural Diversity and Mental Health*, 4, 278-290.

Seeley, K. M. 2000. *Cultural Psychotherapy: Working with Culture in the Clinical Encounter*. Northvale, NJ: Jason Aronson.

Shahar, G., Blatt, S. J., Zuroff, D. C. et al. 2004. Perfectionism Impedes Social Relations and Response to Brief Treatment for Depression. *Journal of Social and Clinical Psychology*, 23, 140-154.

Shapiro, F. 1995. *Eye Movement Desensitization and Reprocessing: Basic Principles, Protocols, and Procedures*. New York: Guilford.

Shon, S., Ja, D. Y. 1982. Asian Families. In M. McGoldrick, J. K. Pearce, J. Giordano (Eds.), *Ethnicity and Family Therapy* (pp. 208-228). New York: Guilford Press.

Shorter-Gooden, K. 1996. The Simpson Trial: Lessons for Mental Health Practitioners. *Cultural Diversity and Mental Health*, 2, 65-68.

Smith, M., Mendoza, R. 1996. Ethnicity and Psychopharmacogenetics. *Mt. Sinai Journal of Medicine*, 63, 285-290.

Stewart, E. C. 1981. Cultural Sensitivities in Counseling. In P. B. Pedersen, J. G. Draguns, W. J. Lonner et al. (Eds.), *Counseling across Cultures* (pp. 61-68). Honolulu: University Press of Hawaii.

Strickland, T. L., Ranganath, V., Lin, K. M. et al. 1991. Psychopharmacologic Considerations in the Treatment of Black American Populations.

Psychopharmacology Bulletin, 27, 441-448.

Suchman, A. L., Markakis, K., Beckman, H. B. et al. 1997. A Model of Empathic Communication in the Medical Interview. *Journal of the American Medical Association*, 277, 678-682.

Sue, D. W., Bingham, R. P., Porché-Burke, L. et al. 1999. The Diversification of Psychology: A Multicultural Revolution. *American Psychologist*, 54, 1061-1069.

Sue, S. 1998. In Search of Cultural Competence in Psychotherapy and Counseling. *American Psychologist*, 53, 440-448.

Sue, S., Zane, N. 1987. The Role of Culture and Cultural Techniques in Psychotherapy: A Critique and Reformulation. *American Psychologist*, 55, 37-45.

Tamura, T., Lau, A. 1992. Connectedness versus Separateness: Applicability of Family Therapy to Japanese Families. *Family Process*, 31, 319-340.

Thomas, M. B., Dansby, P. G. 1985. Black Clients: Family Structures, Therapeutic Issues, and Strengths. *Psychotherapy*, 22(Suppl.), 398-407.

Torrey, E. F. 1986. *With Doctors and Psychiatrists: The Common Roots of Psychotherapy and its Future*. New York: Harper & Row.

Triandis, H. 1995. *Individualism and Collectivism*. Boulder, CO: Westview Press.

Trimble, J. E., Fleming, C. M., Beauvais, F. et al. 1996. Essential cultural and social strategies for counseling Native American Indians. In P. B. Pedersen, G. G. Draguns, P. B. Lonner et al. (Eds.), *Counseling across Cultures* (4th ed., pp. 177-209). Thousand Oaks, CA: Sage.

Varma, V. K. 1988. Culture Personality and Psychotherapy. *International Journal of Social Psychiatry*, 43, 142-149.

Vasquez, M. 1994. Latinas. In L. Comas-Diaz, B. Greene (Eds.), *Women of Color: Integrating Ethnic and Gender Identities in Psychotherapy* (pp.

114-138). New York: Guilford Press.

Westermeyer, J., Williams, C. L., Nguyen, A. N. (Eds.). 1991. *Mental Health Services for Refugees* (DHHS Publication No. ADM 91-1824). Washington, DC: U.S. Government Printing Office.

Worell, J., Remer, P. 2003. *Feminist Perspectives in Therapy* (2nd ed.). New York: Wiley.

Yi, K. 1995. Psychoanalytic Psychotherapy with Asian Clients: Transference and Therapeutic Considerations. *Psychotherapy*, 32, 308-316.

Zane, N., Hall, G. C. N., Sue, S. et al. 2004. Research on Psychotherapy with Culturally Diverse Populations. In M. J. Lambert (Ed.), *Handbook of Psychotherapy and Behavior Change* (5th ed., pp. 767-804). New York: Wiley.

编 辑 评 论

第一篇同时介绍了循证实践大的系统结构与小的临床实践情境。作者们一方面批判了循证实践过于严格的方面，另一方面也都支持植根于科学研究的循证实践框架，认为它在治疗实践中是非常必要的。所有这些章节整合起来启发我们，既要尊重一系列广泛的、有效的研究和理论，也要强调经过良好训练的治疗者的专业技能及其自主性，还要重视病人的个性、文化、偏好与特征。它们之间存在一些重复的主题，比如：病人对循证实践的日常观感，心理治疗的总体疗效，从病人出发而不是从疾病出发的重要性，共同因素的优先地位，像棱镜一样将多个干预措施整合起来加以应用的治疗关系的重要性，以及将结局测量的实施视为心理治疗未来发展的潮流等。

在第二篇中，作者们呈现了自己及其他人的一些研究成果，这些研究构成了循证实践与临床护理科学的知识基础。这些领域主要包括治疗、治疗效果、治疗评估以及将治疗拓展到实践情境。大多数临床研究的作者本身也在从事临床工作，这反映在他们对临床意义及临床实践所持有的敏感性之中。他们共同探讨了心理治疗总体疗效这一主题，像实践篇的作者那样强调结局测量，并对循证实践运动被误用等问题持保留态度。但他们大多数都不太强调共同因素与治疗关系。研究篇还超越了纯粹的治疗干预，探讨了一系列重大议题：提倡病人取向的研究（patient-oriented research），为缩短研究与实践的距离提供了一条途径，认为随机对照试验的"方法"（主要与"结局"相对）并不能推广到临床实践中，鼓励研究者与实践者进行协作，改善临床护理的效果等。第一篇和第二篇都探讨了研究和实践基本目标的差异，牢记这些差异将有助于读者在多个不同的视角之间进行转换。

第二篇　研究视角

第五章 心理治疗的效果研究及其对实践的启示

迈克尔·J. 兰伯特 安德里亚·阿切尔

显然，关于治疗效果的实证研究发现，并不一定会严格地遵从治疗者的直觉概念、对标准化治疗的追求或者管理医疗公司的经济目标。相反，效果研究形成了一个数据矩阵，可能会挑战（或支持）心理治疗各种视角的假设。因此，当专业的结论及规则转变为心理治疗领域公认的原则时，还应该谨慎地允许这些结论与规则像数据般动态变化。过去十年的研究表明了一个趋势，心理治疗结局的疗效有时是反直觉的。例如，在历史上，心理学家一直在寻找科学的合法性，试图模仿医学领域，针对具体病症的具体治疗方法进行研究。相反，心理学领域正在通过不断积累的新的实证研究，证明自身是一门科学的合法性。不管治疗者的治疗方法是什么，心理治疗对所有的心理疾病都是有一定疗效的。

当前，针对各种情境中（如医学的、网络的与教育的）的病人，存在大量的治疗方法，而且这些病人还在不断地产生大量的问题。已经有大量研究者与期刊对研究治疗疗效表现出巨大的兴趣，因此，要对所有关于行为改变方面的研究与评论进行讨论是不可能的。我们将自己的研究样本主要限定为参加个体治疗的、住院的成年病人；同时，我们也认为，针对治疗实效这一关键问题的研究，其结果应该是整合性的与比较性的。本章中，我们回顾了关于治疗实效的实证支持证据，具体研究的结论，以及这些研究对实践、未来研究及心理治疗的财政赞助的启示。我们将处理如下重要问题：心理治疗有效吗？病人会不会发生临床上有意义的改变？治疗比安慰剂更有益吗？病人的治疗效果能否持久保持？必须开展多少次治疗会谈？在治疗期间或之后一些病人的病情是否会恶化？

一、心理治疗的疗效

总体上，心理治疗是有效的。数百个量化与质性研究均表明了心理治疗的疗效。这些心理治疗包括精神分析、人本主义、行为治疗、认知治疗及各种治疗方法的变种与结合。这些研究的综述已经表明，进行心理治疗的病人中，约有75%的病人表现出受益（Lambert and Ogles，2004）。这些发现可以推广到大量的疾病（除了一些严重的与生理密切相关的疾病，如双相情感障碍与精神分裂症等，针对这些疾病的治疗，心理治疗比药物治疗的效果要差得多）。

心理治疗疗效的量化研究综述（元分析）支持这些结论并提供了关于治疗效应的具体数据。心理治疗疗效研究元分析的早期应用（如：Smith et al.，1980），提出了心理治疗的受益程度这一问题。例如，有475个研究对比了治疗与未治疗两个群组，发现治疗组有平均0.85个标准差的效果量。这一发现表明，在治疗结束时，平均有80%的病人比未治疗的控制组的效果更好。第二轮元分析研究发现（如：Shapiro and Shapiro，1982），在控制条件下，治疗都获得了一致性的受益。较近的分析（如：Lipsey and Wilson，1993；Shadish et al.，1997）也报告，在不同治疗方法及不同病症之间，治疗均让病人获得了广泛性的受益。针对不同的疾病，疗效也有不同；一些疾病（如恐惧症、惊恐障碍）更容易治疗，而另一些疾病（如强迫性神经官能症患者）则需要时间更长、次数更多的治疗。

二、结局对比

是否存在具有独特效应的心理治疗方法，一直是许多研究者心目中非常重要的问题。越来越多的小范围分析，针对具体疾病与具体治疗方法，试图对不同治疗方法的结局进行对比。有效的元分析将所有心理治疗对比研究收集起来发现，这些研究通常表现出较小的治疗差异（Lambert and Ogles，2004）。例如，关注行为治疗、认知—行为治疗与一般谈话治疗的元分析表明，几乎所有的治疗方法都能改善抑郁症病人的情绪或其他症状。

广泛的元分析对比治疗（meta-analysis comparing treatments）是当代元分析的典型代表（Wampold et al.，1997）。这类型的元分析直接对比两个或多个治疗，消除了潜在的、与执行不同对比研究（如跨治疗研究）相关的混淆变量（Shadish and Sweeney，1991）。研究者并没有将治疗分为一般类型或类别，他们仅仅使用"善意的"治疗（"bona fide" treatments），也就是说，这种治疗"由经过训练的治疗者提供，基于心理学原则，作为可行的治疗（viable treatments）提供给心理病患群体，……包含着特定的成分"（Wampold et al.，1997）。因此，他们排除了那些与可行的治疗相对的"替代治疗"（alternative therapy），即"参与者很信任它，但并不能产生疗效的治疗"（比如：放血疗法、迷信就是一种替代治疗）。

为了检验一种治疗是否优于另一种，威泊尔德等（Wampold et al.，1997）计算了治疗的效果量，来对比两种治疗方法的有效性。他们检测了治疗效应的分布，看效应的变异是否是同质的，中心值是否集中在 0。在使用了多个数据库的不同数量的效果量后，"如果说善意的心理治疗之间存在真实的差异的话，没有一个数据库的数据表明，这些心理治疗之间产生了符合这一预期的效应"。进一步的分析表明，即使最近的研究使用了更为精致的方法，仍然没有发现治疗之间有着不同的效应。不同理论取向的治疗之间也没有产生大的效果量差异。这些发现都为善意的治疗之间存在真实的同质性提供了研究证据。

除了比较不同理论取向与不同治疗方法的研究外，还有一些研究检测了不同治疗模式（如家庭治疗 vs. 个人治疗）的结局差异。有一些早期的元分析利用组间比较，对比了多种治疗模式（Robinson et al.，1990；Smith et al.，1980）。虽然各种研究之间进行对比时存在潜在的混杂变量，但有些元分析还是消除了这些混淆。尽管研究数量的代表性小，具体的结论之间也有小范围的变异，但这些研究发现，在团体治疗与个人治疗之间通常没有差异（McRoberts et al.，1990）；在婚姻家庭治与个人治疗之间也不存在差异（Shadish et al.，1993）。

前述元分析对比了心理治疗的不同理论与模式的有效性，揭示出一幅复杂的图景。在治疗改变产生的过程中，治疗技术或模式之间没有差异。这一迅猛的发展趋势，被这样一种现象遮蔽了：研究者在控制环境下，使用特定方法（如对焦虑症患者使用行为主义技术，让其系统性地暴露于产生恐惧情绪的情境中），能够起到更好的效果（Emmelkamp，2004）。跨研究之间的潜在混淆，测量技术与样本之间的差异，以及研究者的理论忠诚度，都使我们更难做出一般性的结论。对挑选出来的代表性研究进行综述，可以使我们更好地探索这一问题。但即使是这些研究，其实施的目的最初都是对比两个或更多的善意的治疗。结果表明，针对那些接受以治愈为目标的治疗的病人，其结局之间的差异是惊人的小。

在对比药物与心理治疗的研究中，也得出了类似的结论。早期的两个元分析表明，心理治疗至少相当于抗抑郁药物治疗（Robinson et al.，1990；Steinbrueck et al.，1983）。第三个元分析表明，抗抑郁药物只有在治疗内源性抑郁症时才优于心理治疗（Andrews，1983）。这一研究得到了美国心理健康研究所"抑郁症治疗协作研究项目组"（Treatment for Depression Collaborative Research Program，TDCRP）研究的数据支持（Elkin，1994），后者认为只有针对一些非常严重的抑郁症病人时，药物（如丙咪嗪）治疗才优于心理治疗。

研究发现，心理治疗加药物比单独的治疗更有效（Thase and Jindal，2004）。但其他的对比研究（如：Gloaguen et al.，1998）发现，认知—行为治疗比单一的药物治疗更有效（当然，有一些更新的抗抑郁药物，可能没有纳入 Gloaguen 等的研究）。

研究一致表明，心理治疗的效果等于或优于大部分抗抑郁药物治疗，这与从事实践的心理治疗者的利益密切相关。本来，医学界就一直认为，抗抑郁药物是治疗抑郁症的一种治疗选择。随着选择性五羟色胺再吸收抑制剂（如氟西汀或其他新药）的发展，抗抑郁药成为治疗的首选，其重要性被过分地强调。事实上，美国卫生保健政策研究所在初级护理的抑郁症治疗指南中建议，药物治疗应该是治疗的首选（Munoz et al.，1994）。但是，在很大范围内，心理治疗对心理疾病的效果等于或优于药物治疗，它应该在使用药物之前提供（那些最严重的病人除外），因为心理治疗的危险更小、伤害更低。或者，心理治疗至少应该作为药物之外的一种治疗选择，因为这种方法在撤销药物治疗后，可以减小复发的可能性（Elkin，1994；Thase and Jindal，2004）。心理治疗能产生与药物相当或更好的治疗效应，这是心理治疗研究取得的一个重要成果。

当然，人们不能依靠单个心理治疗的研究或单个心理治疗的元分析，就得出有关心理治疗疗效的可靠结论。比如，夏普（Sharpe，1997）阐述了针对元分析的三个值得注意的批评：①它们混淆了不同质的研究；②不能排除出版偏见（publication bias）；③可能会纳入一些质量较差的研究。许多元分析已经通过以下四个方法中的一个或几个来处理这些潜在的问题：

（1）关注小群体研究，这些研究只检验具体的治疗或病症（以应对不同质的批评）；

（2）检验同质性的效果量，对研究结论的同质性进行实证调查，如果数据的变异非常大时，就研究中介因素；

（3）计算故障—安全值（failsafe N），或者将出版与未出版的研究都纳入进来（解决出版偏见）；

（4）检验与效果量相关的研究的方法论完整性（methodological integrity）。

因此，最近元分析方法论的改善，在一定程度上解决了上述批评提出的问题。

尽管过去15年的研究，都将重点放在结局的对比研究方面，但也有大量证据表明，存在许多心理治疗的共同因素，它们是理解病人病情改善因果机制的途径，在决定病人的结局方面具有非常重要的地位。心理治疗不像外科手术或药物治疗，后者最好的实践更多的是具体的或技术的。心理健康更多地依赖于人的因素，其中治疗者对态度、热情、接受性与尊重的理解，扮演着非常重要的角色。研究证据清楚地表明，治疗者及其态度是显著相关的，都是心理治疗结局的重要决定因素（Norcross，2002；Watson and Geller，2005）。不管心理治疗在病人改善的过程中到底占多大比例，数千个研究与数百个元分析已经毋庸置疑地一致表明：心理治疗的确是有益的。在这一基础之上，研究者开始将目光转向其他重要的问题，比如病情改变出现的临床显著性问题（clinical significance）。

三、临床意义的改变

心理治疗的结局有实质性的指标。心理治疗的研究者已经严格地定义并测量了个人机能的重要因素。在针对结局的研究中，弗罗伊德等（Froyd et al.，1996）评价了五年内 20 本科学期刊的文献。他们发现，结局的测量包括：病人报告，生理变化，专家判断等级，家庭成员、朋友及同事评价等级，雇佣、医学及法律状态（如逮捕或监禁）。这些评级资源发掘出大量的功能领域：主要的精神症状（如焦虑、抑郁、愤怒、压力），人际功能（如家庭冲突、孤独、亲密），社会角色扮演（如工作中的冲突、旷工、雇佣状态）。这些因素对病人、家庭及整个社会都是相当重要的。另外，最近的一些研究扩展了对什么是功能"正常状态"的理解，探索了在治疗结束时，如何评估病人是否达到了"正常状态"。按当前的用语，这些重要的改变类型可以视为临床显著性的指标（Jacobson and Traux，1991）。

治疗者、研究者在临床显著性的定义中，对有意义的改变（meaningful change）采取了一种相对狭隘的观点（Ogles et al.，2001）。临床显著性有两个最主要的定义：①作为治疗的结果，病人获得了统计上可信的改善（Jacobson et al.，1999）；②在接下来的治疗恢复中，病人与正常的（或非偏态的）同伴在经验上已经很难加以区分（Kendall et al.，1999）。问题是，当研究者使用这些方法来评估病人在心理治疗期间所出现的改变时，他们应该寻找哪些指标？这些病人的改变有临床的意义吗？一些典型的例证，提供了心理治疗临床受益性的初始证据。

在一个大规模、综合性的元分析中，利普西和威尔逊（Lipsey and Wilson，1993）处理了治疗的实践效应与统计效应的问题。他们认为，"效应的实践显著性，尤其依赖于相关结局的本质及其对病人或顾客的重要性。"他们呈现了大量医疗干预的效果量来阐述这一点。有一些效应很小，但在一些生死攸关的情境中却有着非常重要的影响。明显地，紧急情况中小的效应也可能是非常重要的，尤其是在检查大量人群健康的情境中。尽管治疗结局的性质具有很大的变异性，但心理治疗的疗效一般优于或等于许多药物治疗。

两个早期的元分析，通过检测治疗前后病人在结局测量上的得分，来研究临床有意义改变这一问题（Nietzel et al.，1987；Trull et al.，1988）。在这两个研究中，病人的得分都向正常的平均值移动了一个标准差，这表明许多接受治疗的个体都获得了有意义的改善。一个更近的元分析研究，检验了治疗强迫性神经官能症病人的临床显著性（Abramowitz，1996）。治疗前远离一般人群平均分两个标准差的病人，治疗后离一般人群的平均分只有 0.7 个标准差，低于可以终止治疗的标准（一个标准差）。这表明，尽管许多病人还保留一些症状，但他们确实获得了临床意义的改变。

心理治疗的结局不只在统计学上优于控制组，在原始研究与元分析研究中，许多病人都显示出临床有意义的改善。在未来数年中，临床显著性的研究将是一个有着光明前景的领域。尤其是在问责制的年代，行为医疗专家们如何证明自己的治疗同时具有统计显著性和临床显著性，已经成为一个非常重要的任务。临床相关性（clinical relevance）的建立有利于证明：心理治疗不仅对病人与治疗者有意义，而且对整个社会也同样具有意义。

四、与支持系统及安慰剂对比

心理治疗的效果比非正式的支持系统与安慰剂控制组的效果更好。在医学研究中，积极的药物治疗需要与安慰剂、惰性的或非治疗性的药物进行对比。在心理学中，如何鉴定与使用安慰剂则更为复杂，且具有更为广泛的意义。比如，罗森塔尔和弗兰克（Rosenthal and Frank，1956）将安慰剂视为理论上惰性的物质。正如克里泰利和诺伊曼（Critelli and Neumann，1984）指出的："实际上，当前每一种心理治疗都可以看作是惰性的，因此，从已经建立的其他治疗理论的角度来说，它也是一种安慰剂"（p. 33）。另外，还有人建议心理治疗中的安慰剂最好能恰当地称为"非特异性"因素（Oei and Shuttlewood，1996）。但是，这样进行概念化也是有问题的。因为，"非特异性"还包括像"治疗者热情"等研究已经表明对病人改变有着特异性的、实质性的因素（Herbert and Gaudiano，2005）。

另外一些人建议使用"共同因素"（common factors）这一术语来指代治疗中的非特异性因素（如改善预期、劝说、热情、关注、反馈、暴露、理解、鼓励、亲密关系等）。安慰剂效应研究，被概念化为与具体技术特异性研究相对立的共同因素研究。这些共同因素并不能看作是理论上惰性的或不重要的。事实上，这些因素无论是在理论还是在实践中，都是心理治疗的重要因素，它们在病人改变的过程中扮演着积极的角色（例如：Critelli and Neumann，1984；Parloff，1986）。

图 5.1 描述了来自原始研究与文献综述的结论。这些研究中，研究者将病人随机地分成未治疗控制组、安慰剂控制组与心理治疗组进行实验研究（Lambert，2005）。这些实验设计消除或隔离了那些可能对病人的改善有影响的相关因素，从而缩小了影响病人改善因素的范围。在图中可以看到，即使病人并未得到心理治疗，也会有一定改善，可能是因为存在诸如来自朋友、家庭、神职人员等支持的适应性机制的原因。那些进入安慰剂控制组的病人比未治疗组要好，可能是因为他们与治疗者

经常联系，他们的预期以及从研究中得到的安慰与支持，使他们的情况有所好转。比较起来，心理治疗获得了最佳的治疗结局，表明善意治疗的积极成分中，包含着可以促进改善的附加因素。

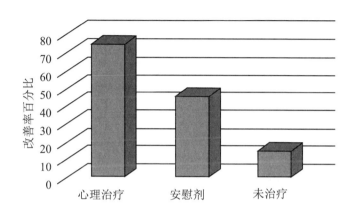

图 5.1　元分析中不同治疗条件下病人改善率评估

五、保持

治疗的结局应该得到保持。许多新近的结局研究与元分析研究表明，心理治疗最终结局的保持要优于治疗后的即时状态。许多正在治疗的病人，包括那些长期遭受病症复发问题困扰的病人，在长时期内都获得了积极的改善。同时，实质性的证据表明，有一部分病人在防止复发方面有改善，他们会继续寻求心理健康的提供者，包括之前的治疗者的帮助。一些问题，如酒精与药物依赖、吸烟、肥胖与轻度抑郁等，可能复发，因此至少要有愈后一年的随访研究数据。有大量的随访研究，在病人治疗结束后追踪六个月到五年，这些研究都一致证明了治疗效应是持久的。举例来说，关于抑郁症（Nicholson and Berman，1983；Robinson et al.，1990）、社交恐惧（Feske and Chambless，1995）、物质滥用（Stanton and Shadish，1997）、广场恐惧症与惊恐障碍（Bakker et al.，1998）、疼痛（Flor et al.，1992）、广泛性焦虑障碍（Gould et al.，1997）及许多

其 他 病 症（Carlson and Hoyle，1993；Murtagh and Greenwood，1995；Sherman，1998；Taylor，1996）的研究综述，都已经证明，愈后至少一年的治疗效果具有持久性。

最初，大多数有影响的元分析决定随访是否应为评价心理治疗的必要要求，尼科尔森和伯曼（Nicholson and Berman，1983）认为，后治疗状态（posttherapy status）与随访状态相关，它不同于治疗刚结束时的状态，本质上就是随访状态。过去十年中，大量元分析研究了治疗结束与随访评估。比如，对关于社交恐惧的 21 个认知—行为治疗与单一暴露治疗的元分析研究发现，两者都产生了治疗前—后显著性改善，并在 1～12 个月后还保持疗效（Feske and Chambless，1995；同时请参阅：Stanton and Shadish，1997）。

其他研究表明，广场恐惧症的治疗具有卓越的持久性，它在治疗结束与随访的过程中还在持续不断地改善（Bakker et al.，1998）。尽管这些发现是积极的，还是有两个方法论问题限制了这些结论：在许多研究中，从治疗结束到收集随访数据之间，数据损耗是一个重大问题；在治疗结束后，许多随访研究是"自由主义的"，因为大多数研究并没有继续操纵随访控制组（Bakker et al.，1998）。考虑到这些局限性，我们应该推荐更多的随访研究设计。例如，我们推荐继续使用关于抑郁症结局的随访研究，但随访时长至少要扩展到一年。短期的随访研究对治疗效应的持久性研究没有多大作用，除非这些研究有助于识别复发或恶化模式中的风险因素。

许多高品质的研究在治疗结束后随访了数年。在这些研究中，研究者通常都发现，那些持续参与数据收集的病人一直保持着治疗效应。这表明治疗在长时期内是有益的，识别那些有复发风险的病人、发展那些本来已经具有较大效果的改善治疗的方法，都将是未来研究的重要课题。当前还发现，治疗确实能使许多病人得到长期的受益。由于对治疗参与者的纵向研究存在很多方法论难题（如病人退出、非控制组设计、病人寻求额外的治疗），我们难以做出明确的结论。因此，治疗的持久性仍然是一个非常宽泛而又困难的研究领域。

六、心理治疗的效率

心理治疗是相当有效的。心理治疗的研究者使用大量的研究设计，检测了治疗过程中病人改善的速度。治疗效率（treatment efficiency）与社会政策一样，都有重要的实践意义，因为它涉及心理健康服务中，"治愈病人到底需要多少次会谈？"这一最重要的问题。历史上，治疗长度与精神分析及其衍生物相关联，尤其是在它与有计划的、短程心理治疗的比较中体现出来。霍华德等（Howard et al., 1986）首次以药物治疗为隐喻（剂量—反应统计，dose-response）来处理治疗长度的问题，检验病人改善与治疗次数的关系。他们发现，会谈次数与病人改善的关系和许多药物治疗一致，都可以用一条负加速曲线来描绘这一正向关系，即心理治疗次数越多，改善的可能性越大；剂量越高，收益越递减。他们的数据分析显示，14% 的病人在第一次会谈后有改善，53% 的病人在 8 周的会谈后改善，75% 的人在 26 次后改善，83% 的人在 52 次会谈后改善。

遗憾的是，这些研究都是基于病人治疗的前—后测研究，而不是记录逐次会谈的改善研究。前—后测等级改善研究，难以了解个体病人恢复的精确时间。最近，安德森和兰伯特（Anderson and Lambert, 2001）以及汉森和兰伯特（Hansen and Lambert, 2003）收集了正在治疗的大样本数据，要求这些病人在每一次会谈之前，针对自己的症状、人际关系、社会角色扮演及每周生活品质进行等级评定。这些作者研究了病人的历时进展，并使用统计方法来模拟病人返回正常功能状态（如：与一般人群相比，没有更多的症状）所需要的会谈次数。图 5.2 描绘了每次治疗会谈之后门诊病人恢复的百分比。如图所示，大约 1/3 的人在第 10 次会谈时恢复，50% 的人在第 20 次会谈结束时恢复，而 75% 的人在第 55 次会谈结束时恢复。

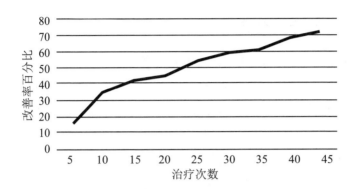

图 5.2 治疗次数与症状、人际关系问题、社会角色机能的改善之间的关系

资料来源：Patient-Focused Research: Using Patient Outcome Data to Enhance Treatment Effects, by M. J. Lambert, N. B. Hansen, A. E. Finch, 2001, *Journal of Consulting and Clinical Psychology*, 69, p. 164. 2001 年由 APA 授权。

当前这一领域的研究表明，早期的综述（如：Howard et al.，1986）可能过高地估计了病人恢复的速度，低估了疾病严重的初始程度与恢复时间之间的关系。事实上，有更多的病人只达到了更低的恢复标准。由于运用了改善（即可靠的改变）的更低标准，包括那些本来就在功能大致正常范围内的病人，估计 50% 的病人期望在 7 次会谈后改善，75% 的人在 14 次会谈后改善（Anderson and Lambert，2001）。

作为治疗目标的改善率具有很强的变异性。例如，不同的人际关系问题［如控制、分离与自我谦让（self-effacing）］，在治疗过程中的反应是不同的（Maling et al.，1995）。"与病人显著表现的东西是相反的。"控制问题在治疗中能得到迅速的反应，接近 50% 的病人在第 10 次会谈前就有改善。一开始，改善会显示出一个稳定正向速率的增加趋势，在第 10 次会谈时开始出现转折点。社会性分离改善的速度较慢（30% 的人在第 17 次会谈内改善），在第 17 次会谈出现转折点，此后改变速度稳定增加，大致 38 次会谈时 55% 的病人有改善。而自我谦让问题则对治疗没有反应。到第 4 次会谈时，25% 的病人已经改善，超过第 4 次之后，很少有改善。

同样，在精神分析或认知—行为治疗中，抑郁症的一些症状比另一些症状缓解得更快，"当时间限制得更紧的时候，改变发生得更快"（Barkham et al.，1996）。另外，一些研究评估了治疗早期快速的回应与随访中治疗效果的持久性之间的关系，结果表明，早期（如在前三次会谈内）对心理治疗极端的积极反应，可以预测最终的治疗状态及随访状态（Haas et al.，2002）。大约 80% 有临床显著性改善的病人都是快速的反应者。哈斯等（Haas et al.，2002）认为，这一发现否定了早期治疗反应仅仅是安慰剂效应这样一种观念。许多早期反映改善的病人，这些改善领先而不是落后于那些具体技术（这被大多数心理治疗理论认为是必要的）。这些发现也强调了剂量—反应关系的一般结论以及心理治疗的相位模型，即更多的改变来自于早期而不是后期的治疗会谈。

心理治疗效率的研究能帮助治疗者与病人制订合理的治疗计划。它还能为医疗保险支付治疗会谈的必要次数提供决策信息，能对修正剂量模型的变量提供理论驱动的解释。在过去 15 年里，这一领域的研究已经取得了显著进步。研究表明，相当大比例的病人在 10 次会谈后发生了可靠的改变，75% 的病人在 50 次治疗会谈后达到了严格意义上的成功标准。将治疗会谈限制在 20 次以内，意味着 50% 的病人还没有从治疗中获得实质性改善（正如标准化自我报告量表所测量到的结论一样）。病人的不同功能对治疗有着不同的反应，人格的与人际关系的方面比心理症状的改善要更为缓慢。将来的研究可能会阐明，在病人治疗改善的过程中，特异性的治疗方式更有效率。在当前情况下，大多数病人由于治疗次数的限制，得不到充分的心理服务。如果管理医疗真的对高品质服务有兴趣，就应该鼓励提供更多而不是更少的心理治疗服务。

七、心理治疗：为了更好还是更差

尽管心理治疗在整体上具有积极效应，但还是有那么一部分病人，他们的病情在结束治疗后比治疗前更为恶化。评估显示有 5% ～ 10%

的病人会在治疗期间恶化，另有 15% ～ 25% 的病人没有显示出明显的
改善（Lambert and Ogles，2004；Mohr，1995）。但这并不意味着所有的
恶化均是由治疗产生的。一些病例可能本身就处于恶化的过程中，任何
治疗者的努力都难以阻止它们。由于没有控制组，负性改变或"自发性"
恶化的比例与程度是不确定的，要判断治疗组的恶化率实际上并没有基
线可以进行对比。可替代的方法是在实验中使用治疗组与控制组对照，
或在治疗中直接了解病人的反映过程的研究中，才能观察到负性的改变。

　　负性结局能在一系列复合治疗方法中得到观察，这些方法包括群体
治疗与家庭治疗以及跨理论取向的治疗等。使用控制组研究通常显示，
控制组的恶化要低于治疗组。例如，美国心理健康研究所辖下的抑郁
症治疗协作研究项目组的数据显示，总体样本（162 个病人完成了至少
15 周 12 次会谈的治疗）中的 8% 在使用汉密尔顿抑郁量表（Hamilton
Rating Scale for Depression）测量时，显示出了病情恶化现象（Ogles
et al.，1995）。在安慰剂组与临床管理控制组中，没有病人出现恶化。
值得注意的是，像美国心理健康研究所这样的临床研究，在选择、训练
与监管治疗者方面投入了非常大的精力，以确保治疗者在治疗过程中既
能胜任，又具有一致性。即使在日常护理中也可能会出现更高的负性结
局率，人们对如下问题的确较少关注：治疗者的表现、治疗次数太少、
进入治疗的病人没有进行仔细选择、通常具有共病。心理治疗对一小部
分病人是有害的，对有一部分人是无效的，了解到这些，的确是令人沮
丧的。也因此，能将这种情况的出现降到最低水平的质量保证机制对我
们而言是需要的。

八、降低负性结局

　　在众多降低病人恶化的有前景的方法中，有一种叫作所谓的"病人
中心研究"（patient-focused research）。这种研究范式能改善心理治疗的
结局，通过监管病人进程（尤其是对那些对治疗没有良好回应的病人），
将这些信息提供给治疗者，以指导治疗过程。病人中心研究是一种另外

的品质保证机制，体现了沟通研究与实践的努力，改善了治疗结束前病人的结局。同时，它还是一种很好的护理模式，治疗者在评估病人的反馈后，可以试图提高或降低对其进行治疗的强度（Otto et al.，2000）。

在美国正在进行着四个大规模的研究，旨在评估病人在基于研究的反馈的情况下获得的积极效应（Hawkins et al.，2004；Lambert et al.，2001，2002；Whipple et al.，2003）。每个研究都需要大约一年的数据收集期，通过使用病情进展图，或提醒治疗者那些没有符合治疗预期的病人名单（叫信号—警报案例，signal-alarm cases），为治疗者（有时可能是病人）提供病人改善的反馈以研究治疗的效果。

主要的问题是，对治疗者或病人提供病人进展的正式反馈，真正能改善治疗结局吗？这种做法假设，一个被识别为信号—警报的病人（预期可能会有较差的最终治疗结局），如果他的治疗者收到了反馈，那这个病人的结局将比在同样情况下，治疗者没有收到即时反馈的其他病人的结局要更好。四个研究的结论联合起来，对提供信号—警报反馈给治疗者的结果，进行了良好的评估，其结果如图5.3所示。被识别为信号—警报案例的病人，在治疗过程中，提供反馈组同未提供反馈组相比，有着不同的结局。这些信号—警报案例都是首次被发现（或在没有信号反馈的情况下，像正常条件一样治疗会被给出信号），图5.3描绘出现了恰好10个点的平均恶化，这在结局问卷—45（Outcome Questionnaire-45）中，大约是0.5个标准差（Lambert et al.，2004）。从信号警报观点来看，所有的实验组（提供反馈）的结局均有所改善，而控制组（无反馈）改善到平均80分的程度。但是，作为一个组，比他们进入治疗前出现了轻微的恶化。

在他们的单个研究中，在信号—警报病人收到反馈与照常治疗的控制组之间的差异效果量（标准化的平均差异）为0.34～0.92。当你看到实证支持治疗与对比治疗之间的平均效果量一般是0～0.2的时候，你就会发现这个效果量原来是如此惊人的大（Lambert and Ogles，2004；Wampold et al.，1997）。考虑到这一综述中，单个研究的样本容量较大,加起来整体的样本容量超过 2 500,这一结论还是很有说服力的。

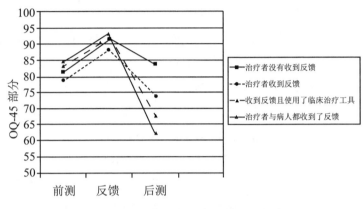

图 5.3　结局问卷—45 调查改变的分数对比

　　注:如果病人被识别为信号—警报,会被分为以下四组:治疗者没有收到反馈(NOT-NFb);治疗者收到反馈(NOT-Fb);收到反馈且使用了临床治疗工具(NOT-Fb+CST);治疗者与病人都收到了反馈(T/Pat Fb)。分数越高表示症状越严重。一些缩写代表治疗条件。病人没有出现预期的进展(信号—警报案例)被称为"不在正轨"(not on track, NOT)。病人在治疗期间符合预期进展,称为"在轨"(on-track, OT)。如果给治疗者提供反馈,用 Fb 表示;如果病人与治疗者都未收到反馈,用 No-Fb 表示。"不在正轨"组被进一步分为治疗者使用了临床支持工具(NOT-Fb+CST),以及治疗者与病人同时收到了反馈(T/Pat Fb)。

　　对潜在治疗失败(信号—警报案例)的早期识别,可能为治疗者提供了一个启示,他们需要重新检查他们正在进行的方法。当治疗者收到病人并未按其预期进展的信号时,他似乎很可能会对这些病人更为关注。跨研究的证据表明,治疗者获得反馈以后,倾向于对那些"不在正轨"的病人进行更多次数的会谈,这进一步强化了反馈能增加治疗者对病人的兴趣与关注这一观念。

九、结论

　　关于成人心理治疗研究的结论一致表明,尽管有很多变数,心理治疗还是高度有效的。大约 75% 的病人在治疗过程中表现出积极改善,40% ~ 60% 的病人回归了正常的功能状态。来自心理治疗的受益,很大程度上依赖于治疗前病人的初始严重程度以及疾病的诊断类别等病人的特征。这些受益也可能归结为那些在治疗中共同起作用的因素。

心理治疗可能是有效率的，尤其是对那些并不是非常严重的病人来说。对病人回归正常功能状态所需心理治疗会谈数量的研究表明，50%的病人会在20次治疗后改善到正常程度，75%的病人则至少需要50次。迅速、动态的治疗反馈能够预示最终的积极结局，尽管这些反馈可能在理论所强调的改变机制起作用之前就已经发生。此外，这些心理治疗效应通常会在治疗后长期保持下来。

尽管存在这些积极的评估，治疗者如果想要确保每位病人都能得到有效的治疗，的确还有很长的路要走。不仅有些病人没有在治疗中受益，甚至还有少数病人出现了负性结局（约8%）。旨在改善这些病人结局的研究表明，在病人终止治疗之前，如果能识别病人的负性反应，就能实质性地增加治疗成功的可能性。遗憾的是，对病人的治疗反应与预期反应进行对比监控的研究很少，也没有将这些研究应用于提高治疗反应或减少治疗失败与没有反应这一目的。未来的研究要检验病人在日常护理中即时的治疗反应，对心理疾病患者的福祉做出更大的贡献。

在过去的75年里，心理治疗研究一致表明，心理治疗能降低症状困扰，使病人回归正常的功能状态。心理治疗的研究有助于澄清那些过分夸大心理治疗的益处，误导公众采取骗术治疗的神话。这些研究在方法论与分析工具方面越来越精致，它们将比以往任何时候都要更大地影响我们的临床实践。

参考文献

Abramowitz, J. S. 1996. Variants of Exposure and Response Prevention in the Treatment of Obsessive-compulsive Disorder: A Meta-analysis. *Behavior Therapy*, 27, 583-600.

Anderson, E., Lambert, M. 2001. A Survival Analysis of Clinically

Significant Change in Outpatient Psychotherapy. *Journal of Clinical Psychology*, 57, 875-888.

Andrews, G. 1983. A treatment Outline for Depressive Disorders: The Quality Assurance Project. *Australian and New Zealand Journal of Psychiatry*, 17, 129-146.

Bakker, A., van Balkom, A. J. L. M., Spinhoven, P. et al. 1998. Follow up on the treatment of panic disorder with or without agoraphobia. *The Journal of Nervous and Mental Disease*, 186, 414-419.

Barkham, M., Rees, A., Stiles, W. B. et al. 1996. Dose Effect Relations in Time Limited Psychotherapy for Depression. *Journal of Consulting and Clinical Psychology*, 64, 927-935.

Carlson, C. R., Hoyle, R. H. 1993. Efficacy of Abbreviated Progressive Muscle Relaxation Training: A Quantitative Review of Behavioral Medicine Research. *Journal of Consulting and Clinical Psychology*, 61, 1059-1067.

Critelli, J. W., Neumann, K. F. 1984. The Placebo: Conceptual Analysis of a Construct in Transition. *American Psychologist*, 39, 32-39.

Elkin, I.1994. The NIMH Treatment of Depression Collaborative Research Program: Where We Began and Where We Are. In A. E. Bergin, S. L. Garfield (Eds.), *Handbook of Psychotherapy and Behavior Change* (4th ed., pp. 114-142). New York: Wiley.

Emmelkamp, P. M. G. 2004. Behavior Therapy with Adults. In M. J. Lambert (Ed.), *Bergin and Garfield' s Handbook of Psychotherapy and Behavior Change* (5th ed., pp. 393-446). New York: Wiley.

Feske, U., Chambless, D. L. 1995. Cognitive-behavioral versus Exposure Only Treatment for Social Phobia: A Meta-analysis. *Behavior Therapy*, 26, 695-720.

Flor, H., Fydrich, T., Turk, D. C. 1992. Efficacy of Multidisciplinary Pain

Treatment Centers: A Meta-analytic Review. *Pain*, 49, 221-230.

Froyd, J. E., Lambert, M. J., Froyd, J. D. 1996. A Review of Practices of Psychotherapy Outcome Measurement. *Journal of Mental Health*, 5, 11-15.

Gloaguen, V., Cottraux, J., Cucherat, M. et al. 1998. A Meta-analysis of the Effects of Cognitive Therapy in Depressed Patients. *Journal of Affective Disorders*, 49, 59-72.

Gould, R. A., Otto, M. W., Pollack, M. H. et al. 1997. Cognitive-behavioral and Pharmacological Treatment of Generalized Anxiety Disorder: A Preliminary Meta-analysis. *Behavior Therapy*, 28, 285-305.

Haas, E., Hill, R., Lambert, M. J. et al. 2002. Do Early Responders to Psychotherapy Maintain Treatment Gains? *Journal of Clinical Psychology*, 58, 1157-1172.

Hansen, N. B., Lambert, M. J. 2003. An Evaluation of the Dose-response Relationship in Naturalistic Treatment Settings Using Survival Analysis. *Mental Health Services Research*, 5, 1-12.

Hawkins, E. J., Lambert, M. J., Vermeersch, D. et al. 2004. The Effects of Providing Patient Progress Information to Therapists and Patients. *Psychotherapy Research*, 31, 308-327.

Herbert, J. D., Gaudiano, B. A. 2005. Introduction to the Special Issue on the Placebo Concept in Psychotherapy. *Journal of Clinical Psychology*, 61, 787-790.

Howard, K. I., Kopta, S. M., Krause, M. S. et al. 1986. The Dose Effect Relationship in Psychotherapy. *American Psychologist*, 41, 159-164.

Jacobson, N. S., Roberts, L. J., Berns, S. B. et al. 1999. Methods for Defining and Determining the Clinical Significance of Treatment Effects: Description, Application, and Alternatives. *Journal of Consulting and Clinical Psychology*, 67, 300-307.

Jacobson, N. S., Truax, P. 1991. Clinical Significance: A Statistical Approach to Defining Meaningful Change in Psychotherapy Research. *Journal of Consulting and Clinical Psychology*, 59, 12-19.

Kendall, P. C., Marrs-Garcia, A., Nath, S. R. et al. 1999. Normative Comparisons for the Evaluation of Clinical Significance. *Journal of Consulting and Clinical Psychology*, 67, 285-299.

Lambert, M. J. 2005. Early Response in Psychotherapy: Further Evidence for the Importance of Common Factors rather than "Placebo Effects." *Journal of Clinical Psychology*, 61, 855-869.

Lambert, M. J., Hansen, N. B., Finch, A. E. 2001. Patient-focused Research: Using Patient Outcome Data to Enhance Treatment Effects. *Journal of Consulting and Clinical Psychology*, 69, 159-172.

Lambert, M. J., Morton, J. J., Hatfield, D. et al. 2004. *Administration and Scoring Manual for the Outcome Questionnaire-45*. Orem, UT: American Professional Credentialing Services.

Lambert, M. J., Ogles, B. M. 2004. The Efficacy and Effectiveness of Psychotherapy. In M. J. Lambert (Ed.), *Bergin and Garfield's Handbook of Psychotherapy and Behavior Change* (5th ed., pp. 139-193). New York: Wiley.

Lambert, M. J., Whipple, J. L., Smart, D. W. et al. 2001. The Effects of Providing Therapists with Feedback on Patient Progress during Psychotherapy: Are Outcomes Enhanced? *Psychotherapy Research*, 11, 49-68.

Lambert, M. J., Whipple, J. L., Vermeersch, D. A. et al. 2002. Enhancing Psychotherapy Outcomes via Providing Feedback on Patient Progress: A Replication. *Clinical Psychology and Psychotherapy*, 9, 91-103.

Lipsey, M. W., Wilson, D. B. 1993. The Efficacy of Psychological, Educational, and Behavioral Treatment: Confirmation from Meta-analysis. *American Psychologist*, 48, 1181-1209.

Maling, M. S., Gortman, M. B., Howard, K. I. 1995. The Response of Interpersonal Problems to Varying Doses of Psychotherapy. *Psychotherapy Research*, 5, 63-75.

McRoberts, C. H., Burlingame, G. M., Hoag, M. J. 1998. Comparative Efficacy of Individual and Group Psychotherapy: A Meta-analytic Perspective. *Group Dynamics: Theory, Research, and Practice*, 59, 101-111.

Mohr, D. C. 1995. Negative Outcome in Psychotherapy: A Critical Review. *Clinical Psychology: Science and Practice*, 2, 1-27.

Munoz, R. F., Hollon, S. D., McGrath, E. et al. 1994. On the AHCPR Depression in Primary Care Guidelines: Further Considerations for Practitioners. *American Psychologist*, 49, 42-61.

Murtagh, D. R. R., Greenwood, K. M. 1995. Identifying Effective Psychological Treatments for Insomnia: A Meta-analysis. *Journal of Consulting and Clinical Psychology*, 63, 79-89.

Nicholson, R. A., Berman, J. S. 1983. Is Follow up Necessary in Evaluating Psychotherapy? *Psychological Bulletin*, 93, 261-278.

Nietzel, M. T., Russell, R. L., Hemmings, K. A. et al. 1987. Clinical Significance of Psychotherapy for Unipolar Depression: A Meta-analytic Approach to Social Comparison. *Journal of Consulting and Clinical Psychology*, 55, 156-161.

Norcross, J. C. (Ed.). 2002. *Psychotherapy Relationships that Work*. New York: Oxford University Press.

Oei, T. P. S., Shuttlewood, G. J. 1996. Specific and Nonspecific Factors in Psychotherapy: A Case of Cognitive Therapy for Depression. *Clinical Psychology Review*, 16, 83-103.

Ogles, B. M., Lambert, M. J., Sawyer, J. D. 1995. Clinical Significance of the National Institute of Mental Health Treatment of Depression Collaborative Research Program Data. *Journal of Consulting and Clinical Psychology*, 63, 321-326.

Ogles, B. M., Lunnen, K. M., Bonesteel, K. 2001. Clinical Significance: History, Definitions and Applications. *Clinical Psychology Review*, 21, 421-446.

Otto, M. W., Pollack, M. H., Maki, K. M. 2000. Empirically Supported Treatments for Panic Disorder: Costs, Benefits, and Stepped Care. *Journal of Consulting and Clinical Psychology*, 68, 556-563.

Parloff, M. R. 1986. Placebo Controls in Psychotherapy Research: A Sine Qua Non or a Placebo for Research Problems? *Journal of Consulting and Clinical Psychology*, 54, 79-87.

Robinson, L. A., Berman, J. S., Neimeyer, R. A. 1990. Psychotherapy for the Treatment of Depression: A Comprehensive Review of Controlled Outcome Research. *Psychological Bulletin*, 108, 30-49.

Rosenthal, D., Frank, J. D. 1956. Psychotherapy and the Placebo Effect. *Psychological Bulletin*, 53, 294-302.

Shadish, W. R., Matt, G. E., Navarro, A. M. et al. 1997. Evidence that Therapy Works in Clinically Representative Conditions. *Journal of Consulting and Clinical Psychology*, 65, 355-365.

Shadish, W. R., Montgomery, L. M., Wilson, P. et al. 1993. Effects of Family and Marital Psychotherapies: A Meta Analysis. *Journal of Consulting and Clinical Psychology*, 61, 992-1002.

Shadish, W. R., Sweeney, R. B. 1991. Mediators and Moderators in Meta-analysis: There's a Reason We Don't Let Dodo Birds Tell Us Which Psychotherapies Should Have Prizes. *Journal of Consulting and Clinical Psychology*, 59, 883-893.

Shapiro, D. A., Shapiro, D. 1982. Meta-analysis of Comparative Therapy

Outcome Studies: A Replication and Refinement. *Psychological Bulletin*, 92, 581-604.

Sharpe, D. 1997. Of Apples and Oranges, File Drawers and Garbage: Why Validity Issues in Meta-analysis Will Not Go Away. *Clinical Psychology Review*, 17, 881-901.

Sherman, J. J. 1998. Effects of Psychotherapeutic Treatments for PTSD: A Meta-analysis of Controlled Clinical Trials. *Journal of Traumatic Stress*, 11, 413-435.

Smith, M. L., Glass, G. V., Miller, T. I. 1980. *The Benefits of Psychotherapy.* Baltimore: Johns Hopkins University Press.

Stanton, M. D., Shadish, W. R. 1997. Outcome, Attrition, and Family-couples Treatment for Drug Abuse: A Meta-analysis and Review of the Controlled, Comparative Studies. *Psychological Bulletin*, 122, 170-191.

Steinbrueck, S. M., Maxwell, S. E., Howard, G. S. 1983. A Meta-analysis of Psychotherapy and Drug Therapy in the Treatment of Unipolar Depression with Adults. *Journal of Consulting and Clinical Psychology*, 51, 856-863.

Taylor, S. 1996. Meta-analysis of Cognitive-behavioral Treatment for Social Phobia. *Journal of Behavior Therapy and Experimental Psychiatry*, 27, 1-9.

Thase, M. E., Jindal, R. D. 2004. Combining Psychotherapy and Psychopharmacology for Treatment of Mental Disorders. In M. J. Lambert (Ed.), *Bergin and Garfield's Handbook of Psychotherapy and Behavior Change* (5th ed., pp. 743-766). New York: Wiley.

Tillitski, C. J. 1990. A Meta-analysis of Estimated Effect Sizes for Group versus Individual versus Control Treatments. *International Journal of Group Psychotherapy*, 40, 215-224.

Trull, T. J., Nietzel, M. T., Main, A. 1988. The Use of Meta-analysis to

Assess the Clinical Significance of Behavior Therapy for Agoraphobia. *Behavior Therapy*, 19, 527-538.

Wampold, B. E., Mondin, G. W., Moody, M. et al. 1997. A Meta-analysis of Outcome Studies Comparing Bona Fide Psychotherapies: Empirically, "All Must Have Prizes." *Psychological Bulletin*, 122, 203-215.

Watson, J. C., Geller, S. M. 2005. The Relation among the Relationship Conditions, Working Alliance, and Outcome in Both Process-experiential and Cognitive-behavioral Psychotherapy. *Psychotherapy Research*, 15, 25-33.

Whipple, J. L., Lambert, M. J., Vermeersch, D. A. et al. 2003. Improving the Effects of Psychotherapy: The Use of Early Identification of Treatment Failure and Problem-solving Strategies in Routine Practice. *Journal of Counseling Psychology*, 58, 59-68.

第六章　循证实践与心理治疗

乔纳森·D. 于佩尔　　阿曼达·法布罗　　戴维·H. 巴洛

　　全世界的医疗卫生领域正在进行一场革命。已经成为社会标准长达数十年的医疗卫生战略，因为研究证据的存在而出现了问题，这又导致了医疗实践的迅速变革（Barlow，2004）。心理学宣称自己是一项医疗卫生职业（APA，2001），心理治疗及相关评估过程的多样化的、异质的实践，正被这些变革所影响。本章将勾勒心理学中循证实践的发展历史，并综述历史上相关的研究与问题。我们首先描述"心理学治疗"（psychological treatment）及其疗效与实效。接下来，我们讨论"循证实践"这一概念，它提到了与临床心理学进展相关的科学证据的支持。这些进展包括治疗选择的心理学研究、单个病症或问题的特异性治疗、具体技术与治疗者因素交互作用的最新发现、作为有效技术补充的积极治疗特征的数据，以及传播心理学治疗与原则的治疗手册的发展。在讨论过这些进展之后，我们将提供一系列改善未来循证实践的建议，包括：在临床测验中整合更多的过程研究；监管治疗手册的使用，为新的治疗手册赋予更大的灵活性与原则导向性；建立实践网络；改善临床测验的设计与报告方式；在研究设计中使用更强的、有生态学效度的控制组或对照组。最后，我们描述了一种可能的共识，认为只有针对具体病症，将治疗者技能与特异性技术整合起来，循证实践才是最有效的。

一、循证实践的发展历史

在临床心理学的最新发展中，甚至是在整个医疗卫生领域里[1]，治疗都被放在循证实践的情境中进行描述。为什么人们会越来越重视循证实践？或者换句话说，为什么当代人们会更加关注实践者在医疗实践方面疗效与实效的责任？近年来，几股趋势已经整合起来。首先，近年来在理解各种疾病本质方面取得了快速进展，这转而带来了新的、更有针对性的治疗的发展；其次，临床研究的方法论获得了实质性改善，产生了关于治疗实效的新的证据；最后，也是最重要的一点，面对螺旋式上升的医疗费用及医疗质量明显不高的现状，我们必须提高医疗质量，而且应该将这一切建立在研究证据的基础之上（Barlow，1996；IOM，2001）。

过去 50 年中，医疗费用一直稳步增长。到 20 世纪 80 年代，费用达到了新的高度并继续急速增长，这促使利益相关者们不得不考虑，应该做些事情来应对这种局面。医疗卫生（包括行为医疗护理）服务的提供者迅速变化，从一个由独立实践者控制并按服务收费的行业，向高度组织化、商业化的行业发展（Hayes et al.，1999）。管理医疗最初对抑制医疗费用的增长还算成功，尽管它经常通过拒绝提供服务的方式来控制费用。通过削减费用，管理医疗几乎改变了医疗卫生的每个方面，包括：可利用的服务与提供者、病人可获得的服务设施的数量与类型、可获得理赔的治疗的"剂量"（如门诊心理障碍病人的会谈次数）等。正如其他所有的商业模式，管理医疗的存在依赖于利润的最大化。早期，为了在限制费用与价格的情况下增加利润，管理医疗允许存在一些妥协，甚至可以放弃有关治疗质量方面的一些考虑。当质量监管被强制立法并执行后，这一问题开始得到相应的处理（National Committee for Quality

---

① 历史上，心理治疗需要循证这一理念，可以追溯到艾森克（Eysenck，1957）关于心理治疗有效性的经典著作，它最先引起一场声势浩大的争议。此后，证明心理治疗疗效的研究努力持续增长。本部分中，我们将具体描述，上述研究努力是如何与医疗卫生政策及一般实践整合起来的。

Assurance，2004）。世界上许多国家的政府开始在医疗卫生系统的监管过程中扮演更为积极的角色。美国希望通过企业资本的竞争本性来改善治疗质量。因为管理医疗组织为了竞争更大的市场份额，它们会以最低的价格来提供最优的服务者。在当前医疗卫生的提供系统中，这一策略是否有效，尚未十分明了。

对服务质量的关注，导致人们越来越重视服务有效性的评估（Hayes et al.，1999）。当前，医疗领域的专家们通过互联网（http://www.guideline.gov），很容易获得所有政府官方认可的临床实践指南（clinical practice guideline）。在越来越多的州，遵循这些指南的实践者在某些情况下将获得更多的利益，如增强推荐强度、更高的理赔比率、治疗失当责任的豁免权等（Barlow et al.，1999）。美国总统布什成立的"新自由心理健康委员会"（New Freedom Commission on Mental Health，2003）建议，国家"应该利用宣传与示范性项目来发展循证实践，创立公私合营机构指导实施，并通过提供循证心理健康服务与支持来改善和提升从业人员的质量"。

从英国近年来在心理健康领域的发展也可以看到美国未来的发展趋势（当然，要牢记这两个国家在医疗系统的组织方式上有着本质的区别）。早在 1988 年，英国政府就出台了心理健康服务政策，与国家服务框架组织（National Service Framework）所提出的"人们应有更快地获得初级护理的机会"相一致，增加了提供高质量循证实践服务的重要性。1996 年，英国国家卫生服务体系行政审查委员会（National Health System Executive Review）描述了卫生服务体系内治疗成人与儿童的"心理学治疗"的多样性，评估了这些治疗有效性的证据。他们发现，在当前有效证据的基础上，这些方法是可行的，能为地方官员、服务提供者、出资方与培训者提供建议，告知他们怎样建立日程计划，来提供循证心理治疗服务。审查委员会也承认，心理治疗的获取仍然是有限且不平等的，这一情况需要得到进一步的关注。

2001 年，基于对"护理质量正在降低"这一情况的认知（特别是相对于其他国家的医疗服务），英国国家卫生服务体系经历了一个实质性的重组，成立了"国家临床评价研究所"（National Institute for Clinical Excellence），在英国强制性地创建指南（网址为：http://www.nice.org.uk）。国家卫生服务体系还计划再向前走一步，在 2003 或 2004 年度提供一个 300 万英镑的额外投资，以推动实现这一雄心壮志的目标。因为心理治疗有效性的强有力的证据，也部分地因为对精神科医生提供心理治疗预期的减弱，在短期内，国家卫生服务体系预计到对心理学家的供应与需求之间会存在相当大的鸿沟。为了解决这一问题，英国心理学会与英国医疗部门及内政部合作，试图了解这一鸿沟的分裂程度（British Psychological Society，2004）。他们得出结论，心理学护理的需求已经显著增加，而且可能会在国家服务框架组织的实施过程中再次实质性地增长。他们建议在近期内，临床心理学家每年的数量要增长15%。在国家卫生服务体系内，作为临床心理学家需求增长的结果，当前已经提交了一个议案，认为临床心理学家在大多数情况下，都应该与医疗系统的医生享受同等待遇。如果美国充分地实施心理治疗的循证实践，美国临床心理学家将获得更多的财政支持、更多的肯定，精神科医生将获得更为平等的待遇。

1. 循证实践的定义

当前，循证实践是所有医疗专家、第三方付费机构与政策制定者的共同愿望。循证实践与实证支持治疗（empirically supported treatments）不同，后者只是循证实践的一部分。早期，循证实践被定义为"医生严谨、清晰、明智地运用当前最佳的证据来为患者个体进行医疗决策"（Sackett et al.，1996）。最近，这一定义的涵义得到扩展，包括了最好的研究证据、临床技能及病人的价值观三者的整合（IOM，2001；Sackett et al.，2000）。所谓临床技能（clinical expertise），萨克特等（Sackett et al.，2000）认为是获取、诊断与治疗疾病的良好的临床技能；所谓病人偏好与价值观（patient preferences and values），是指在循证实践过程中，尽可能地使用量化研究方法分析得到的、与病人风险—利益可能性相关的所有因素。

在我们的观点中，循证实践并不意味着仅仅基于概率性的证据进行实践。我们关于循证实践的概念认为，在将相关的研究证据应用于具有独特偏好与需要的病人时，临床技能与经验都是必需的。临床心理学家评估可能有效证据的强度，并由此决定这一治疗过程中采取哪些对特定病人更有益的专业技能，这需要将他们与其他行为医疗实践者区分开来，后者也可能具有相当多的临床技能并对病人的个人价值观敏感。

2. 临床实践指南

循证实践迅速得到医疗服务提供者与相关政策制定者的接受，且经常与政府机构联合起来，开始提供实证支持治疗的方法，这种方法叫作"最佳实践算法"（best practice algorithms），或更频繁地，被叫作"临床实践指南"。新指南的创建在全世界开始盛行，且越来越精致。很明显，发展一些方法来评估这些指南的充分性是必要的，尤其是那些早期由管理公司编制的指南，可能仅仅简单伪装一下来削减费用。正是预料到这些问题的存在，APA 成立了一个专业工作组，为与心理治疗相关的指南提供了评价标准（APA，1995），并在 2002 年再次进行了更新（APA，2002）。如表 6.1 所示，最初的专业工作组所创建的标准，由治疗疗效（treatment efficacy）与临床效果（clinical utility）两个维度构成。

二、心理学治疗

心理学家是一个医疗卫生职业，心理治疗疗效的证据基础，将心理学家当作这些程序的委托承办商。巴洛（Barlow，2004）表明，心理学家描绘了心理治疗多样化的本质，针对那些病理上（生理的或精神方面的）非常严重而获准进入医疗卫生系统的个体病人，基于最佳的可用证据，以更好地区分那些特别适用的治疗技术所包括的子程序。巴洛（Barlow，2004）提议把这些技术叫作心理学治疗，将它们从更一般的心理治疗中区分开来。后者（即心理治疗）一般有着不同的目标，如促进成长、爱与被爱的能力以及追求整合的、幸福生活的能力。这种努力

表 6.1　治疗指南评价标准

治疗疗效标准

1. 指南应该建立在对相关经验文献进行广泛而细致考察的基础之上；
2. 在推荐具体的治疗方案时，应该考虑支持这种治疗方案的研究所采用方法的严格程度及临床实用程度；
3. 在推荐具体的治疗时，应该考虑与其进行对照比较的治疗的条件；
4. 指南应该考虑关于病人—治疗匹配的有效证据；
5. 指南应该说明治疗将产生的结局并提供每种结局可能产生的证据

临床

6. 指南应该反映出可能影响治疗临床效用的病人的所有变量；
7. 指南应该考虑治疗者之间的差异会如何影响治疗疗效的数据；
8. 指南应该考虑提供治疗环境方面的信息；
9. 指南应该考虑疗效持久性（robustness）方面的数据；
10. 指南应该考虑将要接受治疗的病人对治疗方案的接受水平

资料来源：Criteria for Evaluating Treatment Guidelines, by APA, 2002, *American Psychologist*, 57, 1054-1057. 2002 年由 APA 授权。

是非常高贵的，其历史可以追溯到数千年前苏格拉底所说过的"未经审视的生活是毫无价值的生活"，由柏拉图（1996 年译本）在《申辩篇》（公元前 4 世纪，38a）所记录。尽管心理学专业已经尽了最大的努力，但它似乎仍然没有将预防与补救心理病理或生理病理作为直接的目标。此外，当前大多数的医疗卫生体系还未包括针对这些目标的解决方案。增强生活质量是心理治疗的潜在市场，它必将超越医疗卫生体系中出现的"心理学治疗"，当然，它可能还需要其他不同的付酬模式。

1. 心理学治疗的疗效

与 APA 评价指南的标准一致，我们将转向一场讨论，首先关注心理学治疗疗效的证据，再关注其实效或临床效果方面的证据。在心理学治疗中，当前还没有足够的、能够影响政策制定的疗效证据。越来越多的研究使用了精致的方法设计、统计分析以及能最大化地进行推广的广阔的纳入标准，这些都表明心理学治疗对具体的心理疾病有着持久的效应。APA 第 12 分会（临床心理学协会）成立了提升与传播心理治疗工作组（Task Force on Promotion and Dissemination of Psychological Procedures），将治疗分为"制定完善治疗"（well-established treatments)、"可能有效治疗"（probably efficacious treatments）与"实验治疗"（experimental treatments）。这一努力后来又更新了几个文件（Chambless et al.，1996，1998）。"制定完善治疗"当前已经能够处理一系列疾病与问题，包括：焦虑障碍、抑郁症、儿童行为问题、婚姻问题、性功能障碍、物质滥用与依赖、进食障碍、精神分裂症（与药物治疗结合）、戒烟、各种躯体障碍、边缘性人格障碍等（Barlow et al.，1999；对具体心理学治疗的分析与描述，参见：Barrett and Ollendick，2003；Kazdin and Weisz，2003；Nathan and Gorman，2002；Roth and Fonagy，2004）。

一些关于具体心理学治疗与药物或其他替代治疗对比的疗效研究，已经在大多数严格评审的、通常会改变医疗系统政策的医学期刊上发表（Barlow，2004）。当我们考虑到越来越多的、心理学与精神病学的顶尖期刊上发表的证据，明显地，科学研究是令人印象深刻的，且还在持续地改善。此外，因为政府与医疗卫生系统对循证实践的不断支持，财政投入增加，将研究应用于实践的基础设施正在稳扎稳打地发展。

证明了疗效的治疗在许多方面是不同的，但它们至少共同拥有两个特征。首先，这些治疗是特异性的：它们的目标是治疗心理病理学的特异性症状或身体病理学的心理疾患，这些问题会使病人陷入痛苦并损害他们的正常机能；其次，技术植根于获自基础的心理科学实验室的知识，因此在证据支持的基础上，整合了不同的心理治疗流派。当越来越多的心理学治疗通过这种方式得到检验与发展，"纯粹"的理论阵营之间的界线也正在变得模糊。当前，在有效工作的基础上，心理学家已经拥有可用来指导治疗选择的工具与研究，而不再只是遵循与自身理论一致的信念。遗憾的是，政策与实践还不能很好地跟上研究证据的发展（Olfson et al.，2002）。

2. 心理学治疗的临床实效

治疗疗效关注内部效度，需要考虑一个治疗能否在控制研究的条件下有效地工作。疗效研究是重要的，但除此之外，关于临床效果或治疗实效的讨论，同样非常重要。实效是指提供给公众的当时当地的环境中，治疗的可推广性、可执行性及治疗的有效性（APA，2002）。虽然当前疗效的研究证据比实效的证据更多，但也存在许多重要的实效研究证据。例如，在社交恐惧与强迫性神经官能症的治疗中，被随机控制测验所排除的病人，与那些被纳入研究范围并获得指定治疗的病人相比，同样取得了改善（Franklin et al.，2000；Juster et al.，1995）。其他研究也检验了一些应用于一线临床实践的实验室治疗，它们在敏感性与结局的持久性方面也取得了成功。例如，研究发现，尽管缺少了排除标准，在社区心理健康中心的工作人员，他们用认知—行为治疗处理惊恐障碍病人，取得了与那些研究报告同样显著的结局（Stuart et al.，2000；Wade et al.，1998）。大量心理障碍的相似研究正在出版或进行的过程中（Merrill et al.，2003），结论都非常一致：在实验室建立的治疗也能应用于真实世界。对这一领域的进一步研究是非常必要的。

对疗效与实效的协作研究的财政支持，也描述了这样一种正在上升的关注：我们需要增加有效治疗可推广性的知识，并促进研究与服务环境之间持续不断的交流。例如，药物滥用与心理健康服务署（Substance Abuse and Mental Health Services Administration，2003）已经建立了国家儿童创伤压力网络（National Child Traumatic Stress Network），发展与传播实证支持治疗，以改善儿童及他们家庭创伤相关的疾病与损伤。它资助了两种类型的研究中心：一类是从事治疗的发展与评估的治疗发展中心；另一类是从事治疗的传播、反馈与校正的临床服务中心。它们有着明确的财政分配计划，来支持两类中心的协作。这种协作确保了所有治疗发展中心能与临床服务中心持续交流，所有临床服务中心可以获取相应的研究技能与能力，并通过及时的反馈，影响治疗的校正与精炼。这个项目的创新结构，最终将树立一个非常重要的榜样，将实证支持治疗直接运用到第一线的病人护理，是连接研究与实践最有效的途径。其他大规模的循证实践的研究与实施，也正在国家药物滥用研究所（National Institute of Drug Abuse）的临床测验网络项目中，得到多个州政府的财政支持（Chorpita et al.，2002）。

三、心理学中循证实践的科学基础

在考虑到心理学治疗的疗效与实效的证据的基础上，我们转向这些治疗的细节问题，以帮助我们将心理学整合到循证实践这一更广泛的框架结构之中。循证实践不应该拉大研究与实践之间的距离，也不应该埋下抛弃某些不同理论取向的治疗者的种子。相反，它应该在全球新兴的医疗卫生系统内，将行业的最好证据与心理学家的角色融合起来，以保护与发展心理学。一些研究者已经撰写了支持心理学中循证实践的令人信服的论文（Beutler，2004；Chambless and Ollendick，2000；Weissman and Sanderson，2002）。这些论文的观点，除非与讨论相关，否则我们不会予以重述。我们的目的是描述一些能够促进心理学与循证实践整合的研究的重要观点。

1. 治疗结局的心理学模式

治疗的心理学模式（psychological model of treatment）建构了心理学中的最好实践。我们支持心理治疗的心理学模式（psychological model of psychotherapy），它是处于医学模式与情境模式（Wampold，2001）之间的一种中间模式。这一模式不仅允许治疗者效应、忠诚度效应及共同因素的存在，还强调治疗效应、弹性依恋的重要性以及特异性的治疗效应。与此同时，它还支持与允许在心理学家和医学同事、医疗政策制定者之间形成一个交流的环境，以增加将心理学治疗视为一种医疗卫生事业的可能性。

增进与其他医疗专家关系的方法之一，是为他们提供心理学治疗实效的证据（尤其是与药物治疗对比的证据）。通过这些证据，心理学家能说服精神病学与心理药理学的同事，争取他们对心理治疗的支持，从而对行为医疗卫生政策的制定产生重要影响。包括心理治疗与药物治疗的许多协作研究（Davidson et al.，2004；Foa et al.，2005），已经证明了心理学治疗的疗效，并建议医疗提供系统增加对这些治疗方式的培训与传播。同时，心理学家与医学的协作已经远远超越了精神病学：许多健康心理学领域的治疗，已经将心理学与医生及其他医疗实践者结合起来，共同处理生理疾病的许多方面。这类型的研究已经获得了满意的结论（Smith et al.，2002），能够整合到整个医疗卫生体系中。

2. 对具体疾病的特异性治疗

有一些具体的治疗方式对特定的疾病具有特别好的疗效。精心设计的心理学治疗与心理病理学诊断的具体疾病匹配后，良好的效应就出现了。尽管一些人认为所有的治疗是同样有效的（Wampold，2001），更多精细的分析却得出了相反的结论（Beutler，2002；Crits-Christoph，1997）。即使那些认为不同治疗方式是同样有效的人，也一直认为一些特定的治疗方式，对焦虑障碍、健康相关的病理行为或其他问题更为有效（Lambert and Ogles，2004）。为了更进一步支持一些特异性技术更为有效这一概念，霍华德（Howard，1999）报告了来自管理医疗系统的一些研究。结果表明，与那些没有受过专业的认知—行为治疗训练的治疗者相比，受过专业训练的治疗者在治疗焦虑症病人时结局更好。当然，我们还需要更多的研究来证实这些发现。幸运的是，最近大量旨在澄清这类问题的控制研究正在不断涌现（Addis et al.，2004；Merrill et al.，2003）。

从循证实践的立场来看，为具体的病症指定特异性的治疗方式，比让所有治疗在一个单一的框架内（如心理治疗是否有效）相互竞争要更有帮助、更为可靠。这样一种理念，使那些没有使用确定策略的指南以及可能导致不安与荒谬结论的方法没有容身之地。比如，前世回溯治疗（past life regression therapy）、思维场疗法（thought field therapy）或者其他方法，没有证据表明它们能像人际关系治疗一样对抑郁症有效，它们的效果只能归因于每个治疗方式运作的共同因素。在医学中，"外科手术有效"这一理念，并不会告诉外科医生在具体的情况下该采取哪些手术的步骤，甚至也不会告诉他们是否应该进行手术。因此，我们需要仔细分析与了解疾病及治疗的潜在复杂性。跨治疗技术与跨治疗情境的群组分析可能会忽略这些交互作用，不了解到底是什么因素导致了病人最终的获益。

3. 治疗技术的重要性

心理学治疗的结局取决于治疗者执行具体技术的方式。一些研究者认为只有 10% 的治疗效应归因于技术，而多于 50% 的治疗效应是由治疗者贡献的（Lambert and Barley，2002；还可参见 Beutler，2004，他提供了一个更低的评估）。但是，治疗者效应（therapist effects）的定义本身是复杂的，可能包括了技术的方面，这在许多治疗效应概念的讨论中不太好确定。我们一直认为，熟练的治疗者与有效技术的交互作用是非常关键的。针对不同的病症，有一些治疗方式可能会表现出技术与治疗者的即时获益，但在其他疾病的治疗过程中，又可能需要一段长的时间才能表现这些效应。举例来说，在最近一个对强迫性神经官能症进行认知—行为治疗与药物治疗的疗效研究中（Foa et al.，2005），认知—行为治疗中的治疗者效应大约解释结局变量的 12%，而治疗效应（与安慰剂对比）能解释 60%（Huppert et al.，2003）。在本章中，我们在一个大规模的治疗测验中，检测了惊恐障碍在治疗结束与结束一年后（posttreatment and 1 year after acute treatment）的治疗者效应与治疗效应（Barlow et al.，2000）。从治疗结束到一年后的随访，治疗者效应保持在 10% 左右，但治疗效应从 10% 升高到大约 40%（Huppert，2004；Huppert et al.，2001）。我们还需要更多的数据来识别与理解导致结局的各个因素。这些数据必将表明，研究者不应该仅仅因为发现了治疗者效应，就迅速否认技术的重要性。我们用外科手术来进行类比：已经有研究证明存在不同的外科医生效应（New York State Department of Health，2001）以及医院效应（Birkmeyer et al.，2002）。对某种具体外科手术有着更高访问率的外科医生与医院，有着更好的结局。当然，在分析之前，我们要了解，合适的技术需要合适的人来执行。除非研究者掌握了哪些变量（如哪些具体的治疗者行为）导致了治疗者效应，否则他们就不能确定，治疗者使用某种技术的能力或促使病人服从治疗的方法，是否是治疗者效应的一部分（Huppert et al.，in press）。

4. 治疗关系：必要但不充分

治疗联盟、共情、预期与动机都是必要的，但它们不是产生积极治疗结局的充分条件。研究支持这样一种观念，对许多疾病与治疗方式而言，联盟或其他共同因素与结局相关，但大多数分析都忽略了它们与治疗技术的交互作用，而治疗技术可能才是结局改善的真正原因。琳赛等（Lindsay et al.，1997）研究发现，强迫症病人接受暴露与反应阻止法（exposure and response prevention）治疗，明显比那些接受压力管理训练的病人受益更多，即使在两种治疗条件下，都形成了高度可靠且高质量的联盟。在一个可卡因滥用的治疗中，卡罗尔等（Carroll et al.，1997）发现，在结构化治疗中，联盟与结局并不相关，尽管它在支持性心理治疗中与结局高度相关。另有一些研究发现，诸如情绪唤醒水平等治疗因素，在积极联盟的情境中能最有效地促进治疗的改变（Beutler et al.，2000）。还有一些研究发现，技术与联盟和结局都相关（Klein et al.，2003；Pos et al.，2003）。在一例广泛性焦虑障碍的认知—行为治疗研究中发现，联盟与即时结局相关，但与长期结局不相关，这表明检测联盟对结局的长期影响是必要的（Durham et al.，2005）。

更为重要的是，人们并不清楚良好联盟的机制，尽管现在有很多努力试图去澄清这一议题（例如：Horvath and Bedi，2002；Lambert and Ogles，2004）。一些研究已经表明，积极的联盟导致更好的治疗依从性（Blackwell，1997），这表明治疗策略越有力，就越能够从治疗联盟中获益。但是，相反的情况也是可能的：治疗策略越有效，治疗关系可能发展得越好。例如，基于结局研究数据，为病人提供关于惊恐发作的本质以及关于现实的治疗期望的心理教育，可以大幅改善治疗联盟，因为病人现在感觉到被人理解，且能更好地把握他们的经验。心理教育提供了一个优秀的框架，病人期待改善他们与治疗者现实的、给人以希望的关系。因此，实证支持技术（Castonguay and Beutler，2005）构成了循证实践中实证支持治疗使用的基础（Chambless et al.，1998），可能会对实证支持关系产生积极影响（Norcross，2002）。这就是循证实践的本质。

5. 治疗手册的价值

治疗手册（treatment manuals）能帮助治疗者针对特定病症使用适当的技术。治疗手册与手册化治疗（manualized treatment）都是实践者的工具和指南，它们不是固定的、不能改变的软件程序（Sackett et al.，1996）。治疗手册（Craske et al.，2000）被视为提供给治疗者的一种工具，既为治疗者提供基础的心理学原则，协助大多数患有特定病症的病人，也为治疗者提供一种技术的集合，以实现这些原则。当然，有时这些技术也可能不起作用，这需要审查我们的治疗计划（Huppert and Baker-Morissette，2003）。在这一点上，手册化的心理治疗，可以看作是与外科手术相类似的治疗（例如，将治疗者看作外科医生，而将治疗看作是外科手术的工具）。不用说，没有人在简单阅读这些领域的任一手册后，就能够熟练、专业地应用这些治疗。同时，治疗者必须能专业地处理可能出现的并发症。培训、督导与实践都是必须的。越来越多的出版物鼓励治疗者，应该去学会如何恰当地使用手册，要求他们在治疗环境中恰当地遵循一般的心理学原理，同时保持高度的灵活性与敏感性（Huppert and Abramowitz，2003）。

四、改善心理学研究，促进循证心理治疗

为了继续讨论循证实践的概念及改善循证实践的最佳方式，我们将指出五个问题，以更好地将心理学研究与循证实践整合起来，进而改善治疗的质量。下文将依次概述这些问题。

第一，临床测验应该整合过程研究。为了追求心理学治疗效果的最佳证据，在制定医疗卫生政策的过程中确保心理学职业的信誉，良好的控制性随机对照测验是必不可少的，但它们并不能充分地阐明所有活动的机制。美国心理健康研究所抑郁症治疗协作研究项目组做了大量的研究（TDCRP，在 PsycLIT 数据库中，1987 ～ 2004 年，搜索到 73 篇论文或学术论文），其他研究也开始报告重要的过程结论（Arnow et al.，

2003；Klein et al.，2003；Nemeroff et al.，2003）。临床测验应该包括共同因素与具体技术的测量，以便研究者既能了解治疗是否起作用，还能明白为什么起作用、对谁起作用。

第二，治疗手册应该谨慎使用，需要专家督导来使手册的效益最大化。手册化治疗来源于不同的理论派别，都是由专业的治疗者所创建，他们会努力将自己所相信的核心原则以及在自己治疗过程中的有效技术编进手册（Clarkin et al.，1999；Linehan，1993）。但是，这些治疗仍然需要督导。在专家督导下，治疗者才能学会整合治疗的各个方面，而这些方面可能在手册中并没有得到清晰的阐述（Huppert and Abramowitz，2003）。那些不成文的默会知识的传播，与培养内科医生的过程类似，需要通过实习或在学生阶段的临床实习课来获得。幸运的是，大量手册已经出版或正在准备出版，试图描述与澄清这些不成文的知识（Segal et al.，2002）。

第三，在考察未来的研究方向时，可考虑建立实践研究网络，进一步评估技术并在临床实践中传播这些技术（Borkovec，2004；Borkovec et al.，2001）。一些人建议，研究者与其在实验室中发展新一代的治疗与手册，还不如转移注意力，来辨别哪些治疗在真实世界的实践中是有效的（Westen et al.，2004）。看到这类努力的结果当然是十分有趣的。同时，使用增量科学范式已经取得了重大进展，在其中，治疗通过控制良好的随机对照实验来建立疗效评价，在真实的临床情境中进行检验并做出合适的调整。当然，许多治疗最终还需要在实践情境进行随机对照实验的检测，所以这有点像是一条双向的街道（Clark，2004）。近年许多有影响的研究已经表明，在真实世界中普通的与典型的治疗（常规治疗，treatment as usual）并没有在研究情境中所实施的治疗有效（Bickman et al.，1999；Hansen et al.，2002；Weisz，2004）。

心理治疗最好将心理科学（Bouton et al.，2001；Foa and Kozak，1997）与基于理论和科学的技术的系统研究结合起来（Clark，2004）。当然，来自临床实践的知识应该整合进治疗的每个阶段，实践者是整个过程的全程参与者（Hollon et al.，2002）。研究真实世界的结局能提供重要的结论。幸运的是，有组织的系统开始兴起，以促进研究机构与临床服务环境之间的交流和互动。实践研究网络（如宾夕法尼亚实践研究网络）正在努力创建有组织的机构，为研究者与实践者的有效协作提供平台（Borkovec et al.，2001），政府研究项目也已经开始推进这些项目。

第四，临床试验的设计与报告需要改进。威斯特等（Westen et al.，2004）建议，有必要改进心理学中临床试验的报告方式，以决定这些发现是否可以推广到临床实践中。几乎没有人会对这一观点持有异议。最近的一个研究表明，事实上，社区卫生中心的大多数病人至少能符合一个临床实验的标准（Stirman et al.，2003）。许多病人之所以被合理地排除，是因为他们的病症并不是研究者关注的主要对象，或者其病情过于严重。尽管近来有人呼吁要在研究协议（protocol）中包含更多的自杀患者（Hollon et al.，2002；Westen et al.，2004），但我认为应该特别小心地采取行动，以确保不会提高实验过程中病人遭受伤害的风险。

同时，病例研究以及将实证支持治疗推广到原本被研究所排除病人的其他研究，已经获得了令人满意的结论。比如，具有酒精滥用与惊恐症的共病（Lehman et al.，1998）、精神分裂症与社交焦虑的共病（Halperin et al.，2000）的病人，在采用实证支持治疗后都有较好的效果。而且一系列针对那些有严重心理疾病病人的治疗方法的研究（Bond et al.，2001；Gold et al.，2003），已经应用于多种不同的真实环境（如：自信社区治疗项目，Program of Assertive Community Treatment，PACT；Stein and Santos，1998）。总之，大多数数据都支持这些治疗方式在临床实践中的可推广性（Shadish et al.，2000；http://www.psych.upenn.edu/~dchamb/ESTs/effect2.html）。

根据测验报告之联合标准小组（Consolidated Standards of Reporting Trials，CONSORT）的指南进行临床实验的报告是非常重要的（Moher et al.，2001），它规定随机对照实验中哪些类型的数据应该得到报告。威斯特等（Westen et al.，2004）最近在呼吁建立同样的指南，提供附加的信息，比如病人的反应率及实验退出率，说明从研究开始到随访结束的过程中病人的变化。研究中除了要理解病人的选择之外，还要了解关于治疗寻求样本（treatment-seeking samples）的重要附加信息（Huppert et al.，2003）。但是，有人建议，如果研究没有五年的随访经历，没有报告所有排除在研究之外的病人，其研究结果就不能指导实践，这样的建议也有点夸张（Westen et al.，2004），因为，迄今为止的研究结论已经驳斥了这一点（参见本章"心理学治疗的临床实效"部分）。

第五，应该注意使用合适的控制组。研究者已经将研究中的治疗与那些在实践中广泛使用的治疗进行了对比（Wampold，2001；Westen et al.，2004）。我们完全同意，理想的研究既包括治疗专家在实验中进行的治疗，也包括"控制治疗"（control treatment），即像社区中通常进行的治疗那样。协作努力也是必要的，比如让精神病学家与社区中精神分析的、实验的或折中主义治疗的实践者联合起来，避免任何可能由于混杂了理论忠诚度而引起的结局差异（Luborsky et al.，1999），这些研究已经开始出现了（Clarkin et al.，2004；Crits-Christoph et al.，1999；Weersing and Weisz，2002）。遗憾的是，当前还缺乏非认知—行为治疗的研究，而且这类研究要获得财政赞助的困难还比较大。

五、结论

在全世界，政府与医疗卫生政策制定者们已经评估了针对各种身体与心理疾病进行心理治疗的证据，且已经充分接受这些证据，将这些方法纳入一系列官方授权的临床治疗指南中。这些数据有时可能会被管理医疗组织所误用，将其当作限制进一步治疗理赔的工具；也有可能被治疗者所误用，在应用治疗手册时没有考虑到单个病人的特殊需要。正如我们所知道的那样，这些问题反对心理学中循证实践的原则。在本章中，我们已经建议，那些证明了疗效的心理学治疗方法，应该将治疗者技能与针对具体病症（或一个病症的某些缺陷）的具体技术整合起来，而不应该将两者割裂开来。我们需要发展许多其他的证据，尤其是关于临床效果或将这些技术应用于一线临床环境的可推广性的研究。许多政府机构已经增加了投入，来促进这些研究。幸运的是，尽管研究者要完全理解这一过程，还有很长的路要走，但迄今为止，情况还是非常令人鼓舞的。对临床效果或实效的完整阐述，依赖于发展这些技术的临床科学家，与在社区中使用这些技术的实践者之间所形成的紧密的治疗关系。我们需要这样一个循环过程，新发展的技术需要在社区中进行预先测试，以提供更精确的实验结果，这反过来，又将导致一线实践环境中有效方法的建立（或不可行的方法的放弃）。这样，实践者变成了研究过程的全程参与者（Barlow et al.，1984；Hayes et al.，1999）。我们可以从诸如宾夕法尼亚心理学会所建立的实践研究网络中，看到这类努力的肇始。确实，也许已经到了由 APA 创建自己的全国性实践研究网络的时候了。

尽管美国的医疗卫生体系同其他许多国家相比，显得更为杂乱无章，但对许多观察者（Richmond and Fien，2003）而言，这似乎是一个明显的趋势，这个国家将最终走向更加统一甚至可能是单一给付的医疗卫生体系（Borkovec et al.，2001）。随着循证心理治疗的发展，心理学职业将随时准备着利用这些进展，在国民的健康与幸福中扮演更为重要的角色。

参考文献

Addis, M. E., Hatgis, C., Krasnow, A. D. et al. 2004. Effectiveness of Cognitive-behavioral Treatment for Panic Disorder versus Treatment as Usual in a Managed Care Setting. *Journal of Consulting and Clinical Psychology*, 72, 625-635.

American Psychological Association (APA). 1995. *Template for Developing Guidelines: Interventions for Mental Disorders and Psychosocial Aspects of Physical Disorders*. Washington, DC: Author.

American Psychological Association (APA). 2001. *Amendment to Bylaws*

Accepted. Monitor on Psychology, 32. Retrieved October 31, 2005, from http://www.apa.org/monitor/julaug0l/amendaccept.html.

American Psychological Association (APA). 2002. Criteria for Evaluating Treatment Guidelines. *American Psychologist*, 57, 1052-1059.

Arnow, B. A., Manber, R., Blasey, C. et al. 2003. Therapeutic Reactance as a Predictor of Outcome in the Treatment of Chronic Depression. *Journal of Consulting and Clinical Psychology*, 71, 1025-1035.

Barlow, D. H. 1996. Health Care Policy, Psychotherapy Research, and the Future of Psychotherapy. *American Psychologist*, 51, 1050-1058.

Barlow, D. H. 2004. Psychological treatments. *American Psychologist*, 59, 869-878.

Barlow, D. H., Gorman, J. M., Shear, M. K. et al. 2000. Cognitive-behavioral Therapy, Imipramine, or Their Combination for Panic Disorder: A Randomized Controlled Trial. *Journal of the American Medical Association*, 283, 2529-2536.

Barlow, D. H., Hayes, S., Nelson, R. 1984. *The Scientist-Practitioner.* Elmsford, NY: Pergamon Press.

Barlow, D. H., Levitt, J. T., Bufka, L. F. 1999. The Dissemination of Empirically Supported Treatments: A View to the Future. *Behaviour Research and Therapy*, 37, S147-S162.

Barrett, P. M., Ollendick, T. H. (Eds.). 2003. *Handbook of Interventions that Work with Children and Adolescents.* West Sussex, England: Wiley.

Beutler, L. E. 2002. The dodo bird is extinct. *Clinical Psychology: Science and Practice*, 9, 30-34.

Beutler, L. E. 2004. The Empirically Supported Treatments Movement: A Scientist-Practitioner's Response. *Clinical Psychology: Science and Practice*, 11, 225-229.

Beutler, L. E., Clarkin, J. F., Bongar, B. 2000. *Guidelines for the Systematic*

Treatment of the Depressed Patient. New York: Oxford University Press.

Bickman, L., Noser, K., Summerfelt, W. T. 1999. Long-term Effects of a System of Care on Children and Adolescents. *Journal of Behavioral Health Services and Research*, 26, 185-202.

Birkmeyer, J. D., Siewers, A. E., Finlayson, E. V. A. et al. 2002. Hospital Volume and Surgical Mortality in the United States. *New England Journal of Medicine*, 346, 1128-1137.

Blackwell, B. (Ed.). 1997. *Treatment Compliance and the Therapeutic Alliance.* Amsterdam: Harwood Academic.

Bond, G. R., Drake, R. E., Mueser, K. T. 2001. Assertive Community Treatment for People with Severe Mental Illness: Critical Ingredients and Impact on Patients. *Disease Management and Health Outcomes*, 9, 141-159.

Borkovec, T. D. 2004. Research in Training Clinics and Practice Research Networks: A Route to the Integration of Science and Practice. *Clinical Psychology: Science and Practice*, 11, 211-215.

Borkovec, T. D., Echemendia, R. J., Ragusea, S. A. et al. 2001. The Pennsylvania Practice Research Network and Future Possibilities for Clinically Meaningful and Scientifically Rigorous Psychotherapy Effectiveness Research. *Clinical Psychology: Science and Practice*, 8, 155-167.

Bouton, M. E., Mineka, S., Barlow, D. H. 2001. A Modem Learning-theory Perspective on the Etiology of Panic Disorder. *Psychological Review*, 108, 4-32.

British Psychological Society. 2004. *English Survey of Applied Psychologists in Health & Social Care and in the Probation & Prison Service.* Leicester, England: Author.

Carroll, K. M., Nich, C., Rounsaville, B. J. 1997. Contribution of the Therapeutic Alliance to Outcome in Active versus Control Psychotherapies. *Journal of* Consulting *and Clinical Psychology*, 65, 510-514.

Castonguay, L.G., Beutler, L. E. 2005. *Empirically Supported Principles of Therapy Change*. New York: Oxford University Press.

Chambless, D. L., Baker, M. J., Baucom, D. H. et al. 1998. Update on Empirically Validated Therapies: Ⅱ. *The Clinical Psychologist*, 51, 3-16.

Chambless, D. L., Ollendick, T. H. 2000. Empirically Supported Psychological Interventions: Controversies and Evidence. *Annual Review of Psychology*, 52, 685-716.

Chambless, D. L., Sanderson, W. C., Shoham, V. et al. 1996. An Update on Empirically Validated Therapies. *The Clinical Psychologist*, 49, 5-18.

Chorpita, B. F., Yim, L. M., Donkervoet, J. C. et al. 2002. Toward Large-scale Implementation of Empirically Supported Treatments for Children: A Review and Observations by the Hawaii Empirical Basis to Services Task Force. *Clinical Psychology: Science and Practice*, 9, 165-190.

Clark, D. M. 2004. Developing New Treatments: On the Interplay between Theories, Experimental Science and Clinical Innovation. *Behaviour Research and Therapy*, 42, 1089-1104.

Clarkin, J. F., Levy, K. N., Lenzenweger, M. F. et al. 2004. The Personality Disorders Institute/Borderline Personality Disorder Research Foundation Randomized Control Trial for Borderline Personality Disorder: Rationale and Methods. *Journal of Personality Disorders*, 18, 52-72.

Clarkin, J. F., Yeomans, F., Kemberg, O. F. 1999. *Psychotherapy of Borderline Personality*. New York: Wiley.

Craske, M. G., Barlow, D. H., Meadows, E. 2000. *Mastery of Your Anxiety and Panic: Therapist Guide for Anxiety, Panic, and Agoraphobia*

(MAP-3) . Boulder, CO: Graywind Publications.

Crits-Christoph, P. 1997. Limitations of the Dodo Bird Verdict and the Role of Clinical Trials in Psychotherapy Research: Comment on Wampold et al. 1997. *Psychological Bulletin*, 122, 216-220.

Crits-Christoph, P., Siqueland, L., Blaine, J. et al. 1999. Psychosocial Treatments for Cocaine Dependence: National Institute on Drug Abuse Collaborative Cocaine Treatment Study. *Archives of General Psychiatry*, 56, 493-502.

Davidson, J. R. T., Foa, E. B., Huppert, J. D. et al. 2004. Fluoxetine Comprehensive Cognitive-Behavioral Therapy (CCBT) and Placebo in Generalized Social Phobia. *Archives of General Psychiatry*, 61, 1005-1013.

Durham, R. C., Chambers, J. A., Dow, M. G. T. et al. 2005. Long-term Outcome of Cognitive Behaviour Therapy Clinical Trials in Central Scotland. *Health Technology Assessment*, 9(42), 1-174.

Eysenck, H. J. 1957. The Effects of Psychotherapy: An Evaluation. *Journal of Consulting Psychology*, 16, 319-324.

Foa, E. B., Kozak, M. J. 1997. Beyond the Efficacy Ceiling? Cognitive Behavior Therapy in Search of Theory. *Behavior Therapy*, 28, 601-611.

Foa, E. B., Liebowitz, M. L., Kozak, M. J. et al. 2005. Clomipramine, Exposure and Response Prevention, and Their Combination for OCD. *American Journal of Psychiatry*, 162, 151-161.

Franklin, M. E., Abramowitz, J. S., Kozak, M. J. et al. 2000. Effectiveness of Exposure and Ritual Prevention for Obsessive-compulsive Disorder: Randomized Compared with Nonrandomized Samples. *Journal of Consulting and Clinical Psychology*, 68, 594-602.

Gold, P. B., Meisler, N., Santos, A. B. et al. 2003. The Program of Assertive Community Treatment: Implementation and Dissemination of an

Evidence-based Model of Community-based Care for Persons with Severe and Persistent Mental Illness. *Cognitive and Behavioral Practice*, 10, 290-303.

Halperin, S., Nathan, P., Drummond, P. et al. 2000. A Cognitive Behavioural, Group-based Intervention for Social Anxiety in Schizophrenia. *Australian and New Zealand Journal of Psychiatry*, 34, 809-813.

Hansen, N. B., Lambert, M. J., Forman, E. M. 2002. The Psychotherapy Doseresponse Effect and Its Implications for Treatment Delivery Services. *Clinical Psychology: Science and Practice*, 9, 329-343.

Hayes, S. C., Barlow, D. H., Nelson-Gray, R. O. 1999. *The Scientist Practitioner: Research and Accountability in the Age of Managed Care* (2nd ed.). Boston: Allyn & Bacon.

Hollon, S. D., Munoz, R. F., Barlow, D. H. et al. 2002. Psychosocial Intervention Development for the Prevention and Treatment of Depression: Promoting Innovation and Increasing Access. *Biological Psychiatry*, 52, 610-630.

Horvath, A. O., Bedi, R. P. 2002. The alliance. In J. C. Norcross (Ed.), *Psychotherapy Relationships that Work: Therapist Contributions and Responsiveness to Patients* (pp. 37-69). London: Oxford University Press.

Howard, R. C. 1999. Treatment of Anxiety Disorders: Does Specialty Training Help? *Professional Psychology: Research and Practice*, 30, 470-473.

Huppert, J. D. 2004. Treatment and Therapist Effects After Follow-up in the Multicenter Collaborative Treatment Study for Panic Disorder. Unpublished raw data.

Huppert, J. D., Abramowitz, J. A. 2003. Introduction to Special Section: Going beyond the Manual. *Cognitive and Behavioral Practice*, 10, 1-2.

Huppert, J. D., Baker-Morissette, S. L. 2003. Going beyond the Manual: An Insider's Guide to Panic Control Treatment. *Cognitive and Behavioral Practice*, 10, 2-12.

Huppert, J. D., Barlow, D. H., Gorman, J. M. et al. in press. The Interaction of Motivation and Therapist Adherence Predict Outcome in Cognitive Behavioral Therapy for Panic Disorder: Preliminary Findings. *Cognitive and Behavioral Practice*.

Huppert, J. D., Bufka, L. F., Barlow, D. H. et al. 2001. Therapists, Therapist Variables, and Cognitive-behavioral Therapy Outcome in a Multicenter Trial for Panic Disorder. *Journal of Consulting and Clinical Psychology*, 69, 747-755.

Huppert, J. D., Franklin, M. E., Foa, E. B. et al. 2003. Study Refusal and Exclusion from a Randomized Treatment Study of Generalized Social Phobia. *Journal of Anxiety Disorders*, 17, 683-693.

Huppert, J. D., Franklin, M. E., Foa, E. B. et al. 2003. Therapist Effects in the Treatment of OCD: Results from a Randomized Trial. Paper presented at the annual conference of the Association for the Advancement of Behavior Therapy, Boston.

Institute of Medicine(IOM). 2001. *Crossing the Quality Chasm: A New Health System for the 21st Century.* Washington, DC: National Academy Press.

Juster, H. R., Heimberg, R. G., Engelberg, B. 1995. Self-selection and Sample Selection in a Treatment Study of Social Phobia. *Behaviour Research and Therapy*, 33, 321-324.

Kazdin, A. E., Weisz, J. R. 2003. *Evidence-based Psychotherapies for Children and Adolescents.* New York: Guilford Press.

Klein, D. N., Schwartz, J. E., Santiago, N. J. et al. 2003. Therapeutic Alliance in Depression Treatment: Controlling for Prior Change and Patient

Characteristics. *Journal of Consulting and Clinical Psychology*, 71, 997-1006.

Lambert, M. J., Barley, D. E. 2002. Research Summary on the Therapeutic Relationship and Psychotherapy Outcome. In J. Norcross (Ed.), *Psychotherapy Relationships that Work: Therapist Contributions and Responsiveness to Patient Needs* (pp. 17-36). New York: Oxford University Press.

Lambert, M. J., Ogles, B. M. 2004. The Efficacy and Effectiveness of Psychotherapy. In M. J. Lambert (Ed.), *Bergin and Garfield's Handbook of Psychotherapy and Behavior Change* (5th ed., pp. 139-193). New York: Wiley.

Lehman, C. L., Brown, T. A., Barlow, D. H. 1998. Effects of Cognitive-behavioral Treatment for Panic Disorder with Agoraphobia on Concurrent Alcohol Abuse. *Behavior Therapy*, 29, 423-433.

Lindsay, M., Crino, R., Andrews, G. 1997. Controlled Trial of Exposure and Response Prevention in Obsessive-compulsive Disorder. *British Journal of Psychiatry*, 171, 135-139.

Linehan, M. M. 1993. *Cognitive-behavioral Treatment of Borderline Personality Disorder*. New York: Guilford Press.

Luborsky, L., Diguer, L., Seligman, D. A. et al. 1999. The Researcher's Own Therapeutic Allegiance: A "Wild Card" in Comparisons of Treatment Efficacy. *Clinical Psychology: Science and Practice*, 6, 95-132.

Merrill, K. A., Tolbert, V. E., Wade, W. A. 2003. Effectiveness of Cognitive Therapy for Depression in a Community Mental Health Center: A Benchmarking Study. *Journal of Consulting and Clinical Psychology*, 71, 404-409.

Moher, D., Schultz, K. F., Altman, D., for the CONSORT Group. 2001. The CONSORT Statement: Revised Recommendations for Improving the

Quality of Reports of Parallel-group Randomized Trials. *Journal of the American Medical Association*, 285, 1987-1991.

Nathan, P. E., Gorman, J. M. 2002. Efficacy, Effectiveness, and the Clinical Utility of Psychotherapy Research. In P. E. Nathan, J. M. Gorman (Eds.), *A Guide to Treatments that Work* (2nd ed., pp. 643-654). New York: Oxford University Press.

National Committee for Quality Assurance. 2004. *NCQA's Mission, Vision, and Values.* Retrieved August 14, 2004, from http://www.ncqa.org/about/about.htm.

Nemeroff, C. B., Heim, C. M., Thase, M. E. et al. 2003. Differential Responses to Psychotherapy versus Pharmacotherapy in Patients with Chronic Forms of Major Depression and Childhood Trauma. *Proceedings of the National Academy of Sciences of the United S tates of America*, 100, 14293-14296.

New York State Department of Health. 2001. *Coronary Artery Bypass Surgery in New York State 1996-1998.* Albany, NY: Author.

Norcross, J. C. (Ed.). 2002. *Psychotherapy Relationships that Work: Therapist Contributions and Responsiveness to Patient Needs.* New York: Oxford University Press.

Olfson, M., Marcus, S. C., Druss, B. et al. 2002. National trends in the Outpatient Treatment of Depression. *Journal of the American Medical Association*, 287, 203-209.

Plato. 1996. *Apology* (H. N. Fowler, Trans.). Cambridge, MA: Harvard University Press.

Pos, A. E., Greenberg, L. S., Goldman, R. N. et al. 2003. Emotional Processing during Experiential Treatment of Depression. *Journal of Consulting and Clinical Psychology*, 71, 1007-1016.

President's New Freedom Commission on Mental Health. 2003. Achieving the Promise: Transforming Mental Health Care in America. Final report (DHHS Publication No. SMA 03-3832). Rockville, MD: U.S. Department of Health and Human Services.

Richmond, J. B., Fien, R. 2003. Health Insurance in the USA. *Science*, 301, 1813.

Roth, A., Fonagy, P. 2004. *What Works for Whom? A Critical Review of Psychotherapy Research* (2nd ed.). New York: Guilford Press.

Sackett, D. L., Rosenberg, W. M., Gray, J. A. et al. 1996. Evidence-based Medicine: What It Is and What It Isn't. *British Medical Journal*, 312, 71-72.

Sackett, D. L., Straus, S. E., Richardson, W. S. et al. 2000. *Evidence-based Medicine: How to Practice and Teach EBM.* New York: Churchill Livingstone.

Segal, Z., Williams, M., Teasdale, J. 2002. *Mindfulness-based Cognitive Therapy for Depression: A New Approach to Preventing Relapse.* New York: Guilford Press.

Shadish, W. R., Matt, G. E., Navarro, A. M. et al. 2000. The Effects of Psychological Therapies under Clinically Representative Conditions: A Meta-analysis. *Psychological Bulletin*, 126, 512-529.

Smith, T. W., Kendall, P. C., Keefe, F. J. 2002. Behavioral Medicine and Clinical Health Psychology (Special issue). *Journal of Abnormal Psychology*, 70(3).

Stein, L. I., Santos, A. B. 1998. *Assertive Community Treatment of Persons with Severe Mental Illness.* New York: Norton.

Stirman, S. W., DeRubeis, R. J., Crits-Cristoph, P. et al. 2003. Are Samples in Randomized Controlled Trials of Psychotherapy Representative of Community Outpatients? A New Methodology and Initial Findings. *Journal of Consulting and Clinical Psychology*, 71, 963-972.

Stuart, G. L., Treat, T. A., Wade, W. A. 2000. Effectiveness of an empirically based treatment for panic disorder delivered in a service clinic setting: 1-year follow-up. *Journal of Consulting and Clinical Psychology*, 68, 506-512.

Substance Abuse and Mental Health Services Administration. 2003. SAMHSA Agency Overview. Retrieved October 31, 2005, from http://www.samhsa.gov/news/newsreleases/031009nr_childtrauma.htm.

Wade, W. A., Treat, T. A., Stuart, G. L. 1998. Transporting an Empirically Supported Treatment for Panic Disorder to a Service Clinic Setting: A Benchmarking Strategy. *Journal of Consulting and Clinical Psychology*, 66, 231-239.

Wampold, B. E. 2001. *The Great Psychotherapy Debate: Models, Methods, and Findings*. Hillsdale, NJ: Erlbaum.

Weersing, V. R., Weisz, J. R. 2002. Community Clinic Treatment of Depressed Youth: Benchmarking Usual Care against CBT Clinical Trials. *Journal of Consulting and Clinical Psychology*, 70, 299-310.

Weissman, M. M., Sanderson, W. C. 2002. Problems and Promises in Modem Psychotherapy: The Need for Increased Training in Evidence-based Treatments. In B. Hamburg (Ed.), *Modem Psychiatry: Challenges in Educating Health Professionals to Meet New Needs* (pp. 1-40). New York: Josiah Macy Foundation.

Weisz, J. R. 2004. *Psychotherapy for Children and Adolescents: Evidence-based Treatments and Case Examples*. Cambridge, England: Cambridge University Press.

Westen, D., Novotny, C. M., Thompson-Brenner, H. 2004. Empirical Status of Empirically Supported Psychotherapies: Assumptions, Findings, and Reporting in Controlled Clinical Trials. *Psychological Bulletin*, 130, 631-663.

第七章 临床实践的评估与评价 [①]

艾伦·E. 凯斯丁

长期以来，研究与临床实践之间一直存在着分裂。心理治疗情境中存在许多问题，其中之一就是研究是在控制良好的实验室环境中完成的，研究条件与临床实践中许多的真实条件不同（例如：Borkovec and Rachman，1979；Heller，1971；Kazdin，1978）。疗效研究与实效研究的区分很好地反映了这些分歧（Hoagwood et al.，1995）。疗效研究是在不同于临床实践环境的控制条件下完成的；实效研究是在临床环境中直接实施的，其病人、治疗者与治疗管理特征都是变化多端的。循证治疗主要是基于高度控制环境中的研究，这一问题反复得到讨论，引起了人们对研究是否能适应临床实践的可推广性问题的关注（例如：Persons and Silberschatz，1998；Westen et al.，2004）。

研究所获得的实质性结论，是否应该作为临床实践的基础，正在不断地引发争议。在我的观点中，其中还存在一个更大的和治疗研究与临床实践分裂相关的问题：两者在研究与临床环境中评价信息并利用这些信息得出结论的方式完全不同，所采用的方式也十分不同。心理健康的研究者与治疗者都非常熟悉治疗研究的方法，强调在多种治疗与控制条件平均差的基础上评估治疗效应。但是，在量化研究与假设检验传统中，我们对治疗进行评价的方法，在个体病人是否已经改善的评估上是没有多大用处的。此外，组群研究中的多种病人通过标准化测量进行评估，这些方法可能没有一种能够恰当地抓住病人的具体问题。这种标准化对研究非常有用，但对实践中的治疗却不一定有效。

---

① 本章部分地由国家心理健康研究所项目（MH590Z9）提供资助。

临床实践关注个体而不是群体。案例研究支配着临床研究，治疗者以一种陈述的方式来描述问题的可能原因，包括他／她如何编制与建构案例、病人的临床过程及提供的治疗方式。一般来说，临床实践中的治疗者没有以系统的方式来评估病例，他们可能只在相关的报销及临床或住院证明中完成评估。但是，治疗者通常是基于自身的观点、经验及印象，来评估病人在整个治疗过程中获得的信息。当这些印象没有得到系统的编码时，就构成了我们所熟悉的轶事案例研究（anecdotal case study），其中治疗者建构一些陈述性信息来进行推论，并与相关的病因学、治疗过程及治疗效应建立联系。

在本章中，我讨论临床实践中系统评估的重要性，描述能供治疗者应用的步骤，强调需要解决的一些关键的临床问题与研究问题，为进行评估提供必要的基础。我主要关注进行评估的具体步骤，但也提出了一些更广泛的问题，讨论了当前可能会在不知不觉中破坏评估基础的临床训练的特点。本章关注的焦点是系统评估，我认为它是通过一定的方法或工具，从一个构念（construct）出发并对这一构念进行操作化，使其他人能在同样的环境中进行审查、验证与重复。

一、临床工作中系统评估的需求

系统评估在临床实践中非常重要。第一，治疗者不能假定任何特定的治疗对具体的病人都是有效的。以一种持续的方式监控疗效是非常重要的，它能针对病人的反应来做出继续、终止还是改变治疗方案的决策。一些病人在治疗的最早期就有非常快速的改善，即所谓"突发性治疗收益"（sudden therapeutic gains；Tang and DeRubeis，1999）。另一些病人并没有获得预期的改变，对治疗没有响应，即所谓的"信号—警报病例"（signal-alarm cases；Lambert et al.，2003）。当然，可能会在某些领域出现改变，而在另一些领域没有出现，且不同的领域可能有着不同的改变速度。相比一般的临床判断或非系统的评价，系统评估允许对治疗改变进行更好的描述。

第二，系统评估的目标是补充临床评估或判断。没有必要放弃临床判断，但是，系统评估存在的必要性，部分是因为临床判断所存在的局限性。临床判断的讨论开始于知觉选择、认知启发与临床预测的效用。这些都是重要的概念，体现了治疗者在收集信息、得出结论等方面的知觉与认知的局限性。系统测量有着自己的工具与偏见，但它们可以评估与矫正，以系统的方式进行考虑。

第三，治疗者常常注意到临床案例的复杂性。病人带着各种问题进入治疗，这些问题一开始就在变化，且新的问题总是在不断地涌现。复杂性是支持系统评估的理由之一。治疗的目标达到了吗？达到了哪一个目标？在什么程度上达到了目标？有没有新的目标？病人在日常生活中的实际功能改善了吗？系统评估能在考虑到案例复杂性的基础上更好地改善治疗决策。

第四，临床实践中个体获得的系统信息能极大地促进知识基础。即使没有实验设计可以供我们使用，系统评价与案例的积累也能产生新的观点。随着时间的流逝，案例不断增多，我们就能够识别可能影响结局的病人特征以及治疗存在不同问题的病人的改变过程。累积临床信息并促进知识基础的事例有：私人开业的证据（例如：Clement，1999），诊所（例如：Fonagy and Target，1994），研究情境（例如：Lambert，Hansen et al.，2001；Lambert et al.，2003）等。在治疗过程中系统地收集病人的信息，对形成与检验相关的假设都是有用的。

二、评估与评价临床工作的步骤

治疗者从事单个案例系统评估的建议并不新鲜，这种建议包括推荐使用一些评估、报告案例的方法，以改善临床护理质量并促进知识基础的建设（例如：Cone，2000；Fishman，2001；Hayes et al.，1999；Kazdin，1993，1996；Meier，2003）。这些建议主要集中在对临床工作与研究的方法论分裂的弥合。评价系统包含复杂的成分，包括评估、研究设计、数据分析与解释。这些成分都与临床工作有关系。然而，评估，作为评价系统的一个成分，还包含提升临床工作最为关键的方法与步骤。为了当前的目标，系统评估指使用测量手段提供可重复的信息，拥有与多种类型的信度与效度及他们利益相关的证据（如：如果重复使用，可用重测信度；当测量设备难以测量症状或功能时，使用其他相关指标的同时效度）。

临床实践中对治疗效应的系统评估与评价的主要目标，就是形成高质量的病人护理情境。将系统评估引入临床实践中，不仅是为临床决策补充一种新的测量手段。事实上，它的一些步骤本身就是必要的，正如表 7.1 的总结及随后部分的详细描述。

表 7.1　临床实践中系统评估的五个关键步骤

步骤	描　　述
1. 确定并评估治疗目标	明确识别治疗的初始关注点、治疗所期待的目标与改变；选择与发展测量手段，以反映个体在症状、机能等特征方面的当前状态
2. 确定并评估程序与过程	明确识别期待导致治疗改变的方法与过程（如程序、任务、活动与体验）；在治疗过程中，测量这些方法或它们的性能、执行或实现达到的程度
3. 选择测量方法	识别与发展整个治疗过程中用来评估进展的工具、量表或测量手段；识别程序或过程的方法极大地依赖于程序是否直截了当（如会谈中任务的执行）测量，或者需要独立测量的紧急过程［如联盟、黏合（bonding）］的测量
4. 评估多种场合	在治疗开始之前以及整个治疗过程中，对功能进行测量的执行状况；在整个治疗过程中进行持续的评估，评估从每次会谈及其他交流活动中发现的关于治疗的模式或趋势
5. 评估数据	展示评估获得的信息，检验改变、模式或其他进程的特征，直接指导治疗决策（如：改变或终止治疗，转移治疗焦点）；其中，图示尤其有用

1. 确定并评估治疗目标

识别治疗目标是选择评估与评价方法的先决条件。治疗有许多不同的目标（如缓解症状、改善在家庭与工作中的功能），这些都是针对个体病人而制定的。在进行初始评估与治疗决策时，对目标进行优先考虑是必要的。治疗目标在改变优先顺序与治疗进程的基础上不断地变化。例如，过度节食或过量饮食，可能会成为一个进食障碍青年初始治疗的焦点。这一焦点在接下来可能开始变化，变为诸如身体意象、压力管理与同伴关系等目标，它们的急迫性下降了，但仍与之前一样重要。

目标的概念可能不经意间表示治疗总是朝向每一具体的、特殊的终点。治疗可能存在帮助个体应对、释放与讲述他们故事的目标。无论目标是否具体，都有必要使目标更为明确。明确是整个治疗过程中进行评估的条件。

2. 确定并评估程序与过程

理论上，临床评估指定了获得目标的方法。方法是指治疗过程中使用的程序，也就是说，是在治疗会谈之中或之外，治疗者所做的，以及他/她所要求病人做的一切事务。作为一种选择，方法还可能反映紧迫的过程或关系问题（如体验情绪、发展治疗关系）。确定程序与过程本身不是目的。使用这些信息的主要目的是使病人受益，以了解治疗执行得有多好，目标被达成的程度有多高。

持续评估病人进程可能会揭示是否出现了治疗改变。对治疗者认为重要的程序与过程进行评估，能为开展下一步的治疗提供有用信息。这些信息可能揭示治疗程序（如处理特定主题、会谈中的角色扮演）没有执行好，或者会谈过程（如发展联盟、处理特殊的冲突）没有成功。因此，试图以不同的策略来改变这些过程是合理的。

评估可能发现过程已经得到非常好的监控，但没有出现明显的治疗改变。当然，病人不会以相同的速度改变。要确定改变在多久后应该出现，这一问题仍然是不清楚的（事实上，回答这一问题的数据，可以在临床实践累积的数据中获得）。在一些情况中，当病人没有改变或改变进展不理想时，去尝试不同的治疗方案是合理的。但前提是，治疗者要确保，他们执行的治疗程序或治疗过程本身是没有问题的。

3. 选择测量方法

接下来的步骤是，通过注意治疗者使用的具体方法或方法集来操作复杂的构想。选择方法需要决定信息的来源（如自我报告还是治疗者报告）及评估方法（如人格或心理病理学的客观测量、病人日记、卡片分类、会谈、直接观察、生物学标记或指数等）。原则上，可利用的测量方法包括所有类型的心理学测量工具。

临床工作中已经存在一批有效的测量方法。例如，结局测量量表—45（OQ-45；Lambert et al.，1996）是在治疗的整个过程中或终止时对病人进程进行测量（如每周一次）的自陈量表。完成量表大约需要五分钟，提供了四个功能域的信息：心理障碍症状（主要是抑郁与焦虑）、人际关系问题、社会角色功能（如工作问题）、生活质量（如生活满意度）。45 个项目的总分体现了总体的功能评估，分量表则测量更为具体的领域。不同研究先后纳入了一万多位病人，评估了量表各种不同类型的信度与效度（Lambert et al.，2001，2003）。

另一个量表是所谓的指南针门诊病人治疗评估系统（COMPASS Outpatient Treatment Assessment System；Howard et al.，1992；Lueger et al.，2001），这一量表包括 68 个项目，共三个大量表：当前幸福感（如健康、调节、压力与生活满意度），当前症状（如精神病学诊断的多个症状）及当前生活功能（如工作、休闲、家庭、自我管理等）。在临床应用情境中，应谨慎地使用心理测量工具来评估成年门诊病人的疗效。

OQ-45 量表与 COMPASS 量表提供了一整套固定的项目，它们的内容非常广泛，包含与大多数成年病人相关的内容。作为另一选择，目标获得量表（Goal Attainment Scaling）是个体化治疗目标的评估策略。这一量表是基于治疗开始时病人与治疗者对治疗目标和预期的协作（Kiresuk and Garwick，1979；Kiresuk et al.，1994）。量表已经得到广泛的应用与验证，本章接下来的案例分析中将对之进行描述。

这三个量表是当前心理治疗的主要选择，它们都经过严谨的验证，在门诊与住院病人身上得到广泛的应用。其他临床工作中的有用量表，也采用了在其他领域得到验证的大量测量工具与方法（例如：Alter and Evens，1990；Faulkner and Gray Health Care Information Center，1997；Meier，2003）。等级量表也是发展与评估量表的众多选择中的非常有用的一种形式（Aiken，1996）。当前，人们已经发展并规范了多种量表，促进了它们在临床情境中的运用（Clement，1999；Wiger，1999）。

除了对病人功能的测量外，对治疗方法与过程的测量也是同样重要的。评估的焦点一般是治疗的具体方法以及导致改变的公认过程或特征。治疗者认为（假设）治疗改变的最重要的原因是具体的方法。如果这些方法（如与病人关系的质量、家庭作业的完成情况）能随着治疗管理而变化，他们的评估就可能是有用的。评估时应优先评价临床结局并系统地收集病人在治疗过程中是否正在发生改变的信息。

4. 评估多种场合

在整个治疗过程中，临床实践的重要改变需要得到不间断的、持续的评估。持续的评估能揭示病人在治疗开始时的情况，了解随着时间的推进，改变是否正在发生。我们需要了解一些数据的节点，不仅用来评估整个治疗过程中功能改变的平均水平，还要描述量表测量到治疗的变化与发展趋势。持续评估有许多灵活运用的机会。理想的情况下（也许是不切实际的），治疗前评估可能包括 2 或 3 次评估，为随后的评估进程提供一个基线。此外，在最初的评估中，由于存在压力或危机，测量到的病人水平可能是非常极端的；从第一次到第二次评估中，由于统计回归、度过危机及重复测试等原因，可能很容易评估到病人出现显著改变（Kazdin，2003）。因此，治疗之前的评估本身就可能表明病人的状态会有所改善，这对治疗目标的再评估、寻找获得治疗目标的方法以及对评估进程的测量等均有重要的启示。

初始评估为病人的表现水平及变化提供了描述性信息（基线）。也许仅仅一个评估场次是可行的，或者由于治疗的紧迫本质，可能连一次评估都是不可行的。我们还不清楚，对大多数参与心理治疗的病人而言，第一次接触时治疗干预是否是必不可少的元素。通常，评估可以在情境得到控制时开始。在治疗开始的当下，如果可能，在病人或他／她生活中的其他事件中提供一个回顾基线，就能更好地评估病人当前的功能。除了基线评估，治疗过程中的评估也是非常关键的，可以测量治疗改变是否发生以及发生改变的广度与速度。

5. 评估数据

数据评估（data evaluation）指对评估信息的使用与解释。临床实践中存在两个问题：第一，必须要了解改变是否出现，改变是遵循还是远离了人们的预期；第二，改变是否重要，它们是否对病人的生活具有重大意义。

持续的评估提供了治疗过程及治疗之前的数据，作为评估改变是否可靠、是否超出了日常波动范围的基础。可利用一些方法来评估信息的可靠性（Kazdin, 2003）。在所有这些方法中，图形显示（如简单的线形图）对了解整个时段中获得数据的模式是特别有用的。非统计性数据评估方法（平均数、水平、范围、改变的潜伏期等）在单一被试研究（single-case research）或应用行为分析（applied behavior analysis）中得到了广泛的应用，它们关注不同的病人及病人群体，能够在临床评估过程中有效地使用（Kazdin, 1982; Parsonson and Baer, 1978）。非统计性数据评估不需要复杂的计算，可直接以图形的方式展示数据。简单线形图之外的图示方法，如茎叶图、箱线图等，通常在群组研究多个被试时使用，但它也可用来绘制单个病人的多个数据点（Meier, 2003; Rosenthal and Rosnow, 1991）。正如后文即将描述的[1]，如果将病人的数据定期地输入数据库或办公管理系统，就能自动地绘制图形显示简单的斜率或趋势线（如回归线）。

另外，评估治疗改变是否具有临床显著性（即它们是否使病人产

---

[1]　统计测量同样是有效的，能根据通常的研究标准，来测量整个时段的改变及这些改变是否可靠（Kazdin, 1982）。我提到这些仅仅是因为它们的有效性。识别一个具体的改变是否统计显著，在研究中并没多大意义（参阅：Kazdin, 2003）。很少有人推荐对单个病人使用统计显著性根据，但是一些识别改变是否可靠的方法是必须的。

生了变化）也很有趣。一些临床显著性的测量已经在治疗研究中得到使用，如治疗终止时，病人的功能水平是否在正常功能范围内（如能够充分适应日常生活），个体是否获得了测量学上的显著改变（如以标准差为单位），个体是否不再符合进入治疗前的心理障碍诊断标准（Kazdin，1999；Kendall，1999）。如果数据很少甚至没有数据表明一个人已经取得了临床显著性的改变（即事实上病人在日常生活中获得了更好的功能），那这些测量就都会存在解释性问题（Kazdin，2001）。也就是说，这些测量，尤其是那些在量表中检验了大量病人改变的测量，已经广泛地应用于临床实践（Lambert et al.，2003；Lueger et al.，2001）。

我们需要认真评估治疗，看它是否已经接近或实现治疗目标，治疗改变是否产生了真正的差异。有一些临床问题（如惊恐发作、神经性抽搐等），症状的消除能够被当作临床重要的改变；而其他的问题（如肥胖症），临床的重要改变可能还包括将问题降低到能改善健康结果（风险）的水平。但是，这一类型的临床问题在心理治疗过程中是例外情况。是否出现损伤降低、症状改善、婚姻更和睦、丧失体验（experience of loss）减轻，都是度的问题，其改变的程度是否已经有用或足够，也是难以识别的。事实上，不同的病人即使在测量学意义上有同样程度的改变（如婚姻满意度），他们也可能有着截然不同的体验，并且这种改变对生活有着截然不同的影响（如离不离婚）。

三、案例描述

下文的案例研究将强调上文概述的步骤并说明它们是怎样应用的。描述将强调评估与评价，而不是治疗的细节本身。

1. 简要背景

格洛瑞亚（Gloria），女，39 岁，欧洲裔美国人，自主前往门诊看病。她有两个孩子（分别为 16、17 岁）。她与丈夫都受过大学教育，从教育、收入及丈夫的职业来看，属于中产阶层。格洛瑞亚没有工作，她的丈夫是计算机软件公司的管理者。她与丈夫已经结婚 18 年。

格洛瑞亚预约了一次会谈，她认为自己有抑郁情绪，需要与人交谈。在诊所的初次会谈中，格洛瑞亚看了一个男性治疗者。他提了一些开放性问题，如就医理由、她生活中满意与不满意的根源、与重要他人的关系、症状及相关情况等。讨论结束后，治疗者询问格洛瑞亚，看她预期或希望从治疗中获得什么目标。

在会谈中，格洛瑞亚表明，在她的生命中曾两次治疗过抑郁症，一次是在大学期间，另一次是在她第一个孩子出生后。每次治疗都是医学模式的。她报告说，有一些症状得到了缓解，但抱怨药物的副作用，认为治疗并没有全面解决她的问题。此次，她认为她再次进入了抑郁状态。她对生活与婚姻感到"空虚与迷失"，缺乏生命的意义感与方向感。她疏远自己的丈夫与孩子。由于与丈夫亲密度降低及共同活动和相处时间的减少，她感到巨大的情感困扰。儿女对她很重要，但她觉得现在儿女都十多岁了，不再像以前那样需要她。格洛瑞亚简单地将自己的治疗目标确定为：对生活感觉更好，不再抑郁，有方向感，能改善与她丈夫及他人的关系。

2. 评估

在初次会谈时，治疗者在开放式讨论后介绍了系统评估，提供了一个焦点的初始构想。他解释说，评估程序可以使治疗目标与方向感更为明确，可以量化焦点领域的问题。治疗者使用了三个量表。第一个量表是改编的目标获得量表（Kiresuk et al.，1994）。该量表编制于数十年前，已经作为评估心理治疗结局的一般方法，得到了广泛的应用与测试，拥有大量心理测量性能、培训与使用的信息。这一量表通过识别个体化的治疗目标来反映病人相关的疾病领域。治疗者改编了这一方法，来关注格洛瑞亚认为重要的领域。在会谈结束时，治疗者识别了四个开始准备从事工作的主要关注点、主题或领域：①抑郁的思想与情感；②对有意义或愉悦活动的卷入感；③与家庭的分离感；④缺乏家庭之外的支持性联系。由于治疗者与格洛瑞亚并没有完全遵循问题的最初构想，他们通过相互讨论来了解是否弄懂了格洛瑞亚的感受。

对于每一主题，治疗者要求格洛瑞亚协助他创建报告，对一些不同的功能水平进行等级评定。目标是完成每个主题的4点量表：①问题恶化；②当前功能与情感没有改变；③有一点改善；④达到改善这一领域功能与情感的预期目标。治疗者将其称为格洛瑞亚量表（缩写为G量表），并告诉格洛瑞亚量表将在整个治疗期间提供帮助与指导。治疗者解释了4点量表的概念，格洛瑞亚则提供每一项目的具体内容。治疗者要求格洛瑞亚描述她形容自己当前功能的方法，看她是否出现恶化或改善，如果她获得了理想的改变，则下一步应该做什么。表7.2列出了四个主题及格洛瑞亚与治疗者共同建构的等级项目描述。对于G量表的每一项目，要求她根据之前一周的情况，对每一领域的项目进行选择。在他们发展了初始会谈的量表后，治疗者会刻意问格洛瑞亚，是否第二个选项表达了她的情感。她将按照事实报告自己的情况。

表7.2　格洛瑞亚量表的四个主题及项目

主题	项　　目
抑郁思想与情感	1. 相比治疗开始前，我觉得更加抑郁且沮丧； 2. 我觉得跟治疗开始时一样抑郁与沮丧； 3. 我感觉我的情绪更好，事情没有以前糟糕； 4. 我感觉好了很多，我认为我的情感不再负面，我有更多的精力去做事情
对有意义与令人满意的活动的卷入感	1. 我确实感到没有勇气做其他任何事情； 2. 与治疗开始时相比，我没有做什么与以前不同的事； 3. 我觉得我在所做事情的一些方向或关注点方面，感觉更好； 4. 我总体上接受了一些事件（如癌症），这给我生活的一种良好感觉
与家庭的分离感	1. 跟治疗前比，我与丈夫与孩子相处更少，也基本不关心他们的任何事情； 2. 我的情感没有真实的变化，家庭成员各做各的事情，我的丈夫与我大多数时候仅仅吃饭的时候在一起； 3. 丈夫与我都觉得好多了，我们曾一起出去游玩，再次找到了以前的感觉； 4. 丈夫与我真的"在一起"了，我们在很多方面都是亲密的，我能感觉到他在关心我

主题	项　　目
缺乏家庭之外的支持性联系	1. 我经常被人们孤立，包括住在同一个地方的亲戚； 2. 当我购物或出席孩子学校的活动时，我偶尔会遇到别人，我们会谈很多，但大都是表层的问题； 3. 我会见别人，一起喝咖啡，或者一起整天购物或出席活动； 4. 我会定期地会见一些人，或与丈夫一道经常与其他夫妇交流

注：主题来自与格洛瑞亚的开放性会谈。具体的句子是由她生成的，反映了事情变得更糟、没有变化、有一点改善及达成了该主题领域的目标。每个主题有 1 ~ 4 四种不同的结局。格洛瑞亚选择与她之前一周感觉相符的一个选项。

资料来源：*Research Design in Clinical Psychology* (4th ed., p. 320), by A. E. Kazdin, 2003, Boston: Allyn & Bacon. Copyright 2003 by Allyn & Bacon. 已获重印许可。

治疗者还描述了两种其他的测量并要格洛瑞亚来完成。贝克抑郁量表（Beck Depression Inventory，BDI；Beck et al.，1988）解决抑郁症状严重性的问题。量表包括 21 个项目，对每一项目，病人可以选择 5 个陈述中的一个，以反映抑郁症状的严重程度（每个项目有 1 ~ 3 分）。格洛瑞亚还要完成生活质量量表（Quality of Life Inventory，QOLI；Frisch，1998）。这个量表是评估 17 个领域（如爱的关系、家庭、学习、娱乐、朋友、生活哲学、工作、健康、邻居等）的总体生活质量。在病人对她生活领域打分的基础上进行加权（0= 根本不重要，2= 非常重要），然后乘以来自这些领域的满意度（–3= 非常不满意，+3= 非常满意）。BDI 与 QOLI 两个量表大约要 20 分钟来完成。

与格洛瑞亚第一次会谈持续了两个小时。访谈与创建 G 量表花费了 1.5 小时，接下来的时间用来完成 BDI 与 QOLI。格洛瑞亚预定在下一星期回来并被要求提前 20 分钟到。在第二次会谈之前，她要完成 BDI 与 QOLI，再与治疗者会谈。

治疗者从询问格洛瑞亚关于四个主题领域的问题开始会谈。这一材料以表 7.2 的格式打印。他们讨论这些领域对她是否还很重要，是否感到上次会谈错过了哪些关键的材料。治疗者传达的初始目标是治疗的初始状态，会谈中表露的信息及来自评估的结论对治疗中间的即时调整都是重要的。

在这一点上，治疗者描述了治疗方案并告之会每周一次照常进行。

治疗者选择了认知疗法与人际关系疗法相结合的治疗方式。认知疗法关注格洛瑞亚的不良认知，如抑郁情绪、低自尊、生活无意义感、关于自身观点的内部归因等（Beck et al.，1979）。人际关系疗法关注她的人际问题、角色以及满意感的来源、作为配偶或父母的情感等（Klerman et al.，1984）。治疗过程整合了会谈中的治疗方法及会谈之间布置的作业（如与丈夫的共同活动）。

每周，格洛瑞亚每天都要提前 20 分钟前来完成 G 量表、BDI 与 QOLI。在第一、二次会谈，实施的是完整的量表。但是，对格洛瑞亚而言，这两个标准化量表所列的一些症状、领域不能反映她的问题，还有一些与她并不相关。治疗者删除了几个项目，创建了 BDI（15 项）与 QOLI（13 领域）两个简化版本，此后在整个治疗过程中一直使用这一版本。治疗者对格洛瑞亚的表现进行量化，以每次测量的总分来检查治疗进程中是否有明显的、系统的改变。评估信息如图 7.1 所示。治疗之前的两次评估场合被描述了基线（图形中的 B1、B2 周）。治疗者增加了一条线性回归线，描述了最合适数据的斜率。总之，个体的数据值与回归线表明了格洛瑞亚随着时间改善的曲线。

尽管在理赔总结报表中总分是有用的，针对个体病人的量表（如 BDI）的所有项目的平均数，会跟群体研究的平均数一样，可能会掩盖关键信息。在格洛瑞亚的案例中，G 量表与 QOLI 表明她和丈夫的关系没取得多大进步。关系问题更完整地出现在 14 周的治疗之后。在治疗开始时，治疗者表明，认为治疗是一次好的机会，来讨论实现治疗目标的长度，并在评估信息以及格洛瑞亚对治疗评价的基础上，讨论下一步如何做。

格洛瑞亚表明，她对自己与生活的感觉好多了。她关于生活的观点，她看重的东西以及方向感都好了很多。在治疗过程中，她开展了大量的活动。目前，她在当地的大学开始学习并计划获得护理方面的学位。她与邻居进行着更好的互动，一位与她年龄相仿的女性，与她一起从事日常活动（如锻炼、购物等）。此外，在大学班级里，她遇到了一些喜欢

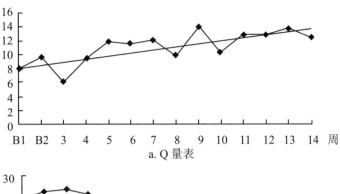

a. Q 量表

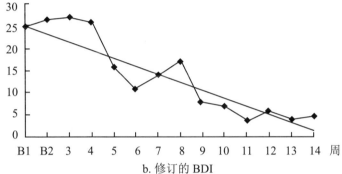

b. 修订的 BDI

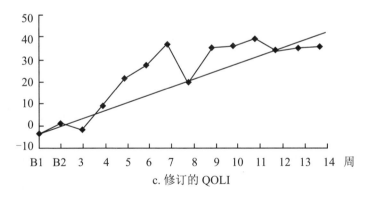

c. 修订的 QOLI

图 7.1　格洛瑞亚三种量表逐个会谈测量的分数

注:每个量表 (BDI 与 QOLI) 都是选自病人相关的项目,而不是完整的标准量表。本图描述了 14 次会谈 (14 周) 的数据。第一周完全是访谈与评估。第二次起开始根据治疗最先的协定进行评估。前两个星期（B1、B2）是治疗评估的基线或治疗前评估。量表得分的方向反映出 G 量表、QOLI 是递增的, 而 BDI 是递减的。适合描述每个图形的数据过程的回归线。

资料来源: *Research Design in Clinical Psychology* (4th ed.， p. 322)，by A. E. Kazdin，2003，Boston:Allyn and Bacon. 已获重版授权。

的人。最后，随着时间的推移，她的孩子们也变得令人愉快了。总之，她的总体幸福感大大提高了。同时，她也感到自己与丈夫的关系并没有因为治疗而发生任何改变。尽管她与丈夫也一起出去过一些日子，但她感到这只是时间上在一起，而没有连通感与亲密感。她说她爱自己的丈夫，不能想象没有他的日子。但在过去的经历中，他们并没有亲密的接触。在几次会谈后，治疗者建议他们在后来的多次会谈中要更加关注这些问题，但对她与丈夫而言，即刻的目标是明显的，那就是要采取一些共同的行动来改善他们的婚姻。接下来，他们使用了相同的方法，发展G量表来识别他们婚姻中存在的重要主题，设置锚点并在格洛瑞亚的例行评估中增加一个相关的量表。

治疗继续了五个多星期，此后，格洛瑞亚不再每周都完成 BDI 与QOLI，而是隔周完成一次。而 G 量表及与她婚姻关系相关的特殊量表仍然每周进行一次评估。五周后，格洛瑞亚与她丈夫同意开始婚姻咨询，她的个体治疗也因之停止。

3. 讨论

这一案例有效地说明了临床实践的评估过程。首先，治疗者努力使其治疗的初始目标更加明确与量化。其次，治疗者使用了系统的、临床相关的、病人认可的评估。评估包括 G 量表这种高度个人化量表，还改编了两个标准化量表（BDI 与 QOLI）以解决病人相关的具体问题。最后，治疗者绘制了评估格洛瑞亚治疗进程的图形，通过这些信息来改变治疗方案，揭示更进一步评估与治疗的需求。

但同样有许多明显的缺陷。第一，这三个量表在方法学上是重叠的，都是自陈量表，且都在治疗情境中完成。其他方法，如配偶评定、每周活动日记等，也是同样有效的方法。第二，治疗者可以更早地识别婚姻中不满意的事实并更早在治疗中给予它更重要的地位。如果治疗进程表述更精确，也许婚姻问题可以变得更突出，因为病人在其他方面更早感到进步。第三，必须谨慎地解释回归线。回归线能表明整体的改善程度，因此在表达模式时十分有用，但历时的改变并不能完全解释为治疗的结果。第四，案例描述不能说明格洛瑞亚在会谈中治疗配合度有多好。病人是否配合完成了布置的作业，以及治疗者认为认知问题与人际关系技能是否适合每一次会谈，这些都是重要的问题。

总之，案例描述强调了系统评估与评价的使用。评估是个人化的，但也包括符合治疗焦点的标准化量表。量表需要在每次会谈前花 20 分钟完成。其他量表也是有效的，它们可能包括多个功能领域，但只需要更少的时间（如 OQ-45 只要五分钟）。而且，治疗期间获得的数据不仅对评估进程有用，对整个时段内治疗焦点的决策也有效果。

四、系统评估与评价的问题和局限

系统评估与评价容易在临床工作中实施，以改善治疗者对治疗的判断，如改变是否出现，改变的重要性与程度，甚至改变中治疗所起的作用等。但是，它的实施仍然存在一些障碍。

1. 方法论问题

很少有量表是临床工作中可行、有效的。可行意味着用户友好与界面简洁；有效不仅指当前通用的所有效度的概念，还指不同时期内、不同种类的、可重复进行的评估的效度。当前在鉴定量表方面已经取得了进展。我们了解到，一些量表适用于个体治疗，另一些可以广泛地应用于临床环境与病人，还有一些能为更一般意义上的知识基础提供信息（例如：Barkham et al.，2001；Kordy et al.，2001）。

还有一个问题，与评估哪些因素导致了改变有关。这些重要的评估活动包括：治疗过程的评估（如关系或联盟）、与治疗相关的多种活动与练习以及治疗的其他方面。明显地，最初要优先考虑的事情是识别具体病人是否有改善以及改善到了什么程度。当评估的这个方面变得更为常规化，治疗者应该更加注意评价可能导致改变的中介因素。

最后，怎么评估来自量表的数据也引发了多个问题。描述性统计（如改变的平均数、斜率）能用来表达推理性目的。多种数据管理程序能用来输入数据，提供图形展示，并以用户友好的方式表现进展的状况（例如：OPTAIO，1997）。但是哪些决策应该基于数据？基于什么标准？
病人可能已经获得了临床显著的重要改变，大多数的研究者仍然不知道，
如何用测量到的改变来评估日常生活的真实改变（Kazdin，2001）。研
究需要了解治疗中改变的数量与类型，以了解个体病人真实受益的治疗
效应。

2. 临床问题与关注点

临床实践中系统评估与评价的效果已经引发了大量关注，同时也激
发了不少反对的声音。第一，治疗者经常关注评估可能会干扰治疗关系
的建立。治疗者的责任是治疗，增加评估者或评价者的角色，在概念上
就会混淆治疗者的角色，而且可能会进一步阻碍治疗。但是，认为评估
有害的假设也是存在争议的，事实上，这一假设同样似是而非（如不评
估病人可能会出现伤害、评估可能没有影响、评估可能有帮助）。病人
如何看待系统评估，可能依赖于治疗者对评估的观点以及对评估目标与
方法的表述。如果评估被表述为理所当然的事情，或被表述为治疗的中
心或有目的的，那么病人就可能认为它是积极的。

第二，临床问题的测量可能会过分简化问题。但是，测量是有用的，
它不需要了解所测量概念的一切。测量只是提供了问题的一个关键符号、
相关物或样本，也就是说，只是一个操作定义。治疗者通常对测量不感
兴趣，他们是对所要测量的概念或特征感兴趣。他们还是在运用测量，
即使测量没有包括问题的所有方面。

第三个相关的关注点是，评估似乎忽略了个性或病人的独特性。系
统评估能做到非常的个性化，就像案例所描述的那样。治疗者能决定病
人哪些功能域是最相关的，并能建立评估体系来反映这些功能域。临床
实践不像通常的研究情境，它允许评估与治疗的个性化。标准化评估可
能一直在治疗中扮演重要角色，它能以批判性的方式来实施个性化的评
估。标准化测量获得的病人形象，以及与标准化同辈群体（如相同年龄、
性别与民族）的相关比较，都能为指导治疗提供有意义的数据。测量的
标准化本质不是病人个性的威胁，而是在更广阔的背景下检验个性的一

个机会。

第四，临床工作的评估会伤害基于治疗的动态本质。在许多心理治疗中，没有单一、简单、不变的病人问题。事实上，有超过一半的病人会在治疗过程中加入新的治疗目标（Sorenson et al.，1985）。治疗焦点的改变及多维本质并不反对评估。此外，它们使系统评估更加重要。从治疗者与病人的角度来看，识别问题领域的改变是非常重要的。治疗者与病人设置新的目标并针对目标的改变创建新的评估或撤销原有的评估。

如果临床工作的目标是帮助病人，解决当时当地的具体个体的关注点，那么系统评估的案例就容易形成了。事实上，案例不需要做系统评估与评价。恰恰相反，在临床工作中，个体病人如此重要，他们的直接受益是目标，不系统的评估是难以校正的。明显地，在紧迫的环境中，治疗必须立马开始（如自然灾害、自杀意图等）。这些重要的例外情况能够排除基线数据，但不能在危机缓解之后排除评估的影响力。

五、临床评估的障碍

将系统评估引入临床实践并不困难。步骤不是太复杂，也不是太麻烦，且有一些已经在许多案例的大规模评估证实有效的评估工具。但是，在大多数治疗者、诊所管理者、实习生训练主管及监督治疗的临床管理者的头脑中，并没有系统评估的位置。治疗者也经常因为对临床评估不感兴趣而备受指责。因此，在心理学、精神病学、社会工作或心理咨询中的临床培训中，一直没有培养学生使用方法正确、用户友好的评估工具，以评估他们将来的案例。

1. 心理治疗的结局研究

心理治疗的结局研究主要是随机对照实验的天下。很多人认为在测量治疗效应的过程中这些实验有着特殊的地位。我并不打算抨击这些实验。但是，这些实验的关键特征使它们并不非常适合临床实践。已经有大量的讨论提出，检验治疗的环境（如疗效研究）不同于临床实践，结论也难以推广到临床实践。我希望表达不同于这些老生常谈的观点：随机对照实验所使用的方法，与其获得的结果一样，均不能推广到临床实践。随机对照实验的方法论特征使它们与临床工作很少相关，可能会在无意中阻碍临床实践的评估。

心理治疗的随机对照实验通常表现为治疗前—后的评估，以及使用数据统计分析在条件之间（如治疗组与控制组）进行平均数的对比。这些方法论特征并不能很好地应用于临床实践的治疗评估。在临床工作中，治疗者并不希望给出一个固定的治疗计划，也看不到病人在治疗结束后会做什么。的确，他们很想知道病人在治疗结束后怎么样了，但他们更关注治疗过程中的评估，以便在病人由于前期受益而需要停止治疗之前，能针对性地改变自己的治疗方案。随机对照实验并没有为解决临床实践的重要问题提供适用的方法。在任一临床学科中受过研究方法训练的治疗者，其所学习的方法很少甚至根本不能应用于临床工作。

最近与治疗结局研究发展相关的研究是病人中心研究（patient-oriented research；Howard et al.，1996；Lambert et al.，2003）。它的关键是对病人进行持续的评估与监管，从治疗开始到结束，利用这些信息来绘制治疗进展的图形并据之做出治疗决策。病人中心研究不像随机对照实验，它不包括众多的治疗前—后评估组。相反，治疗者每次会谈都会做简单的评估，以了解多个领域的功能状态。OQ-45（Lambert et al.，1996）就是这样一个简捷的工具，它只需要几分钟就可以填好，可以提供多个领域的信息。治疗者通过识别病人改变或改变失败的程度来评估治疗。在治疗过程中，可以利用不同的标准来指导治疗决策（Lambert et al.，2001，2003）。病人中心的研究大大缩小了研究与实践之间的距离。在临床研究与实践中使用的方法是相同的。病人中心研究提供了一种方法论，促使即将成为治疗者的人对系统评估更感兴趣。

2. 培训其他可选择的方法论

我对随机对照实验的评估仅局限于心理治疗结局研究的共同因素模式。评论可以更广泛地应用于匹配组设计、虚无假设检验及统计性评估等量化研究方法。但是还有一些其他的研究方法，经常被临床工作中应用导向的培训所忽视。下文将强调三种可供选择的方法论。

第一，质化研究方法。它与临床工作的关系非常紧密。质化研究有着自己的方法论，包括评估、设计与数据评估的策略[①]。质化研究以多种方式寻求系统的、可重复的与可累积的知识。这种方法能多角度地看待现象，这些现象能揭示人类经验的多个方面，包括人生体验、主观观点、人们如何表现（感知或感受）以及在情境中如何反应等。这些现象以前一直为量化研究传统所关注。例如，量化研究经常会对无家可归者有益或相关的众多因素进行详细描述。无家可归者的预警，这些预警因素的相对权重，成人、儿童与无家可归者的短期和长期效应（医学的与精神病学的）等，都可以由质化研究来进行详细描述。质化研究可能强调无家可归的经验、挫折的细节及各种矛盾，需要不同于量化研究的多种经验（例如：Lindsey，1998）。临床心理学及以临床实践为职业的相关学科，在训练学生时很少教授质化研究。这是非常遗憾的。这一方法论及其丰富的变式提供了一些选择，可以更好地促进对病人个体经验的理解，系统地编码治疗改变，并且以可重复的方式做到这一点。

第二，单一被试实验设计。它也有着临床工作容易接受的特征。单一被试实验设计最先出现于对人类或其他动物学习的基础进程所进行的实验室研究。这一方法已经在应用行为分析领域得到非常广泛的应用，其治疗的目标是解决临床上的功能失常、教育、康复、健康与日常生活中不同的功能域（如家庭、商业或工业的功能；Kazdin，2001）。它的设计是严格的，能得出因果结论，所以这一术语在科学中也得到应用。在他们的关键特征中，单一被试实验是对一个或一群被试进行多次观察，与分组实验对许多被试同时进行很少的观察（如只有前—后治疗状态）

---

① 在临床工作中，"质化"有时可用来指描述性的、轶事的与个案研究的材料。也就是说，这一术语经常被不恰当地用来指非量化的评估。这是一种误解。"质化"不是松散、非系统数据或"我的观点"的代名词。事实上，它是这些特征描述的反义词。质化研究是严格的、科学的、规律性的，既能检验理论，也能产生理论。

形成了鲜明的对比。这一设计有很多便于使用的变式，可以用来评估与改善临床工作中的病人护理（例如：Hayes et al.，1999；Kazdin，1981，2003）。正如质化研究一样，它也很少被纳入心理健康职业的临床训练中。

第三，个案研究方法。它有很多问题，但能提供有用的信息，甚至允许进行强的推论（Sechrest et al.，1996）。这一方法论的确有许多问题，如：哪些因素影响了对个案事件的推论？这些影响因素是真的还是假的？其得出的推论什么时候、如何才能作为研究的结论？人们传统意义所认为并不断进行的轶事个案研究（anecdotal case study）并不是个案研究的唯一选择。治疗者能够做很多事情来进行高质量的推论，以了解病人的改变及改变的理由，但这些技术很少在课程中得到传授（Kazdin，1981）。了解个案研究的优点及其潜在的思维过程，能增进临床培训的效果，最终提高对病人的护理质量。

在这里，我们提到了量化传统之外的三种方法论。这三种方法论，与过去在心理健康行业中所提供的方法相比，更加容易适应临床实践的问题与条件。很明显，临床实践中似乎存在一种反数据与反评估的倾向。治疗者在临床实践中所进行的评估，过去没有，现在也仍然没有进行必要的训练。

3.一般评论

心理学与科学中的教育更多是设计来教授内容（感兴趣的内容领域）、方法（评估与设计）及一种走近科学的广阔的途径。这种广阔的途径是一种关于考察现象以及如何对进行推论所需的信息进行系统化的思维方式。思维过程反映了如何操作化关键概念，如何做出导致治疗或过程改变的假设，以及如何检验这些关于治疗及其影响的假设。评估、研究设计、评价并非与临床实践互不相容。实践者总是在积极或被动地基于自身所观察到的事件做出推论。将系统评估应用于临床工作，可以使实践与科学原理和谐相处（如假设检验、操作化关键概念、形成可重复性）。其具体的特点是通过使用评估概念与评估实践来促进个体病人的治疗进程。

　　病人的中心地位及对病人幸福感的关注，已经成为需要系统评估治疗进程的最佳理由。我认为，毫无疑问，当治疗目标是帮助病人并解决临床工作中明显的需求、关注点或绝望情绪时，评估与评价及获得指导性的推论比过去更为重要。许多培训过程中出现了一种二分法思想，将研究的原则及其优先权（如谨慎、系统的观察，可重复数据的收集，对群组设计的强调），与临床实践的优先权（如关注个体及其独特环境，陈述并高度评估更为质性的研究数据）对立起来。其实，没有必要形成这种二元论思想，如果治疗者被训练成这样，最终的牺牲品一定是病人。

六、结论

　　本章支持并描绘了临床实践中的系统评估，认为它是改善临床护理质量的方法。我们讨论了系统评估的多个步骤，包括确定与评估治疗目标、确定与评估程序与过程、选择测量手段、评估多种场合、评估数据等。我们还描述了一个临床案例，说明临床工作中系统评估的使用步骤。方法论与评估并不仅仅是经验研究者关心的问题，它们也是治疗者需要了解的内容。据之，治疗者可以了解是否存在改变、差异或影响，并将可能的原因寻找出来。

　　临床实践中进行评估的重要出发点之一，就是实现病人受益的目标。评估方法必须能适应各种不同的临床问题与情境。主要存在两个挑战。首先，心理学家必须发展能够轻松地整合进临床实践的实践与程序。在这方面已经取得了很大进展。一些效度良好的量表已经在临床中得到有效的使用。技术革新带来的多种日常小工具（如时间管理工具、带摄像头的手机）可能增加评估的选择。临床工作中实施评估的挑战与缺少工具并不相关，即使再多再好的工具也总是受欢迎的。

　　其次，治疗者的教育培训是整合评估与实践的重大障碍。临床评估对病人护理非常关键。病人护理与高质量的临床工作，既需要治疗者使用最好的治疗，也需要他们用最好的评估工具来评估治疗的影响。治疗者的个人判断与私人经验很有价值，但它们并不能取代系统信息的收集，也不能取代这些系统信息在关键决策过程中所扮演的角色。

治疗者似乎在有意地抵制系统评估，他们也不愿意在临床工作中使用科学的思维。在这方面，我非常欣赏所谓的医学模式。在医学问题情境中，如果可能的话，只要不违反伦理，即使是不太适合真实实践的，也要使用医学检验并通过完整的病情审查来提供解决问题的坚实的信息基础。一个治疗过众多相同病情病人的医生是十分有益的。但如果医生利用系统评估方法（如血型拼图、多种类型的医学扫描）来纳入或排除问题，监管曾经做过的治疗是否有效应，这将更为有益。如果没有系统的管理，一个医生可能不会记起化学疗法或外科手术在整个治疗时段内的治疗效应及治疗的持久性。在医学中，非系统的、松散的评估同样有着它们的位置。"你感觉怎样？你有无足够的把握应对当前的情境？这周你过得怎样？"医生对待病人的所有行为都能系统地进行编码，但医生们通常并没有这样做。在心理治疗的临床实践中，很少进行系统的评估。治疗者的刻板印象是，他们选择临床工作的主要原因是想帮助病人，而不是对数据或研究感兴趣。我希望这一刻板印象只是一个虚构的靶子。治疗者需要临床实践的评估，恰恰是因为这样能够更好地帮助病人。

参考文献

Aiken, L. R. 1996. *Rating Scales and Checklists: Evaluating Behavior, Personality, and Attitude*. New York: Wiley.

Alter, C., Evens, W. 1990. *Evaluating Your Practice: A Guide to Self-assessment*. New York: Springer.

Barkham, M., Margison, F., Leach, C. et al. 2001. Service Profiling and Outcomes Benchmarking Using the CORE-OM: Toward Practice-based Evidence in the Psychological Therapies. *Journal of Consulting and Clinical Psychology*, 69, 184-196.

Beck, A. T., Rush, A. J., Shaw, B. F. et al. 1979. *Cognitive Therapy of Depression*. New York: Guilford Press.

Beck, A. T., Steer, R. A., Garbin, M. G. 1988. Psychometric Properties of the Beck Depression Inventory: Twenty-five Years of Evaluation. *Clinical Psychology Review*, 8, 77-100.

Borkovec, T., Rachman, S. 1979. The Utility of Analogue Research. *Behaviour Research and Therapy*, 17, 253-261.

Clement, P. W. 1999. *Outcomes and Incomes: How to Evaluate, Improve, and Market Your Practice by Measuring Outcomes in Psychotherapy*. New York: Guilford Press.

Cone, J. D. 2000. *Evaluating Outcomes: Empirical Tools for Effective Practice*. Washington, DC: American Psychological Association.

Faulkner & Gray Health Care Information Center. 1997. *The 1997 Behavioral Outcomes and Guidelines Sourcebook*. New York: Author.

Fishman, D. B. 2001. From Single Case to Database: A New Method for Enhancing Psychotherapy, Forensic, and Other Psychological Practice. *Applied & Preventive Psychology*, 10, 275-304.

Fonagy, P., Target, M. 1994. The Efficacy of Psychoanalysis for Children with Disruptive Disorders. *Journal of the American Academy of Child and Adolescent Psychiatry*, 33, 45-55.

Frisch, M. B. 1998. Quality of Life Therapy and Assessment in Health Care. *Clinical Psychology: Science and Practice*, 5, 19-40.

Hayes, S. C., Barlow, D. H., Nelson, R. O. 1999. *The Scientist-practitioner: Research and Accountability in Clinical and Educational Settings* (2nd ed.). New York: Pergamon Press.

Heller, K. 1971. Laboratory Interview Research as An Analogue to Treatment. In E. Bergin, S. L. Garfield (Eds.), *Handbook of Psychotherapy and Behavior Change: An Empirical Analysis* (pp. 126-153). New York: Wiley.

Hoagwood, K., Hibbs, E., Brent, D. et al. 1995. Efficacy and Effectiveness in

Studies of Child and Adolescent Psychotherapy. *Journal of Consulting and Clinical Psychology*, 63, 683-687.

Howard, K. I., Brill, P. L., Lueger, R. J. et al. 1992. *Integra Outpatient Tracking Assessment.* Radnor, PA: lntegra.

Howard, K. I., Moras, K., Brill, P. L. et al. 1996. Efficacy, Effectiveness, and Patient Progress. *American Psychologist*, 51, 1059-1064.

Kazdin, A. E. 1978. Evaluating the Generality of Findings in Analogue Therapy Research. *Journal of Consulting and Clinical Psychology*, 46, 673-686.

Kazdin, A. E. 1981. Drawing Valid Inferences from Case Studies. *Journal of Consulting and Clinical Psychology*, 49, 183-192.

Kazdin, A. E. 1982. *Single-case Research Designs: Methods for Clinical and Applied Settings*. New York: Oxford University Press.

Kazdin, A. E. 1993. Evaluation in Clinical Practice: Clinically Sensitive and Systematic Methods of Treatment Delivery. *Behavior Therapy*, 24, 11-45.

Kazdin, A. E. (Ed.). 1996. Special Section: Evaluation in Clinical Practice. *Clinical Psychology: Science and Practice*, 3, 144-181.

Kazdin, A. E. 1999. The Meanings and Measurement of Clinical Significance. *Journal of Consulting and Clinical Psychology*, 67, 332-339.

Kazdin, A. E. 2001. Almost Clinically Significant (p < .10): Current Measures May Only Approach Clinical Significance. *Clinical Psychology: Science and Practice*, 8, 455-462.

Kazdin, A. E. 2003. *Research Design in Clinical Psychology* (4th ed.). Needham Heights, MA: Allyn & Bacon.

Kendall, P. C. (Ed.). 1999. Special Section: Clinical Significance. *Journal of Consulting and Clinical Psychology*, 67, 283-339.

Kiresuk, T. J., Garwick, G. 1979. Basic Goal Attainment Scaling Procedures.

In R. Compton, B. Gallaway (Eds.), Social Work Processes (Rev. ed., pp. 412-420). Homewood, IL: Dorsey.

Kiresuk, T. J., Smith, A., Cardillo, J. E. 1994. *Goal Attainment Scaling: Applications, Theory, and Measurement.* Hillsdale, NJ: Erlbaum.

Klerman, G. L., Weissman, M. M., Rounsaville, B. J. et al. 1984. *Interpersonal Psychotherapy of Depression.* New York: Basic Books.

Kordy, H., Hannover, W., Richard, M. 2001. Computer-assisted Feedback-driven Quality Management for Psychotherapy: The Stuttgart-Heidelberg Model. *Journal of Consulting and Clinical Psychology*, 69, 173-183.

Lambert, M. J., Hansen, N. B., Finch, A. E. 2001. Client-focused Research: Using Client Outcome Data to Enhance Treatment Effects. *Journal of Consulting and Clinical Psychology*, 69, 159-172.

Lambert, M. J., Hansen, N. B., Umphress, V. et al. 1996. *Administration and Scoring Manual for the Outcome Questionnaire (OQ 45.2).* Wilmington, DE: American Professional Credentialing Services.

Lambert, M. J., Whipple, J. L, Hawkins, E. J. et al. 2003. Is It Time for Clinicians to Routinely Track Patient Outcome? A Meta-analysis. *Clinical Psychology: Science and Practice*, 10, 288-301.

Lindsey, E. W. 1998. The Impact of Homelessness and Shelter Life on Family Relationships. *Family Relations*, 47, 243-252.

Lueger, R. J., Howard, K. I., Martinovich, Z. et al. 2001. Assessing Treatment Progress of Individual Patients Using Expected Treatment Response Models. *Journal of Consulting and Clinical Psychology*, 69, 150-158.

Meier, S. T. 2003. *Bridging Case Conceptualization, Assessment, and Intervention.* Thousand Oaks, CA: Sage.

OPTAIO. 1997. *Provider's Desktop.* San Antonio, TX: Psychological Corporation.

Parsonson, B. S., Baer, D. M. 1978. The Analysis and Presentation of Graphic Data. In T. R. Kratochwill (Ed.), *Single-subject Research: Strategies for Evaluating Change* (pp. 101-165). New York: Academic Press.

Persons, J. B., Silberschatz, G. 1998. Are Results of Randomized Controlled Clinical Trials Useful to Psychotherapists? *Journal of Consulting and Clinical Psychology*, 66, 126-135.

Rosenthal, R., Rosnow, R. L. 1991. *Essentials of Behavioral Research: Methods and Data Analysis* (2nd ed.). New York: McGraw-Hill.

Sechrest, L., Stewart, M., Stickle, T. R. et al. 1996. *Effective and Persuasive Case Stuaies.* Cambridge, MA: Human Services Research Institute.

Sorenson, R. L., Gorsuch, R. L., Mintz, J. 1985. Moving Targets: Patients' Changing Complaints during Psychotherapy. *Journal of Consulting and Clinical Psychology*, 53, 49-54.

Tang, T. Z., DeRubeis, R. J. 1999. Sudden Gains and Critical Sessions in Cognitive-behavioral Therapy for Depression. *Journal of Consulting and Clinical Psychology*, 67, 894-904.

Westen, W., Novotny, C. M., Thompson-Brenner, H. 2004. The Empirical Status of Empirically Supported Psychotherapies: Assumptions, Findings, and Reporting in Controlled Clinical Trials. *Psychological Bulletin*, 130, 631-663.

Wiger, D. E. 1999. *The Psychotherapy Documentation Primer*. New York: Wiley.

第八章 研究—实践的互动与挑战：
在临床环境中使用与检验循证心理治疗

约翰·R.韦兹 迈克尔·E.艾迪斯 [①]

临床实践与临床研究的专家有着共同的重要目标。两者都在试图识别、了解、减轻功能失常与疾病，都在不断努力地改善自身的工作。在这一共同的基础上，两者存在大量共识与互补的行为模式。本章关注的焦点是这些行为中的一种，即将研究环境中已经证明有效的治疗，应用于日常的、典型的临床情境，以证明其在临床应用中是否同样有效。这也一直是我们在青少年（Weisz）与成年人（Addis）的治疗实践中关注的焦点。在本章中，我们将描述这些工作，阐述我们从中获得的启示，描述我们将循证心理治疗应用于临床实践中的广泛努力。由于我们的研究来自各个不同实践者的诊所，所以相比其他服务情境，我们的评论更适合于诊所之类的情境。但我们认为，其中的很多评论同时也适用于其他临床护理情境。

一、两个世界：临床研究与临床实践

临床实践与临床研究确实有许多共通之处，但我们与同事在实践的协作工作中发现，研究与实践的世界之间，同样存在很深的裂痕。事实上，这两种情境的裂痕，跟国家文化之间的分裂同样深刻。这些分裂的相关维度主要包括：总目标与具体目标，激励机制、限制条件、压力，工作产品以及日常生活的本质。

① 本章所描述的研究得到了麦克阿瑟基金会赞助的青少年心理健康研究网络的支持，同时也得到美国心理健康研究所的授权［R29 MH57778（Addis）；ROl MH57347（Weisz）；ROl MH 49522（Weisz）；ROl 68806（Weisz）］，在此谨致谢意。

1. 总目标与具体目标

临床实践环境中的总目标与具体目标关注的通常是如何服务于病人及其家庭。这些服务通常包括评估、诊断与干预，其方式必须与诊所、机构、其他合同或立法机构的要求相一致。病人与付款者对服务的满意度是至关重要的。如果病人不满意，他们就会爽约或提前终止治疗。对一些诊所而言，建立于财政基础上的契约，也会特别强调病人需要的满足。在实际的研究中，提供给病人的服务也是包括评估、诊断与治疗，但研究的总目标主要是拓展人们对临床现象的理解，或者测试新的治疗方法的有效性。"治疗到底在多大程度上有效"这一目标的仲裁者通常是科学界的权威，一般由期刊编辑与同行评审者来代表。因此，临床研究者所做的工作主要是确保科学的真实性，以便最后能通过同行评审者或编辑的审查。

2. 激励机制、限制条件与工作压力

明显地，不同的激励机制、限制条件与工作压力会影响临床实践者与临床研究者。大多数心理健康服务的激励机制都强调护理的数量，依赖于不同形式的付款系统。如果服务是按一份指定价格的合同提供的，那合同将支配着护理的数量，违反合同（或费用下降）的主要原因是，该年度提供的服务量低于合同所设定的目标。这就会产生一种压力，要求治疗者必须保持每年度都有一定数量的病人并提供一定的服务时间。在传统的理赔计划中，服务机构或治疗者都是通过服务时间来获得收入。所以，激励机制是提供更多的服务。但是，对理赔计划的付款者而言，动机则刚好相反：更少的服务等于更高的利润。这类型的激励机制在美国大多数的诊所或机构里盛行。当前，这些机构中有很多都存在财政困难，这意味着追求利润是它们强有力的一个动机。表面上，大多数实践者是被委托提供高质量的服务，以改善病人的心理健康。但实际上，实践者工作的激励机制可能会强调治疗的数量与理赔量，而不是治疗的质量与结局。与此不同，在研究者中盛行的激励机制是，如何成功地获得研究的发现与结果。因此，在临床测验中，高额的费用都投入到这种类

型的研究：它们按照实验设计精确地执行指定的治疗并产生了比控制组或对照组更好的结局。一个实验如果没有出现这一结果，就会是一种失败。这种压力同样具有财政的问题。研究与研究职业通常依赖于基金资助（当然，也就依赖于研究的科学质量以及他们完成研究的记录），其得到推广并做出决策的程度，取决于研究的质量及其接受财政支持的成功度。这些压力会导致临床测验程序更加强调实验控制与良好结局的可能性，有时甚至以牺牲日常临床护理的相关性与临床代表性为代价等（Weisz，2004）。明显地，激励机制、限制条件和压力在很大程度上驱动着实践者与研究者的日常行为，使这两个专业群体之间很少出现交集。

3. 工作产品与日常生活的本质

考虑到所有这些差异，在工作产品与日常生活的本质方面，研究者与实践者出现显著差异也就不值得惊奇了。在实践者的多种工作产品中，一个中心的元素是总体的临床服务时间，尤其是对计费服务时间的持续强调。对于管理者而言，发展新的服务项目（如药物滥用），或者新的提供服务的方式（如家庭治疗或学校治疗），可能是一种重要的工作产品。对研究者而言，科学性强的研究以及这些研究是否获取财政支持并发表在同行评议的期刊上，这些都是重要的产品。临床实践中的日常工作强调提供直接的服务，发展与提炼更好的服务形式和交付方式。在研究环境中的日常工作则重点强调书写申请，获得研究的财政资助，审查研究过程以确保其科学的真实性，分析研究发现，最后写成论文。因此，正像上文所讨论过的其他领域一样，临床实践与临床研究的工作产品和日常活动也是存在显著差异的。

二、实践者与研究者对实践和研究关系的观点

考虑到临床实践者与研究者两个世界之间的显著差异，两个世界之间相互了解的程度以及他们如何看待彼此的工作等问题就出现了。著名的临床培养与实践的博尔德（Boulder）模式，已经探讨过这样一种相辅相成的关系。在这一模式中，同一个人能够做两种不同的工作，研

究与临床实践为了各自追求的目标而相互支持、相互沟通（Shakow，1976；Stricker and Trierweiler，1995）。但是，从最近几十年的发展中可以看出，临床研究者与实践者之间存在巨大的鸿沟（Westen et al.，2004）。一些人甚至争论说，实践者与研究者的价值取向和目标刚好是背道而驰的（Fensterheim and Raw，1996；Silverman，1996）。反映在对待循证心理治疗的情感方面，艾迪斯（Addis，2002）认为一种特别有害的刻板印象已经出现，实践者被一些研究者看作是没有批判思维的、盲目的支持者；研究者被一些实践者看作是躲在象牙塔里，从不接触临床真实情境的"仓鼠"。

　　与现存的观点或修辞的丰富性相比，关于研究者与实践者如何看待彼此工作经验的研究却是出奇的贫瘠。但是，近来已经出现一些经验研究，它们关注了实践者对心理治疗研究所获得的产品（尤其是与循证心理治疗相联系的治疗手册）的看法。艾迪斯和克拉斯洛（Addis and Krasnow，2000）对800多个博士水平的治疗者进行调查研究发现，他们对待治疗手册的态度迥异。一些回答者持有这样的观点，如果手册使用得当，则能够帮助治疗者在治疗过程中不走弯路，从而改善病人的平均结局。但也有许多人持另一种观点，认为手册强迫个体病人适合某种独断的诊断类别，完全忽视治疗者本人的作用。治疗者所持的态度与他们的理论取向有一定的关系。比如精神分析取向的治疗者与认知—行为取向的治疗者相比，前者对治疗手册持有更为明显的负面态度。在一个多位点可卡因治疗测验中，娜佳维茨（Najavits，2004）及其同事同样发现，精神分析治疗者在使用治疗手册时报告了比其他治疗者更低的满意度（如认知—行为治疗、个体药物治疗、群体药物治疗等）。其他对临床实践中使用手册的治疗者进行的调查也发现，通常认知—行为取向的治疗者对手册持有更积极的态度（Morgenstern et al.，2001；Najavits et al.，2000）。这部分地反映了这样的事实，认知—行为的理论取向更容易在手册中得到良好的表现，而精神分析治疗则不是这样。

　　本部分引用的研究，仅仅是未来我们可以使用的有用信息的冰山一角。例如，艾迪斯（Addis，2002）表明，研究—实践关系能够从社会心理学的角度来进行研究，以关注对待研究—实践关系不同的态度、信仰及刻板印象所产生的影响。这是一个有用的出发点，可以用来评估研究者、实践者对彼此所持有的刻板印象的程度。也许，实践者对研究者的积极观念（或与之相反），可能会比我们在大量研究文献中所获得的印象要更多一些。最近出现的大规模研究—实践网络就是一个例证（例如：Borkovec，2004）。另外，尽管一些研究已经表明，部分临床研究者已经与第三方付款机构勾结以限制实践（Wampold and Bhati，2004），但是，通过心理治疗有效性的证明，或者实证支持的治疗的传播，我们还是应该强调，研究确实能够帮助实践者应对医疗理赔的挑战。事实上，我们中有一位研究者通过培训焦虑症的实证支持治疗，提高了治疗者治疗的有效性，从而帮助这类实践者变成一个机构的服务优先提供者（preferred provider）。

三、研究检验的治疗应用于临床培训与实践的程度

我们所知道的大多数当代临床培训与实践模式都表明，循证心理治疗对临床培训与实践的影响程度都是适中的。在培训领域，APA 第 12 分会的科学与实践委员会（Committee on Science and Practice，CSP）所做的一个研究（Woody et al.，in press）提供了相关的证据。这一调查是一个历时十年的随访研究，它运用了与 1993 年几乎一模一样的问卷。在两次调查中，研究者向临床心理学博士毕业的管理者与博士前的实习项目管理者提供了循证心理治疗的清单，要求他们报告每个治疗在课程教学与督导训练中使用的程度。两次调查都使用了 22 个循证心理治疗，结果发现毕业项目与实习项目在 2003 年比 1993 年更多地在课程内容中使用了这些治疗，尽管大量的范围被描述为"简洁"。但是，在实际的督导训练中，在过去的十年中，情况却是向负面方向发展的。无论毕业还是实习项目，在过去十年中，督导训练中的循证心理治疗是下降而不是增加的。如果我们假设在临床实践中这些治疗使用的技术与督导训

练更加紧密相关，伍迪等（Woody et al., in press）的研究将表明，科学检验治疗所占的比例在过去十年里可能下降了。当然，这一调查仅仅适用于临床心理学，而不是其他领域（如社会工作、婚姻与家庭治疗）。但考虑到临床心理学可能是实施循证心理治疗最为彻底的学科，这些治疗应该不太可能在其他学科训练与传播中更为普遍。

我们自己与临床实践环境的接触以及我们注意到的有限的研究证据表明，在日常临床实践中循证心理治疗并不十分突出。这是治疗者在他们治疗儿童与青少年的报告中传达出来的讯息（Weersing et al., 2002），也是观察者在儿童与青少年的常规治疗和日常治疗会谈中观察到的现象（McLeod and Weisz, 2005）。同时，成年病人的自我报告也为此提供了证据（Goisman et al., 1999），对成人常规心理治疗进行的内容分析也说明了这一点（Addis et al., 2004）。这些发现，与那些日益增多的自我描述为认知—行为理论取向的人的观点明显不一致。对年轻人与成年人的认知—行为治疗，建立了很大比例的、手册化的循证心理治疗。可能是这些治疗（如对青少年与成人的焦虑症和抑郁症的认知—行为治疗）或者治疗的元素（如识别与改变不现实的负面认知）与实际数据所表明的情况相比有些夸大；也有可能是具体的术语，如"认知—行为"在日常实践中更多地被从字面上理解。比如，它可能是指"任何讨论到认知的治疗"，而不只是指符合认知—行为治疗原则的所有特征或程序的治疗。还可以讨论的一个有用的问题是，循证心理治疗到底需要什么水平的符合度（从专有手册的使用，到没有专门原则与程序的混合手册的使用），以确定在实践环境中得到近似的执行？这一问题很难有效地回答，除非研究者能够识别循证心理治疗中的积极因素（Kazdin, 2000; Weersing and Weisz, 2002），并为了产生真实的改变，进而决定需要执行的具体内容。

尽管研究表明循证心理治疗对临床培养与治疗实践只有有限的影响，但当前公共与私营机构仍在大力支持使用这些经过科学检验的治疗。联邦财政已经开始促使提供者建立基于实践的研究机构，并为社会上的治疗者培训循证心理治疗（例如：U.S. Department of Health and Human Services，2004a，2004b）。国家层面的政策制定者已经认识到循证心理健康护理的重要性（National Institute of Mental Health，2001；Office of the Surgeon General，1999；President's New Freedom Commission on Mental Health，2003）。家庭利益群体（family advocacy groups）与病人组织已经在鼓励，不仅要在获取心理健康护理方面，还要在证明治疗的有效性及病人的满意度方面，逐渐做得越来越好（Allness and Knoedler，2003；Flynn，2005；Hoagwood，2005；National Alliance for the Mentally Ill，2003）。此外，国家正在发展一些项目，来支持有效心理健康服务的使用（National Association of State Mental Health Program Directors，2004）。

总之，研究检验的治疗在应用于临床培训及日常实践时表现出局限性，但公共与私营机构却都对这种应用有着广泛的兴趣。在这一点上，我们需要的是多种方法与途径，来沟通横跨两种文化的研究—实践鸿沟，并通过严格的议案来把经过检验的治疗应用于临床护理情境。我们试图通过曾在实践诊所中所做的一些有效的测验，来帮助形成与提升这些类型的研究。在本章接下来的部分里，我们将总结这些测验并讨论我们在做测验的过程中所学到的东西。这个讨论中重要的主题之一就是这一过程的双向性本质。在我们的观念中，只有基于研究的治疗吸收经验、专业技能、实践者的智慧以及他们对工作环境中可能出现什么的理解，治疗才能够成功地应用于实践。

四、实践情境中检验实证支持治疗的努力：实效研究

我们将实证支持治疗应用于真实世界的实践情境的努力，是包括其他研究者在内的广泛努力的一部分。尽管其他人没有使用与我们一样的途径，他们的工作也是有价值的，是我们讨论的重要语境。这些例子包括社区强化方法（community reinforcement approach）对成人药物成瘾的治疗（Budney and Higgins，1998）；自信社区治疗项目对成

人严重与顽固的心理疾病的治疗（Stein and Santos，1998）；多系统疗法（multisystemic therapy；Henggeler et al.，1998）、功能性家庭疗法（functional family therapy；Sexton and Alexander，2004）以及多维度治疗看护（multidimensional treatment foster care；Chamberlain，1998）等所有对青少年攻击性与反社会行为进行的治疗方式。其他研究则关注内在环境的治疗，包括抑郁症（Mufson et al.，2004）、惊恐症（Stuart et al.，2000；Wade et al.，1998）以及神经性暴食症（Tuschen-Caffier et al.，2001）的治疗。

我们自己的研究基于这些研究及相关研究所创建的传统。但是，正如我们尽力想做到的那样，我们所做的工作与前人的研究还是有很多显著的不同。在我们对青少年与成年病人的治疗过程中，我们找出了那些在之前的随机疗效测验中表明效应有益的治疗，协助随机地选择那些在临床实践情境中工作的治疗者，让他们在自己的情境中学会并使用这些治疗方法，然后再随机地选择同样情境中的其他治疗者，让他们继续像往常一样治疗，从而对比不同治疗者组别病人的治疗结局，评价实践者在日常临床实践中，使用循证心理治疗是否会产生比常规治疗更好的结局。

将经过检验的治疗方式与日常临床治疗进行对比研究，还存在一些富有争议的方面。这一方法的局限性是常规治疗通常是多种方法的混合，每个单个的治疗者都不一样，且不能以重复治疗的方式进行证明（Kazdin and Weisz，1998；Weisz，2004）。但是，我们可以训练参加实验的观察者，可靠地描述常规治疗中那些我们感兴趣的具体维度（Addis et al.，2004；McLeod and Weisz，2005），所以，治疗过程的本质并不必然是完全神秘的。与常规治疗进行对比的一个重要的优点是，它与临床实践者、病人及其家庭的关注点和目标高度相关。这些人对研究—实践协作的关注焦点是如何尽可能地获得最好的结局。因此，对任意一种新的治疗方式而言，关键的问题是它能否在临床实践中战胜当前实践中有效的治疗方式。在我们的经验中，治疗方法的这些问题并没有得到很好的回答，实践者群体对此也没有多少兴趣。有必要指出，当前大多数被认为是循证的心理治疗，其实都没有很好地解决这一问题。

实效测验所采取的方法是用经过疗效检验的治疗，与常规治疗以及与本章中提到的其他方法相对比，是一种检验任意新的治疗方式效应的保守方法（这些新治疗方式主要指对临床实践情境而言是新的），至少有以下五个理由。第一，检验手册化治疗组与控制组中，大多数控制组是等候组或未治疗组（Weisz et al.，2005）。而如果将手册化治疗组与标准实践组（即治疗者按照日常规则治疗病人）进行对比，就会降低借助手册化治疗来实现良好结局的预期，因为治疗组与治疗对照组的对比，会比治疗组—控制组产生更小的效果量（Kazdin et al.，1990）。第二，治疗者在常规治疗中使用的治疗程序，是他们最了解的并通常已经实践了多年，在手册化治疗中，治疗者被要求学习与使用不熟悉的程序，在许多案例中，这些程序甚至会与他们通常使用的、偏好的治疗程序相冲突。第三，做高度结构化且预先规定好的治疗，与许多治疗者关于自己角色的认识以及他们选择临床职业的预期是不兼容的。因此，要求治疗者学会细节化的治疗手册并根据结构化的流程图来规划他们的会谈，这些要求有点过分。第四，我们在前面谈到的现实约束（如时间压力或生产力需求），限制了治疗者可利用的时间与精力，难以学习与完全掌握一些新的治疗程序，这给那些仅仅需要使用常规治疗的治疗者提供了另外一种优势。第五，在管理医疗条件下，被转介病人的日常临床实践的许多特点对使用结构化的、手册指导的治疗构成了挑战。例如，这些治疗大部分是为个体的单一疾病设计的，但临床实践中共病现象却是非常普遍的。再如，许多手册需要一个固定的最少治疗次数，通常是15次或更多，但许多实践环境中其平均的会谈次数通常要远远低于这一数字，在日常实践中爽约或突然中止治疗也很普遍。此外，许多管理医疗公司越来越严格地限制了会谈次数，这些限制可能比大多数手册化治疗所要求的会谈次数要少得多。

尽管存在这些及其他一些挑战，将结构化的、手册化的治疗应用于日常临床实践是一次值得学习的机会。对于那些相信科学检验的治疗能够改善临床实践结局的人而言，检验这一命题，学习如何将这些治疗应用于实践的机会是无价的。因为我们每个人都有这个机会，我们想分离出我们已经做的一些工作以及我们从这一过程中所学到的东西。

1. 实践情境中关于青少年的实效研究

本部分将描述约翰·R.韦兹在青少年实践情境中的经验。在 20 世纪 90 年代后半期，他在加利福尼亚大学洛杉矶分校的研究团队曾做过一个纵向研究，追踪了儿童与青少年在心理健康诊所里的治疗记录。在这一过程中，他们遇到了一些令人印象深刻的管理者与实践者，他们特别重视心理治疗的质量。因为那时正是循证心理治疗大力发展的年代，他们在社区治疗中寻找这些治疗方式，但发现很少有证据表明，经过检验的治疗已经找到了如何融入社区实践的道路。他们越来越确信，研究与实践的世界很久以来就一直是分裂的，在这一领域，缺少沟通两者的良好机制。考虑到研究检验的治疗在改善结局方面的巨大潜力，他们认为将这些治疗应用于他们所熟悉的加利福尼亚的诊所是有用的，能够检验治疗对病人结局的影响。他们做了一个对青少年焦虑症的认知—行为治疗（Kendall 在 1994 年发展的 Coping Cat 项目，对分离性焦虑障碍、广泛性焦虑障碍及社会恐惧进行治疗）以及青少年抑郁症治疗（PASCET 项目，创始者：Weisz et al.，1997）的对比研究，治疗的志愿者来自每个参加研究项目的诊所，他们被随机分配成组，一组学习与接受每周一次的手册指导治疗（即依赖于诊断的 Coping Cat 与 PASCET），另一组继续像研究之前那样治疗（也就是说，该组提供常规治疗）。进入治疗的儿童都是通过正常渠道且符合诊断标准（通过标准的诊断会谈），再根据焦虑症或抑郁症随机分配到手册化治疗组或者常规治疗组，结局通常在治疗后评估及之后的随访中得到测量。

因为常规治疗没有明确的结束点，同时也因为一些青少年具有某些公共特权，可能会延长一段治疗的时间，研究团队到最近才完成最后数据的收集，因此，还没有最终的研究报告。但是，他们已经发现了大量有用信息，其中一些研究结果已经由研究团队成员发表（Connor-Smith and Weisz，2003；Southam-Gerow et al.，2003；Weisz et al.，2003）。但是，与病人、实践者、诊所管理者及研究团队相关的经验教训，还需要进行简短的评论。一个最重要的主题已经突现出来，那就是这四种视角的交互作用已经对实效研究的研究过程产生深刻影响。

（1）病人

无论病人年龄多大，了解病人的视角都是非常重要的。但是，由于每个病例都会卷入更多的人群，在青少年治疗过程中挑战更为复杂。父母与监护人一般最先提出转介，其他家庭成员紧接着也纳入治疗过程。内部审查委员会（internal review board，IRB）规定，在进行研究前需要成年人的同意及未成年人的赞同，这构成了实效研究的特殊挑战。筛选过程需要许多页的、逻辑性很强的文字，这令父母们感到不快，而且这些文字还暗示存在许多风险，传达出这一事情是非常复杂甚至非常危险的理念。父母之所以联系诊所，是想为他们的孩子寻求最好的服务，他们中的一些人拒绝同意参与实验，因为内部审查委员会的文件暗示他们，实验可能存在一些最佳治疗之外的风险。青少年一般不会主动来寻求服务，他们大多数对诊所服务所包含的内容模糊不清。另一些人拒绝这一项目，是因为内部审查委员会的检查程序，使这一治疗过程变得更加混淆不清。

对于那些同意参加的青少年及其父母来说，评估的挑战出现了：青少年与父母们在问卷和诊断会谈中表现不一致。面对这些测量所显示的父母—青少年的实质性差异，团队最终选择进入研究项目的青少年，必须是父母与青少年的报告都处于获准进入研究的纳入门槛之上。在研究的入口处，研究团队认为，了解哪些病人应该进行临床转介是非常重要的，这又迫使研究者面临另一个挑战：经转介的青少年及其父母对他们需要注意哪些问题持有十分不同的观点，而且他们对治疗应该达到的目标也有着不同的看法（Hawley and Weisz，2003；Yeh and Weisz，2001）。所以，团队成员收集到青少年与父母的转介关注的清单，试图将两者的关注与每个青少年的治疗计划整合起来。他们相信这是联合家庭的重要方式。一般来说，团队发现研究者与治疗者所依赖的正式诊断，并不会引起青少年及其父母多大的兴趣，他们更关注影响他们日常生活的特殊问题，如拒绝上学、与家庭作业相关的抑郁情绪、害怕离家并在朋友家过夜等。

（2）实践者

实践者对这一项目的反应，与已经出版的关于循证心理治疗的支持者与反对者之间争论所表明的那样，差异十分巨大。对使用实证支持的、手册指导的治疗的公开敌意与反对立场，并不是大多数治疗者的重要问题。许多人在概念上对这一项目很感兴趣，但是，突出的问题确实出现了：①对会谈录像的审查；②对本项目的时间承诺（如学习手册、会谈准备、会谈录音等）；③参加研究是否会降低诊所所要求的生产率（在每个诊所，50%～75% 的治疗时间应该是有偿服务）；④使用手册是否会与治疗者的临床决策相冲突；⑤手册治疗能否有效地处理诊所中常见的严重、复杂而具有共病的案例。

对于决定参加的实践者，研究团队也需要注意，与实践者保持经常性的接触，建立人际关系，对其所需要的任何信息与协助进行及时的反馈，保证治疗者的时间，让他们能够灵活地参加研究。团队将承担所有日常文书的书写工作及其他能够由团队处理的研究任务，以避免过分削减治疗者为病人服务或提供咨询的时间。例如，在针对每个循证心理治疗者每周一次的督导时间内，项目督导设计更多可以由自己填写一些问题，且不是需要治疗者填写的会谈追踪表格。对于循证心理治疗条件下的治疗者，团队成员也试图尽自己最大的努力，让治疗者使用与建立当前的临床技能（如吸引青少年的兴趣与父母的参与），为了表达团队成员的尊重，还必须表明，他们加入这一项目会增进专业技能的继续发展，而不是要放弃他们以前学到的一切。

（3）诊所管理者与职员

对于合作诊所的管理者与职员，参与研究需要一种微妙的平衡。支持这一项目并因而促进职员的专业发展，需要与诊所的正常运作进行平衡。诊所要能完成合同规定的义务，保持相应的盈利能力。我们不可能削减研究团队成员在诊所里的私人时间，但我们的成员会尽量严格地限制那些可能需要在诊所之外进行的活动，如项目所需处理的日常文书或后勤工作等，都要尽可能地减少。团队成员也会尽力设计项目的程序，使其与诊所的日常运作相适应。曾经有一个诊所的总经理评论说，他们感到非常高兴，自己几乎意识不到研究团队成员的存在。团队成员同时还有一项特殊的义务，就是提供高质量的培训与临床咨询，以确保他们能为每个诊所的运作做出实质性的贡献。

在管理的最前端，诊所的职员在联系病人与治疗者之间扮演着关键的角色。这一群体包括：接受父母寻求咨询首次电话的电话筛选职员、制订评估计划与确定会面时间的职员以及引导治疗者分配过程的职员等。这些职员是所有诊所中最忙的人，这一研究项目明显增加了他们的工作负担。在识别研究的参与者并促使他们进入研究项目的过程中，他们起着非常关键的作用。从一开始，团队成员就要为这些职员设计好程序指引，以便他们能将研究程序与其本身的工作最好地结合起来，尽可能地减少他们额外的工作负担。不管是否可能，团队成员都应该找到方法去支持这些职员，表达对这些扮演管理角色的人群的诚挚谢意。

（4）研究团队

跟下一部分关于成人的研究一样，研究团队做这一项目时，主要关注的是研究的科学真实性。但是，随着项目的发展，有一个问题会越来越明显，如果不给予临床实践情境及研究操作过程同样的关注，研究就不可能成功。团队成员越来越深地介入合作诊所的细节性事件，对他们与潜在病人的接触、诊所的准入与评估程序、病例分配、督导程序，对青少年与家庭危机干预及风险处理（如错误治疗、自杀）等，都非常关注。在每一个领域，研究程序与临床护理程序交叉存在且相互作用。

因为项目参加者中，最重要的就是诊所的病人，项目程序必须适应诊所的授权或要求。举例来说，在每个诊所中，项目的治疗者督导程序必须是补充式的，在整个过程中，诊所的指定主管（签名、同意治疗计划与病例记录）必须能够监管治疗进行的程序以及病人对治疗的回应。在一个案例中，诊所主管参加项目主管的督导会谈；在另一案例中，项目主管与诊所主管两周会面一次，独立评估病例记录。总之，团队成员发现诊所运作与研究运作越来越契合，成为一个互动的过程，即一种研究—实践的探戈（research-practice tango）。在这种探戈里，诊所职员与研究团队学会彼此近距离地同步运动，相互熟悉与理解对方的信仰、视角、环境与工作场所。

2. 实践情境中关于成人的实效研究

这部分描述了本章第二作者在成人实践情境中的经验。1995 年，他刚在克拉克大学当上副教授，那时正是循证心理治疗发展的高峰时期，距 APA 第 12 分会出版的实证有效治疗清单刚过两年。心理治疗的研究者满怀信心，认为控制性临床测验中已经证明具有积极效应的循证治疗，一定能够推广到临床实践中。但是，在那时，并没有控制研究来检验循证治疗在"真实世界"的实践情境中的实效。艾迪斯做的研究是基于随机控制的实效研究，使用在管理医疗情境中的认知—行为治疗来处理恐惧症（Craske et al., 1994）。研究设计为实效研究提供了十分严格的检验程序，治疗者是硕士水平的实践者，之前没有基于手册进行认知—行为治疗的经验。在实验组与控制组两种条件下药物使用都是自由的，治疗长度也可以自由变化。但是，不同的条件可能冲淡了治疗效应，接受循证治疗的病人与接受常规治疗或对照治疗的病人相比，其结局取得了中等程度的改善（Addis et al., 2004 ），且在病人接受至少六次会谈后结局改善得更为显著。跨结局的测量研究发现，平均43%的接受循证治疗的病人获得了临床显著性改变，而常规治疗只有19%。

如果说研究团队从实效研究过程中获得的东西跟在结局研究中获得的东西一样多，这绝对是公平的。这一团队经验的详细情况，已经在这一研究的研究团队、实践者与临床管理者共同协作书写的一篇论文中得到了体现（Hatgis et al., 2001 ）。本书的这一部分将分别从病人、实践者、诊所管理者及研究团队的角度出发，描述一些更为突出的问题。研究过程的不同参与者的视角主要包括目标、价值观、费用与障碍、结局等（Hatgis et al., 2001）。如果这一团队从这一经历中获得了一种总体经验的话，他们就做了一个成功的实效研究。随着研究的进展，我们需要对多种视角的聚合与分离进行常规性的、认真细致的考虑。

（1）病人

不管病人是在研究情境中，还是在平常的临床实践情境中接受治疗，他们的主要目标都是缓解自身的疾病。但是，研究团队成员发现，当自己的大部分精力都集中在保持研究过程的真实性的时候，他们容易忽略病人的这一需求。在实效研究中，治疗是在真实世界中开展的，许多病人也会忽略甚至忘记，他们还处在研究的过程中。病人可能会对参加研究的费用与障碍（比如对会谈录音、进行随访评估或者在治疗期间完成自我报告的测验等）更为敏感。同时，我们发现，如果我们与病人持有一些共同的价值观（比如愿意帮助有着相同问题的其他人），病人就可能会与我们进行更好的协调。

（2）实践者

研究团队与一线实践者在管理医疗情境中协作的经历，教会了团队成员如何影响实践者参加研究愿望的大量经验。在管理医疗中，临床服务组织与第三方付款机构接触，为有医疗保险的人群提供全方位的心理健康服务。服务组织与第三方付款机构必须"管理"这些医疗服务，以便其所管理的所有个体都有机会接受服务。但是，医疗费用必须保持在如下范围：既能为第三方付款机构营利（或即使是在非营利的实体机构中，也不能中断资助），还能允许服务组织达到所需医疗工作量的合同责任。服务传递与赔偿系统创造了可能性，直接影响着实践者参加临床治疗研究的意愿与能力。

实验刚开始，就有一些实践者退出研究过程。一些人没有提供理由，但另一些人则说得很直白，他们没有足够的时间，他们担心自己的治疗会通过录音而被监管（尽管研究团队一再保证，治疗者层面的数据绝不会与诊所管理者共享）。有必要说明的是，约 30 个参与研究的实践者中，没有一个人表达过对这一研究有任何负面的态度，或对心理治疗实践的研究价值有任何的怀疑。此外，这似乎很明显，在管理医疗系统中从事临床工作的需求，使得他们很难与研究者协作。实践者一般每周会安排 30 小时的时间接待病人，其中一些病人还是新进来的。当代许多临床实践环境的目标，是创造一种尊重生产力的文化，而不是促进一线实践者进行终身学习的文化。

幸运的是，研究团队能与部分对研究过程感兴趣且有意愿参加的实践者保持良好的关系。作为一个群体，这些实践者拥有包括职业发展、教育与工作满意度在内的价值观和专业发展目标。但是，他们面对费用等障碍问题，包括为没有任何报酬的研究时间、与参加研究的病人安排合适日期的困难、克服评估恐惧等。最终，这些障碍都被病人的改善、实践者获得的新知识及临床技能所克服。与这些实践者发展强有力的工作联盟，是研究取得成功的关键。从事循证心理治疗与常规治疗的治疗者们对研究同样重要。团队成员每周从治疗者那儿获得一次反馈，了解团队成员应该如何做才能使他们更愿意参与研究，更能从研究中获益。这就构成了一种微妙的平衡，团队成员将自己变成有效的顾问，即使是喝一杯咖啡的闲聊时间也可以交流，而不必占用治疗者更多的时间。

（3）诊所管理者与职员

没有诊所管理者的支持，研究团队就不可能完成研究。团队一开始并不明白核心成员在整个研究过程中将会转换几次角色。首先，心理健康服务最初由上层的健康维持组织经营的"内部"诊所提供。团队成员与诊所的实践者、管理者大力发展协作关系之前，已经与他们交往多年。其次，就在这一项目开始之前，心理健康服务改由健康维持组织创立并外包给独立的诊所。这使原来诊所的职员觉得他们与研究的日常运作没什么关联。这种在管理医疗中常见的结构性改变，给研究者带来了巨大的挑战。因之带来的另一个挑战是，一家诊所在研究过程中被买卖过三次。每一次，我们都需要对研究做出相应调整，并让相关的管理者确信研究过程不会干预实践者或诊所的生产力。

在管理医疗情境中，临床管理者经常会想办法保护与拓展他们事业的财政方面，以确定他们在给定的按人头付费的医疗系统内提供最好的临床服务。在研究团队的经验中，当通过提供循证心理治疗来提高临床服务质量时，诊所管理者的价值观与研究过程更容易整合在一起。与此同时，诸如增加打电话的时间、处理日常文书及空间分配等职员额外的具体负担，可能会导致冲突。就像与治疗者打交道一样，团队研究发现，必须与管理者进行持续的接触，以保持他们对研究的关注，想方设法使研究过程变得更顺利，尽可能少地产生费用并尽可能不制造障碍。

（4）研究团队

研究团队成员将自己视为有着特殊目标与价值观的研究过程的有趣的参与者。他们仅将自己当作是需要做一些与过去不一样的工作的研究者。正如大多数临床研究者那样，我们的团队也对如下的因素感兴趣，如何做一个好的研究，通过科学来促进临床实践，发展研究的特殊项目，获得具体实践环境中如何工作的相关知识等。实践环境对本研究当然很重要，但团队成员将它视为需要根据特定时间的研究需要来进行处理的、外在的资产或障碍。

这可能就是我们团队实效研究方法中大多数基础改变发生的地方。团队成员不是将实践环境视为一种需要克服的障碍或有效的研究目标，而是将其视为整个事业的一个必要的组成部分。换句话说，没有考虑到每一个选择点上的实践环境的多样性，想要做可行的、有意义的治疗传播或实效研究根本是不可能的。团队成员经常发现，为了提高研究的可推广性，就必须放宽对一些关注内部效度的传统方法论的要求。例如，如果团队需要实践者参加每周一次的督导会议，以协助主要自变量（循证心理治疗）的操作。但是，每周一次参与群体督导不是这些实践者典型的需要，这种需要不仅会对可推广性有影响，而且可能会破坏团队成员与实践者及管理者之间的关系。团队也选择性地减少病人的评估负担。尽管研究目标之一是对这些关键结局变量进行严格的测量，但很多病人并不愿意完成这些在他们看来并不是治疗中心任务的、额外的测量。我们的底线就是，将临床实践情境从一种需要克服的障碍，转变成研究过程的平行参与者或塑造者。

五、同样的威胁：青少年与成人实效研究的共同主题

从我们对青少年与成人实效研究的描述来看，它们有着如下一些共同的主题。

（1）病人及其家庭联系诊所或实践者，是为了寻求临床服务，而不是为了参加我们的研究。他们可能参加实效研究，仅仅因为它强调提高临床服务的水平，而不是强调研究的程序。

（2）大多数实践者选择临床职业是为了从事临床实践，而不是为了做研究，而且他们还经常顶着时间与财政的压力进行工作。实效研究可能吸引实践者，是因为它能尊重他们的技能，提供专业发展与支持的机会，而不是增加不应该有的时间或财政压力。

（3）诊所管理者与职员必须监管诊所的日常运作，确保与合同或授权机构保持一致，并能照顾到财政的有效性。他们的支持是成功的实效研究所必须的，但他们主要依赖于研究能否适应其诊所持续运作的程度，而不是与已经存在的合同或授权相冲突，或者增加其支出费用并降低诊所收入。

（4）研究团队成员以诊所局外人的身份开始实效研究，主要关注他们项目的科学真实性。但是，研究项目的成功可能需要研究与诊所之间的紧密互动，协作解决问题，每一个参与方都要理解其他各方的视角与工作需要。

六、展望未来：解决实效研究与实践—研究协作的挑战

我们实效研究的经验，可以帮助那些未来试图从事类似研究的人了解面对的挑战，这实际上也就是研究—实践协作的挑战。在本部分，我将提出几种挑战以及我们是如何应对这些挑战的。表8.1总结了这些观点。

表 8.1 连接临床研究与临床实践：未来的挑战

挑战	我们的想法
我们（心理学家）是不孤独的	心理学家是心理健康学科与提供者中人数不多的少数群体；循证实践运动需要建立跨学科的共识，建立多样性的技能方法来解决不同职业背景中的问题
什么是"现实的"循证心理治疗	不同学科之间以及心理学各个不同的子学科之间，有很多方面的观点是不一致的，比如：证据应该如何评价？要应用哪些标准？应采取哪些实践的建议？等等。我们需要建立更多的共识
循证治疗需要循证评估	大多数循证治疗是针对具体的病症或条件而设计的。当前，临床实践的环境使循证评估及对病症与条件的识别变得更为困难，从而潜在地破坏了循证实践的发展
谁将为账单付款	传播基于经验研究的评估或诊断，进行实证支持治疗，这些都是昂贵的。当前的公立及私营机构的财政状况，并不能确定应该从哪些渠道来弥补这些费用的支出
"评估—治疗—再评估—精炼"的辩证发展是必要的	真正的循证心理治疗需要持续不断地进行"评估—治疗—再评估—精炼"，这种治疗的辩证发展将使治疗能够超越当前的证据基础
循证心理治疗比常规治疗要好吗	要在临床中使用循证心理治疗，就先要证明循证心理治疗比常规治疗要好。当前，研究者并没有为此提供多少证据
"科学→实践"必须由"实践→科学"所补充	科学与实践之间的理想合作是一条智慧与学习相向而行的双向道

1. 心理学家与其他心理健康职业

心理学家不是一个人在战斗，事实上，他们只是心理健康提供者中独特的少数群体。临床心理学是心理健康提供体系的一个重要部分，因此，也是努力连接科学与实践的重要对象之一。但是，在美国，心理学科仅仅提供一小部分心理健康服务。心理学的地位被社会工作职业（后者有心理健康提供者 2.5 倍的人数）以及精神病学、婚姻与家庭治疗、咨询、精神病学护理、学校心理学及心理社会性康复等职业矮化了（National Mental Health Information Center，2003）。在我们的实效研究中，非心理学家占据了主要部分。此外，初级护理医生、家庭实践者及儿科医生作为一线的医疗人员，是病人及其家庭最初接触的人群，因此这些医学专业人员也具有关键的地位。

这些职业在依赖科学证据作为干预选择基础的传统上有着明显的差异。事实上,涉及心理治疗,临床心理学的想法与毕业生的职业教育方面会有一定程度的不同。因此,对大多数提供者而言,之前的心理治疗训练与大部分循证心理治疗之间的差距非常大。为了缩短这一距离,我们需要在不同的心理健康学科之间形成积极的共识,深入关注循证心理治疗的原则与培养策略,并根据治疗者的价值观、知识背景及之前所受训练的广泛差异,进行有针对性的督导。

2. 哪些治疗是循证的

对于什么是"真正的循证心理治疗"并没有达成共识。不同心理健康职业的多样性,使得研究—实践协作中非常关键的问题变得很困难:什么是真正的循证心理治疗?

使用证据基础为实践提供建议的职业(如临床心理学、精神病学、儿科学),已经发展出不同的方法与产品,包括从循证心理治疗或实证支持治疗的清单,发展到治疗指南的实践参数,以及这些学科不同产品中的具体治疗方案。即使在心理学中,不同的分支学科也生产着不同的最佳实践清单。实践者或病人在针对具体情况并寻求最好的治疗时,可能会经历挫折,因为他们并不知道该采信哪一个专业学科、哪一部标准或指南、哪一种实践参数或哪一个治疗清单。为了解决这一问题,研究者需要在各自不同的学科间达成良好的共识,甚至在心理学内部,也要考虑:①在鉴别有益的治疗时,应该使用哪些程序与标准?②这些程序与标准鉴别出了哪些治疗方案?③实践者与病人应该采信哪种形式的实践建议?

3. 循证评估的必要性

循证治疗需要循证评估。即使在心理学内部及各个相关学科之间对哪些治疗是循证的已经达成了共识,但治疗只有与它发展和检验的条件相匹配才能取得预期的功效。这可能是一个主要的挑战,尤其是当它面对 *DSM-IV*(APA,1994)这一北美治疗决策最普遍的基础时。当然

DSM 的分类已经得到了广泛的应用，它已经作为理赔的基础，得到了心理健康提供系统的授权。但是，这种诊断分类的传播并不意味着一定会得到精确的使用。一些研究（例如：Garb，1998；Jensen and Weisz，2002）已经发现，在日常临床实践中出现的 *DSM* 诊断与对同一个体进行标准化诊断会谈所获得的结果之间，往往只有非常低水平的一致性。这说明，即使循证心理治疗在大多数实践环境中是有效的，治疗者要在它们与个体病人之间进行最好的匹配，仍然存在困难。

　　如果循证实践要成为一种现实，循证心理治疗需要与循证评估及诊断进行匹配。考虑到临床实践有着时限要求，执行它们并不是件容易的事。支持心理学证据进行标准化的诊断会谈，会要求更多时间来管理，这在当前保险理赔系统的大多数临床实践环境中可能是不可行的。更多实践友好的工具已经出现，如儿童行为量表（Child Behavior Checklist）及相关的工具（Achenbach and Rescorla，2001），但它们被服务系统的需求与来自机构的压力所抑制，这些机构（如 NIMH）赞助正式的 *DSM* 诊断与治疗选择关联的临床研究，使得这些好的量表难以得到真正的应用。事实上，大多数循证心理治疗之所以是"循证的"，仅仅是针对具体病症而言，真正的循证心理治疗，只有在研究者发现有效的途径来识别这些病症及日常临床护理的条件时才能得到实现。

　　4. 费用因素

　　基于经验的评估与治疗最初可能是昂贵的。好的基于研究的评估可能是代价较高的，尤其是使用了结构化、标准化会谈的诊断评估。循证心理治疗的训练同样是昂贵的。此外，我们的经验表明，培训项目可能不会很有效，除非他们能得到非常熟悉该程序的个体持续的临床咨询与督导。我们通过自己的研究基金填补了这些费用的空缺，但对于那些关注点是临床服务而不是研究的服务提供者而言，这些基金是不容易获得的。对提供者而言，使这一情况变得更为复杂的事实是，由于不同的疾病有着不同的原则与治疗方案，不同的职员需要接受不同病症的持续咨询与培训，这笔费用同样是巨大的。

对费用进行计算，使诊所、项目、机构及个体提供者明白，寻求循证治疗与循证评估的合作，会导致大量费用的出现。目前还不清楚谁将支付这些费用，因为众多的心理健康交付系统目前还基本处在收支平衡的状态。最终，一些补救的措施可能会出现，比如，形成更有效率的标准化诊断评估（例如：Lucas et al.，2001），以共同要素理论为基础，形成更为流水线式的或模式化的治疗原则（例如：Chorpita et al.，2005），或者了解治疗改变真正起作用的核心机制（Kazdin，2000；Weersing and Weisz，2002）。但是，不管采取什么措施，基于经验的评估与治疗通常需要培训和监管，所以，将它们从研究环境应用到实践环境时，通常要付出更多费用。不可避免地，传播与有效地使用这些治疗形式，也将依赖于能够持续不断地承担这些费用的财政来源。

5. 在治疗过程中以指南的方式使用证据

超越循证治疗的日常应用，将需要一种"评估—治疗—再评估—精炼"的辩证发展过程。虽然我们的研究是在实践环境中关注具体循证心理治疗的执行，但我们仍然相信基于经验的实践需要做得更多。我们不只是简单地进行有效的诊断并从循证心理治疗清单中选择一个匹配的治疗方案，事实上，在我们观念中，好的实践不是一个具体的治疗方案或治疗系列，而是一种依赖证据指导整个治疗过程的理论取向或价值体系。

假设一开始治疗的目标就已经得到正确的识别，在治疗中参考循证心理治疗的清单是有用的第一步。但是，由于临床测验涉及对组间差异的关注，其他形式的结局研究（如多基线研究、单一被试研究）倾向于数量较少的样本，这些清单中的每一种治疗可能对一些符合目标条件的病人有效，但对另一些却不一定有效。因此，循证心理治疗的一个关键因素是，需要进行定期的评估并测量最初所选择的治疗是否有着实质的帮助。如果没有实质性帮助，那么在治疗过程中，就可能要根据实际情况对治疗程序做出多次调整。接着，在经验治疗的时段内，需要一系列散落在定期评估过程中的会谈，当有证据表明需要改变的时候，就要随之进行治疗策略的调整。

　　具体的循证心理治疗必将提供一个优秀的数据库，我们可以在整个时段里从中选择治疗的策略。但是，"评估—治疗—再评估—精炼"的辩证发展并不是这一领域中常规治疗方式的一部分。事实上，这一辩证发展过程需要在治疗手册的范围内进行考虑，它在治疗完成前需要大量固定顺序的会谈。这里所提议的策略与治疗设计的模式（例如：Chorpita et al.，in press，2005）更为一致，而不是与标准的、顺序固定的手册相一致。如何构思和实施程序可能需要不同的治疗目标、显示出治疗效果所需的不同时间、可用评估的可靠性以及各种其他因素。

　　但是，值得注意的是，循证心理治疗清单的鉴别，可能只是整个循证治疗发展扩展过程的开始。

6. 检验循证心理治疗是否优于常规治疗

　　我们不能简单地假设，循证心理治疗必定能改善结局。研究者需要公正地检验这一命题。引导心理健康服务运动的假设是，将循证心理治疗应用于临床实践可以改善病人的结局。真正的循证视角并不会将这一概念视为不证自明的，而是将其视为需要检验的。正如在其他文章中得到详细讨论的那样（Addis and Waltz，2002；Weisz，2004），我们有理由怀疑，将疗效研究的治疗应用于实践，并不总是能够改善结局并超越常规治疗。这一证据强调了这样的需要，在实践情境中直接检测疗效研究证实过的治疗，看看它们与日常实践中的常规治疗有何不同。最本质的问题是，将循证心理治疗应用于实践，能否改善那些当前实践情境中病人的结局。如果不能做到这一点，我们为什么要改变当前的实践形式？

7. 关注实践对科学的贡献

　　"科学→实践"模式需要"实践→科学"模式的补充。本章的大部分在关注科学研究的产品应用于临床实践的过程。在我们的观念中，这一过程只是实践与科学持续交换过程的一个片段。科学与实践的交换过程是彼此影响而且没有终点的循环。事实上，有必要指出在历史上这一循环的第一步，通常是实践影响科学。也就是说，一些最突出的循证心理治疗，最初源于治疗者在实践情境中对病人的治疗，只不过后来被写成发展这些治疗的原理，以文件形式体现出培训目标与临床程序，并允许研究者进行治疗效应的检验。此外，在控制条件下的初始检验后，为了在新的实践情境中使用与检验这些治疗原理，还需要更多的临床智慧来进行调试，近年来关于治疗发展与检验的"集中调度模型"（deployment-focused model）就专门提到了这一点（Weisz，2004）。

治疗者继续发展策略来帮助临床实践中的目标群体（如针对性侵害儿童的"儿童警报项目"，child alert programs），可能很好地编制文件并进行经验的检验，此后，可能需要更多的临床环境来让这些策略适应不同的实践环境。除了创造与提炼具体的治疗程序或原则，许多治疗者已经发展了吸引与刺激病人的临床技能，更好地编写量表来测试病人在治疗过程中的舒适度及其对病人护理的影响。最后，正如我们在本章中所多次强调的，临床实践者能教会研究者知识，比如：关于病人及真实世界临床护理情境的大量知识，关于科学与实践最好协作的条件，以及关于一线临床护理中最为麻烦的研究问题等。所以，有大量的理由证明，科学—实践最有前途的协作形式一定是双向的。

七、结论

临床实践专家与临床研究者有着理解和缓解功能失常及疾病这一共同的重要目标。但是，在短期目标、激励机制、限制条件、工作压力、工作产品及日常活动的本质方面，临床实践与临床研究是两个不同的世界。共同的目标为两者提供了一个广泛的共同基础与协作平台。研究与实践世界的差异，意味着彼此广泛的沟通需要创建共同的理解与协作机制，以满足双方的需要。

在本章中，我们描绘了在治疗儿童、青少年与成人过程中沟通研究和实践的两项研究。这些研究，包括在门诊病人群体中所做的实效研究，传达了如何吸引关键参与者的一些经验与教训。病人及其家庭来找实践者是寻求帮助的，而不是为了进行研究，他们进入研究，可能仅仅是这一项目强调能够提高治疗质量。实践者选择他们的职业是为了提供临床护理，而不是参与研究；他们的参与依赖于研究是否尊重他们的技能以及能否提供职业成长的机会，而不是为了增加额外的时间压力或财政压力。临床管理者有着重要的监督责任，他们的参与可能依赖于研究能否适应诊所的日常运作，能否与当前合同或授权共存，以及能否避免对财政产生影响。研究部门开始实践—研究协作，主要关注他们项目的研究真实性，他们能否完成研究目标，可能依赖于他们能否从临床实践者及管理者那儿学习到新的东西，能否欣赏后者的视角与工作需求，共同制订协作计划并解决问题。

我们关于研究—实践协作的经验揭示了未来的巨大挑战。这些挑战包括如何与非心理学家沟通，努力形成跨专业与专业内关于识别最佳实践的方法的共识，连接循证实践与循证评估，寻找弥补与改变实践相关费用的途径，从生搬硬套地使用循证心理治疗，转向整个护理期内熟练的间隔性评估与治疗措施的精炼，建构循证心理治疗与常规治疗对比的证据基础，持续不断地用"实践→科学"模式来补充"科学→实践"模式。

没有实践指引的临床科学可能会有"不孕不育"的风险，创造的知识不能在临床护理世界的检测或相关检验中幸存下来。没有科学指引的实践可能会有不加批判地重复熟悉模式的风险，其中一些人可能会通过拒绝审查或经验检验来延续自己的实践。因此，临床研究与临床实践中长期存在的狭隘心态，将给两种事业都带来巨大风险，而一种更紧密的持续发展的连接，能为两者带来真正的利益。本章中我们所描述的工作仅仅是更紧密地沟通实践与科学的一种方法。应对这一挑战的其他系列方法，理论上和众多实践者与研究者的集体智慧及创造性同样丰富。研究与实践可能得到改善，以达到让这些群体能够找到更多更好的方法来一起工作的程度，最终让那些前来寻求帮助的病人真正获益。

参考文献

Achenbach, T. M., Rescorla, L. A. 2001. *Manual for the ASEBA School-Age Form & Profiles.* Burlington: University of Vermont Research Center for Children, Youth, and Families.

Addis, M. E. 2002. Methods for Disseminating Research Products and Increasing Evidence-based Practice: Promises, Obstacles, and Future Directions. *Clinical Psychology: Science and Practice*, 9, 381-392.

Addis, M. E., Hatgis, C., Krasnow, A. D. et al. 2004. Effectiveness of Cognitive-behavioral Treatment for Panic Disorder versus Treatment as Usual in a Managed Care Setting. *Journal of Consulting and Clinical Psychology*, 72, 625-635.

Addis, M. E., Krasnow, A. D. 2000. A National Survey of Practicing Psychologists' Attitudes toward Psychotherapy Treatment Manuals. *Journal of Consulting and Clinical Psychology*, 68, 331-339.

Addis, M. E., Waltz, J. 2002. Implicit and Untested Assumptions about the Role of Psychotherapy Treatment Manuals in Evidence-based Mental Health Practice. *Clinical Psychology: Science and Practice*, 9, 435-438.

Allness, D. J., Knoedler, W. H. 2003. A *Manual for ACT Start-up.* Arlington, VA: National Alliance for the Mentally Ill.

American Psychiatric Association. 1994. *Diagnostic and Statistical Manual of Mental Disorders* (4th ed.). Washington, DC: Author.

Borkovec, T. D. 2004. Research in Training Clinics and Practice Research Networks: A Route to the Integration of Science and Practice. *Clinical Psychology: Science and Practice*, 11, 211-215.

Budney, A. J., Higgins, S. T. 1998. A *Community Reinforcement plus Vouchers Approach: Treating Cocaine Addiction.* Rockville, *MD:* U.S. Department of Health and Human Services, National Institutes of

Health, National Institute on Drug Abuse.

Chamberlain, P. 1998. *Family Connections: A Treatment Foster Care Model for Adolescents with Delinquency*. Eugene, OR: Northwest Media.

Chorpita, B., Delaiden, E., Weisz, J. R. in press. Modularity in the Design and Application of Therapeutic Interventions. *Applied and Preventive Psychology.*

Chorpita, B., Delaiden, E., Weisz, J. R. 2005. Identifying and Selecting the Common Elements of Evidence-based Interventions: A Distillation and Matching Model. *Mental Health Services Research*, 7, 5-20.

Connor-Smith, J. K., Weisz, J. R. 2003. Applying Treatment Outcome Research in Clinical Practice: Techniques for Adapting Interventions to the Real World. *Child and Adolescent Mental Health*, 8, 3-10.

Craske, M. G., Meadows, E., Barlow, D. H. 1994. *Therapist's Guide for the Mastery of Your Anxiety and Panic II & Agoraphobia Supplement.* Albany, NY: Graywind Publications.

Fensterheim, H., Raw, S. D. 1996. Psychotherapy Research Is Not Psychotherapy Practice. *Clinical Psychology: Science and Practice*, 3, 168-171.

Flynn, L. 2005. Family Perspectives on Evidence-based Practices. *Child and Adolescent Psychiatric Clinics of North America*, 14, 217-224.

Garb, H. N. 1998. *Studying the Clinician: Judgment Research and Psychological Assessment*. Washington DC: American Psychological Association.

Goisman, R. M., Warshaw, M. G., Keller, M. B. 1999. Psychosocial Treatment Prescriptions for Generalized Anxiety Disorder, Panic Disorder, and Social Phobia, 1991-1996. *American Journal of Psychiatry*, 156, 1819-1821.

Hatgis, C., Addis, M. E., Krasnow, A. D. et al. 2001. Cross-fertilization versus Transmission: Recommendations for Developing a Bidirectional Approach to Psychotherapy Dissemination Research. *Applied and Preventive Psychology*, 10, 37-49.

Hawley, K. M., Weisz, J. R. 2003. Child, Parent, and Therapist (dis) Agreement on Target Problems in Outpatient Therapy: The Therapist's Dilemma and Its Implications. *Journal of Consulting and Clinical Psychology*, 71, 62-70.

Henggeler, S. W., Schoenwald, S. K., Borduin, C. M. et al. 1998. *Multisystemic Treatment of Antisocial Behavior in Children and Adolescents*. New York: Guilford Press.

Hoagwood, K. 2005. Family-based Services in Children's Mental Health: A Research Review and Synthesis. *Journal of Child Psychology and Psychiatry: Annual Research Review*, 46, 690-713.

Jensen, A. L., Weisz, J. R. 2002. Assessing Match and Mismatch between Practitioner-generated and Standardized Interview-generated Diagnoses for Clinicreferred Children and Adolescents. *Journal of Consulting and Clinical Psychology*, 70, 158-168.

Kazdin, A. E. 2000. *Psychotherapy for Children and Adolescents: Directions for Research and Practice*. Oxford, England: Oxford University Press.

Kazdin, A. E., Bass, D., Ayers, W. A. et al. 1990. Empirical and Clinical Focus of Child and Adolescent Psychotherapy Research. *Journal of Consulting and Clinical Psychology*, 58, 729-740.

Kazdin, A. E., Weisz, J. W. 1998. Identifying and Developing Empirically Supported Child and Adolescent Treatments. *Journal of Consulting and Clinical Psychology*, 66, 19-36.

Kendall, P. C. 1994. Treating Anxiety Disorders in Children: Results of a Randomized Clinical Trial. *Journal of Consulting and Clinical Psychology*, 62, 100-110.

Lucas, C. P., Xhang, H., Fisher, P. et al. 2001. The DISC Predictive Scales (DPS): Efficiently Predicting Diagnoses. *Journal of the American Academy of Child and Adolescent Psychiatry*, 40, 443-449.

McLeod, B. M., Weisz, J. R. 2005. The Therapy Process Observational Coding System Alliance Scale: Measure Characteristics and Prediction of Outcome in Usual Clinical Practice. *Journal of Consulting and Clinical Psychology*, 73, 323-333.

Morgenstern, J., Morgan, T. J., McCrady, B. S. et al. 2001. Manual-guided Cognitive Behavioral Therapy Training: A Promising Method for Disseminating Empirically Supported Substance Abuse Treatments to the Practice Community. *Psychology of Addictive Behaviors*, 15, 83-88.

Mufson, L., Dorta, K. P., Wickramaratue, P. et al. 2004. A Randomized Effectiveness Trial of Interpersonal Therapy for Depressed Adolescents. *Archives of General Psychiatry*, 61, 577-584.

Najavits, L. M., Ghinassi, F., Van Hom, A. et al. 2004. Therapist Satisfaction with Four Manual-based Treatments on a National Multisite Trial: An Exploratory Study. *Psychotherapy: Theory, Research, Practice, Training*, 41, 26-37.

Najavits, L. M., Weiss, R. D., Shaw, S. R. et al. 2000. Psychotherapists' View of Treatment Manuals. *Professional Psychology: Research and Practice*, 31, 404-408.

National Alliance for the Mentally Ill. 2003. An Update on Evidence-based Practices in Children's Mental Health (Special issue). *NAMI Beginnings*, 3.

National Association of State Mental Health Program Directors. 2004. NASMHPD Web site listings. Retrieved November 9, 2005, from http://www.nasmhpd.org_programs.

National Institute of Mental Health. 2001. Blueprint for Change: Research on

Child and Adolescent Mental Health. Report of the National Advisory Mental Health Council's Workgroup on Child and Adolescent Mental Health Intervention Development and Deployment. Rockville, MD: U.S. Department of Health and Human Services.

National Mental Health Information Center. 2003. *Key Elements of the National Statistical Picture: Chapter 20. Mental Health Practitioners and Trainees.* Washington, DC: Substance Abuse and Mental Health Services Administration.

Office of the Surgeon General. 1999. *Mental Health: A Report of the Surgeon General.* Rockville, MD: U.S. Department of Health and Human Services.

President's New Freedom Commission on Mental Health. 2003. *Achieving the Promise: Transforming Mental Health Care in America. Final Report.* Rockville, MD: U.S. Department of Health and Human Services.

Sexton, T. L., Alexander, J. F. 2004. *Functional Family Therapy Clinical Training Manual.* Seattle, WA: FFTLLC.

Shakow, D. 1976. What is Clinical Psychology? *American Psychologist*, 31, 553-560.

Silverman, W. H. 1996. Cookbooks, Manuals, and Paint-by-numbers: Psychotherapy in the 90s. *Psychotherapy*, 33, 207-215.

Southam-Gerow, M. A., Weisz, J. R., Kendall, P. C. 2003. Youth with Anxiety Disorders in Research and Service Clinics: Examining Client Differences and Similarities. *Journal of Clinical Child and Adolescent Psychology*, 32, 375-385.

Stein, L. I., Santos, A. B. 1998. *Assertive Community Treatment of Persons with Severe Mental Illness.* New York: Norton.

Stricker, G., Trierweiler, S. J. 1995. The Local Clinical Scientist: A Bridge

Between Science and Practice. *American Psychologist*, 50, 995-1002.

Stuart, G. L., Treat, T. A., Wade, W. A. 2000. Effectiveness of an Empirically Based Treatment for Panic Disorder Delivered in a Service Clinic Setting: 1-year Follow-up. *Journal of Consulting and Clinical Psychology*, 68, 506-512.

Tuschen-Caffier, B., Pook, M., Frank, M. 2001. Evaluation of Manual-based Cognitive-behavioral Therapy for Bulimia Nervosa in a Service Setting. *Behaviour Research and Therapy*, 39, 299-308.

U.S. Department of Health and Human Services. 2004a. *National Training and Technical Assistance Center for Child and Adolescent Mental Health Cooperative Agreement* (Publication No. SM04-002). Retrieved March 17, 2004, from http://alt.samhsa.gov/grants/2004/nofa/sm04-002_inf_NTI AC.asp.

U.S. Department of Health and Human Services. 2004b, June 7. *State Implementation of Evidence-based Practices II –Bridging Science and Service* (Publication No. RFA-MH-05-004). Retrieved June 7, 2004, from http://grantsl.nih.gov/grants/fuide/rfa-files/RFA-MH-05-004.html.

Wade, W. A., Treat, T. A., Stuart, G. L. 1998. Transporting an Empirically Supported Treatment for Panic Disorder to a Service Clinic Setting: A Benchmarking Strategy. *Journal of Consulting and Clinical Psychology*, 66, 231-239.

Wampold, B. E., Bhati, K. S. 2004. Attending to the Omissions: A Historical Examination of Evidence-based Practice. *Professional Psychology: Research and Practice*, 35, 563-570.

Weersing, V. R., Weisz, J. R. 2002. Mechanisms of Action in Youth Psychotherapy. *Journal of Child Psychology and Psychiatry*, 43, 3-29.

Weersing, V. R., Weisz, J. R., Donenberg, G. R. 2002. Development of the Therapy Procedures Checklist: A Therapist-report Measure of Technique

Use in Child and Adolescent Treatment. *Journal of Clinical Child and Adolescent Psychology*, 31, 168-180.

Weisz, J. R. 2004. *Psychotherapy for Children and Adolescents: Evidence-based Treatments and Case Examples*. Cambridge, England: Cambridge University Press.

Weisz, J. R., Doss, A. J., Hawley, K. M. 2005. Youth Psychotherapy Outcome Research: A Review and Critique of the Evidence Base. *Annual Review of Psychology*, 56, 337-363.

Weisz, J. R., Southam-Gerow, M. A., Gordis, E. B. et al. 2003. Primary and Secondary Control Enhancement Training for Youth Depression: Applying the Deployment-focused Model of Treatment Development and Testing. In A. E. Kazdin, J. R. Weisz (Eds.), *Evidence-based Psychotherapies for Children and Adolescents* (pp. 165-183). New York: Guilford Press.

Weisz, J. R., Thurber, C. A., Sweeney, L. et al. 1997. Brief Treatment of Mild to Moderate Child Depression Using Primary and Secondary Control Enhancement Training. *Journal of Consulting and Clinical Psychology*, 65, 703-707.

Westen, D., Novotny, C. M., Thompson-Brenner, H. 2004. Empirical Status of Empirically Supported Psychotherapies: Assumptions, Findings, and Reporting in Controlled Clinical Trials. *Psychological Bulletin*, 130, 631-663.

Woody, S. R., Weisz, J. R., McLean, C. in press. Empirically Supported Treatments: 10 Years Later. *The Clinical Psychologist*.

Yeh, M., Weisz, J. R. 2001. Why Are We Here at the Clinic? Parent-child (Dis)agreement on Referral Problems at Treatment Entry. *Journal of Consulting and Clinical Psychology*, 69, 1018-1025.

编 辑 评 论

第二篇报告了心理治疗的实效、疗效及临床效用等研究发现，提出"接下来需要为临床实践相关的知识添加点什么"等问题（比如，要为实践者与研究者增加反馈机制）。作者探讨了对指导治疗方法的构念进行理解与操作的重要性，讨论了能更好地理解个体病人、治疗者—病人配对组、心理治疗过程的一些其他的研究设计，重申科学必须检验治疗方法并对结局进行测量。

第三篇将阐述培养、公共政策等相关问题并提出在考虑循证实践的不同观点时需要了解的注意事项。这些讨论包括众多的视角：循证实践的概念对研究生教育和公共政策的影响；关于心理健康职业与高质量护理的教育与政策之间的相互影响。实践者的培养整合了第一篇中讨论的实践需要和第二篇中讨论的科学原则。良好的判断力和方法论的现实主义是培养下一代实践者的核心概念，体现了人们对实践中所需的临床技能与科学态度的深刻理解。此外，我们要拓展对循证实践运动前提的理解，这一点在公共政策的视角下得到了探讨，包括：从心理学的科学主义到心理学的多元主义；从"科学→实践"的单向道到"科学→实践→科学"的环形路径；以及从"直接应用狭义的循证实践可以导致好的政策"这样一个假设，到考虑诸如公平等超越实效的更广泛的社会因素。这些观点，至少在一定程度上是对第一、第二篇的部分作者意见的呼应。最后，第三篇还对实践的背景、研究的设计、对"万能药"的搜寻等议题进行了非常有吸引力的讨论。整个第三篇都承认，实践与科学之间存在分歧，但同时也存在进行有效整合的机会。

第三篇　培养、政策及警示

第九章　在科学与实践的交汇处培养治疗者良好的决策能力和方法论的多元主义

史蒂文·J.特里耶韦莱

心理治疗的科学途径需要借鉴心理科学，这不仅是事实，而且本来就应该是这样。同样，心理治疗的科学途径需要多种形式的心理治疗，这不仅是事实，而且本来就应该是这样。科学与实践的整合最初就是临床心理学明确的目标。如果认为科学只有远离实践才是完美的，或者认为实践永远都在科学所掌握的范围之外，这一目标就无法达成。不幸的是，在临床心理学 50 多年的发展历史中，人们经常认为科学方法与实践的距离很远，整合的目标难以实现。取而代之的是，学术科学家与治疗者在进行一场有害的暗斗，争论谁是这一领域产生知识的正确途径。对科学家而言，心理学实践被视为应该尽可能接近基于科学的心理学知识，避免实践与知识走得太远；对实践者而言，基于科学的心理学知识应该与日常生活现实充分联系，并能显著地影响临床环境。用来自有效科学知识的方法，能够适合解决治疗者所面对的问题吗？如果能，谁来决定这些方法？怎么决定？

在科学心理学的研究与一些心理学的实践领域摸爬滚打了 30 多年，也看到过这一学科的政治方面，我没有幻想心理学中研究的、财政的及行业竞争的问题能在科学—实践的整合下很快就能一揽子解决。但是，因为临床心理科学与实践植根于基础科学这一牢固的知识传统，我认为我们可以推动各种潜在的方法论理念进入一个新的领域，直至它们看起来越来越像一个个独立的领域。整合是一种心理状态，它与科学和实践的逻辑的、经验的基础方法紧密联系。它包括对如下内容的彻底理解：方法如何界定或限制知识，以限定这些知识的应用领域，使它们比现在所应用的范围更为狭隘或更为间接。心理的整合状态注意到心理现象的科学理解与分析，这种心理现象是在现实世界中存在或展开的。现实世界是复杂的、永远变化的信息开放系统，科学知识最多也只是提供一些工作假设，使其能在具体的情境中得到检验（Cronbach，1975）。为了适应这一复杂性，整合的双方都必须注意到治疗者所面对的心理现象的经验现实，因为他们的行为、认知、情绪或其他人类过程不是如此容易分类。整合存在于这样的智力过程中：指出哪些科学事实与当时当地的现实情境相匹配，最终，为了帮助病人，双方应该如何做。

本章将继续讨论临床心理学中兴起的科学与实践的整合问题（Chwalisz，2003；Goodheart，2004；Henriques and Sternberg，2004；Lampropoulos and Spengler，2002；Peterson，2004；Stricker，2003）。通过对基础方法论问题的关注，我认为实践者在沟通科学与实践情境的过程中，需要展示良好的决策能力与方法论实用主义。由特里耶韦莱和斯特里克（Trierweiler and Stricker，1991）提出的"当下的临床科学家培养模式"（local clinical scientist training model），描述了在培养良好的决策力与方法论实用主义方面的态度、批判性思维及方法论能力。这一科学—实践整合的视角，对心理学科学与学术研究有着很大的启示作用。

一、好的临床科学等同于好的临床决策

要将科学事实与当下情境成功整合起来，最根本的是临床调查中进行良好决策的训练。决策能力包括以下方面：从与病人面对面交流的过程中提取信息的能力，筛选与识别重要信息的能力，不断调查直至发现相关信息的能力，以及以一种谨慎的、基于充分证据的、非常科学时尚的方式来解释这些信息的能力。它不简单，也不容易操作。它需要时间与知识。它是好的科学操作更大的解释情境。当良好的决策能力在选择与执行科学操作中训练时，这些操作才能达到最佳状态。目标不过是认识到情境的真理以及以与这一真理相一致的方式进行干预。良好的决策

能力将那些"可能是真实的内容"从"不可能是真实的内容"中分离出来，然后以一种合适的、谦逊的方式，继续分离那些"可能的真实"，直至他们达到最好的效果，或者即使在面对强有力的经验研究时仍然能保持他们的立场。

如果良好的决策能力仅仅是在设计良好的、全面的、深刻的治疗结局文献中所发现的精致操作，我会感到高兴；如果良好决策能力是基于数理逻辑或经验检验（如同使用计算器去识别大炮达到目标的弧线轨迹）的理论直接应用的必然结果，我会更加高兴。遗憾的是，心理科学不能达到如此精确的水平。我认为这样做极其不恰当并易引人误解。心理科学为临床情境中可能会发生什么提供线索，但提供的顶多只是不精确的线索。与自然科学不同，心理学研究在沟通理论与经验方面所做的工作，比心理学家在进行良好决策时所做的工作更少。因此，心理学家还必须在逻辑、数学与预定方法做不到的水平上，发现、组织与解释经验信息。作为从事研究工作的科学家，心理学家要承担大量的解释工作；作为治疗者，这一工作量甚至还要更大一些。

我知道，现在说心理学没有发展到物理学这样的科学水平，并没有任何新意。但是，正如俗语所说，"细节决定成败"，心理学到底发展到了什么程度？像 *DSM-IV* 这样的分类学的实施有无正当的理由？结构化的治疗方法能否得到平均化的应用与评价？心理学家应不应该坚持执行那些已经在控制的实证研究中证明有效的实践形式？我的答案是，这些问题不可避免是模棱两可的：既有对，也有错。心理学像科学那样在发展，尤其在实验设计及数据分析能力方面，更是如此。心理学家比过去了解更多的遗传学、神经化学、行为、认知、人际互动及文化与种族划分的知识。是的，心理学家应该使用那些能有效、明智地帮助病人取得所希望结局的科学工具。但在同时，当前并没有心理科学如此有效，能确保心理学家对当前事件或治疗的解释，能继续恰当地解释下一个病例。

那么，同行审阅的期刊上刊发的文章呢？不幸的是，使用这些材料也不是那么简单的。即使最有信度与效度的经验研究，也必须评估它们是否适用于当下的临床情境（local clinical context）。"当下的临床情境"
是人们对正在处理的问题及其意义进行决策时关于当前环境的即时认
知。经验研究的意义在这类情境中不再是抽象的或一般化的。同行审阅
期刊主要关注经验研究的科学真实性与普遍性，并以文献出版物的形式
进行报告。同行审阅并不能常规地处理研究的科学应用。如果文献中的
经验研究想要对实践者有用处的话，它们就必须与当下的现实关联起来。

另外，同行审阅总是包含对经验研究的解释，除了逻辑（科学的
一个方面）及对权力的默许（明显是非科学的，也许是实用主义的）之
外，他们很少做其他的事情，来确保其解释是精确的、对当下的情境是
最好的（Trierweiler and Stricker，1998）。虽然心理学文献中充斥着同
行评议过的理论及经验研究，但它在心理学科学实施的过程中同样受到
同行的猛烈批判（例如：Gergen，1985；Hoshmond and Polkinghorne，
1992；Koch，1959；Lamiell，1981；Manicas and Secord，1983）。我们
有足够的理由来怀疑任一给定研究的普适性以及在文献中对它的解释。
另外，心理学针对任意特定研究所建立治疗方式的解释框架（用库恩
的话说，就是范式；Kuhn，1970）并没有形成普遍的共识。在期刊上，
没有一个研究及其提供的解释是足够的，它能够凭借自身的实力，对临
床情境进行完全的解释。只有熟练的科学家—治疗者才能将期刊与专业
实践的自然情境进行沟通。这就是科学家—实践者培养模式及其先驱所
谓的沙德报告（Shakow report；APA，1947）的思想精髓。直至今天，
它仍然是培养临床心理学家合理的、梦寐以求的目标（Raimy，1950；
Stricker，1997；Trierweiler and Stricker，1998）。

二、将科学应用于实践

在面对面的临床情境中，科学能做的一件事情是，帮助治疗者更好
地观察行为并进行自我报告。心理学家拥有非言语行为的信息，也知道
自我报告可能是有缺陷的，但对于治疗者应该如何进行科学的观察，至
今仍少有直接的科学知识。这些科学知识基础的缺陷，有部分的原因是

治疗者与学术科学家的职业分裂，这一分裂在临床心理学的"科学家—实践者"模式中已经发展了半个世纪。但是，我认为它还起因于实践者与科学家方法联合的不充分性。简而言之，心理学只有仅用来处理个体的实践方法论以及仅用来处理群体的科学方法论。心理学的文献意识到这一问题还没有多久，更不用说解决了（Lamiell，1981）。但是，我认为必须在未来处理人类行为或经验的心理治疗，或任何其他治疗模式的科学方法（不管是心理学的还是生理学的）中解决它。

为了处理这一缺陷，心理学家需要做两件事：第一，我们需要对那些聚合的、统计的、普适性的信息（nomothetic information）有一种实事求是的理解，了解这些信息如何应用于具体的、当下的临床情境；第二，心理学家需要发展一种对临床情境的方法论理解。我相信这些目标能通过教授科学方法的途径得到最好的处理。我们需要明确研究设计、测量、统计描述与推论等方法论的逻辑基础，了解这些方法论能否告诉我们有关经验世界的知识。

由于方法来源于数学概念，它们必然要求学生能在很精确的水平上了解他们。多年来，我一直不满意这一领域的发展趋势，它们将研究方法当作获得绝对真理的必然绊脚石。事实上，根本不是这样的。试图让非数学取向的学生更容易理解复杂材料的努力是值得鼓励的，只要这种描述的方式是严格的与适度批判性的。但是，学生一定要了解那些主要的研究方法，因为它们将好的理论与可靠的经验观察进行了联系。如果研究不能以心理科学能够理解的方式提供这种联系，它就不值得付出努力，当然我们也要避免故意去使用这些方法，以显得研究是先进与时髦的。

在典型的问卷调查设计中，对一系列问题的汇总统计与信效度评估，最初并没有提供多少样本特征的总体描述，通常是以简单的方式来回答一些简单的问题。它们的科学价值不能仅仅依赖于逻辑或统计的标准。如果问题是好问题，它们有着良好的表面效度，基本的统计数据就能以它们的方式为描述世界提供有益的信息。结果可能会（也不可能不会）描述人类本性的个体差异、潜在的认知结构，或诸如刻板印象等隐藏的认知组织原则。即使是最好的统计研究，也不能确保这些解释是有意义的。此外，它仅仅是一种知识的累积，包括能提供这种合法性的其他研究与文化的、历史的、伦理的或价值的考量（Cronbach，1975；Cronbach and Meehl，1955；Messick，1980）。

例如，智力测验已经在总体上对某些类型的学校表现有着中等强度的解释力。我们能合理地确信这一点。但从这些重复研究获得的研究结论中，对一些其他因素可能就只有低水平的推论作用。比如，智力测验对那些在进行问题解决时所呈现出来的高效能认知模式，就不一定能有很强的预测力。但是，大多数由这些数据获得的其他推论（如智力测验的普遍性、文化适用性、在下一次应用的预测价值或者最终的文化价值），都会受制于讨论、观点、进一步的经验调查或经常是基于非科学考量所制定的政策（Cronbach，1984）。统计研究本身不能凭借自己的力量来克服这种解释的冲动。我不介意心理学家进行理论推论，也不反对政策决定是不可避免的。但我认为，在学术界，对科学—实践的连接已经造成一种很大的伤害，因为他们没有将根植于经验的信息从理论推论中分离出来，尽管要划分这一分界线会比较困难。在统计与临床案例层面的研究中，解决困难的科学理论与修辞问题时出现了失误。心理学家与治疗者对这一问题都感到内疚，但哪怕只是对他们说话、教学与争取科学资助的方式进行一些显著的改变，就能改善这一状况。我并不赞同一种科学心理学前景的虚无主义。我认为，对心理科学有限性有着明确而合理的认知，必将是任何试图沟通科学与实践努力的核心。

三、方法论实用主义

在本文中，方法论实用主义（methodological realism）是指，在所有关于科学研究及其在职业实践中适用性的讨论中，必须明确承认所讨论的经验证据的真正本质和有限性。听起来科学的术语，可能会在研究本应该避免的必然性方面误导其他人。例如，像"我们现在了解到男童早期的攻击性会导致以后生活的问题"这一表述，可能应该更为现实地表述为，"证据表明，一些男童早期攻击性行为的表现可能与以后生活中的问题相关联"。我知道，要做到这一点可能是困难的甚至是富有争议的，我也不能说我已经在自己的写作中总是成功地解决了这些问题。每个人都认为他们的构念是普遍的、重要的。但问题是，科学的修辞，尤其是媒体与财政机构描述的修辞，可能会掩蔽证据的弱点，模糊"哪些证据适合哪些具体临床情境"的讨论。对于经常讨论有限性的期刊论文而言，这没有多大问题。但是，在基于政治与这一领域的自我利益的讨论时，科学通常被表述为只是少数人的特权，这明显构成了一个问题。对于临床方面来说，这个问题更是毫无疑问的：有一些人会使用"某些临床案例在临床环境有多么多么的成功"的夸大的修辞，从而掩盖了研究观察到的事实到底有多精确、它对其他案例与环境有多好的可推广性等问题。方法论实用主义需要我们心理学家修正自己的修辞，对我们科学与实践的经验维度更为关注，对我们的信仰、我们的知识与技能确定性的局限更为清楚。我们有信仰的权利，也有权令人信服地保护它们。但我们更应该对自己的信仰负责，而不是暗度陈仓，借由科学方法来承担我们信仰的真实性。

回到良好决策的理念及如何教授这一问题。发展临床科学的一个重要的关注点是，如何把出版的经验研究结果与当下对心理治疗者有用的经验数据连接起来的科学任务。科学方法的其他方面，如明确的治疗计划、实施及结局评估等，也是重要的。但在具体的临床情境中，如何选择良好的科学概念（假设），将其与经验数据（观察）连接起来这一基本任务，在文献中通常没有得到多少关注。这一任务包括整个收集与解释证据的复杂过程，它是最好的科学与心理治疗的中心，在所有治疗干预与评估中起作用，直接处理心理学中沟通学术研究与实践这一更大的问题。

本章接下来将勾勒一些我认为在训练未来治疗者—科学家中必要的态度、知识及决策技能。这一陈述是基于乔治·斯特里克（George

Stricker）与我发展的"当下的临床科学家"模式，它是针对职业取向的心理学家而发展的严格地进行科学方法训练的一种情境工具（Stricker and Trierweiler，1995；Trierweiler and Stricker，1991，1998）。这一模式打算为当下的临床情境提供一个与哲学、逻辑及研究方法相关的解释情境，也就是说，在特定的空间与时间情境中，培养治疗者良好决策能力的科学方法。

这一基础理论看起来是简单的：如果科学能生产真正的知识，那么知识就应该能在"当下的临床情境"中指导经验观察。但有些反馈表明，这根本不是一个简单的理念。问题不在于大的策略，沟通科学与当下的临床情境的任务，已经被细化为一系列连续的策略（Kanfer，1990；Peterson，1991）。大致顺序是：明确问题、制订治疗计划、实施计划、评价结局并按需要修正计划。这类科学策略在原则上是好的，但问题是它需要在真实的、复杂的临床情境中执行这些策略。尤其是，我不认为我们已经充分注意到为识别干预问题这一最初的艰巨任务，以及那些问题是如何与病人的经验现实关联起来的。

四、当下的临床科学家培养模式

当下的临床科学家培养模式起源于三个前提。第一，该模式假设科学与实践的整合不是公式化的，而且在更传统的教育意义上，它还要处理包括态度、批判性思维技能以及系统的方法论知识。第二，模式意识到了两种信息域之间的明确差异，即用统计方法甚至实验研究方法获得的基于科学的信息域，与在临床情境中基于直接的面对面交互作用获得的临床科学的信息域之间存在差异。这种区别是心理学中科学与实践沟通困难的一个源头。第三，需要扩展学术研究，在以科学方式处理临床问题时，要纳入新的方法，弄清楚统计研究中的细节问题，将具体的统计研究与当下的临床情境连接起来。同时，还需要扩展理论，以便将临床情境中的真实行为与自我报告的内容，变成科学对话的一部分。

有一些背景的概念描述了这一模式的教育与实践方面。首先，当下的临床情境是一个开放系统，治疗者在这一情境中做调查研究时，并不存在那些将要得到调查的预先的知识。其次，需要解释的系统的边界，在开始的时候并不总是很明确，治疗者不能确定任何特定的调查能够收到所有的相关信息。这一视角与典型的、涉及变量控制的科学研究刚好相反（Kerlinger，1986）。当下的科学家并不控制变量，因为他们并不像统计学家那样研究变量。此外，在科学田野调查的传统意义上，当下的科学家在具体的空间—时间情境中收集与解释（分类）具体的信息。如果成功了，这些活动将用来控制变量，可以横跨多个案例，减小由于调查的结构所带来的误差，但是对话的区域，往往要比管理当下调查的细节的地位要低。控制存在于收集数据的认真与完整的方法之中，控制是在临床情境中获得的，它建立在对这一情境充分发展的知识基础之上。

治疗者必须解释的信息域是一个开放系统，所以当下的临床科学可以是实验的，但更可能是自然主义的、观察的与描述性的。心理学家已经很长一段时间没有注意到，治疗者的科学与实验的科学之间的基础区别，尽管有心理学的文献曾指出需要这样做（Harre and Secord，1973；Hoshmond and Polkinghorne，1992；Shakow，1976）。当它们意识到两者是相互补充的关系时，即使他们在基础方法方面是不同的，两种科学研究的形式都能对心理学科学家与实践者有所贡献（Stricker，1997）。无论如何，意识到这一点是重要的，我们在临床环境中并不总是有着有效的、系统的数据收集工具（正如在研究中存在问卷调查一样）。即使这一工具是有效的，它们也不可能完整地描述这一案例的所有相关事实。统计数据提供了个体与假想群体之间可能关系的信息。这些信息必须总是与当下的临床情境的数据仔细地整合起来。为达到这一目的，科学的治疗者必须在临床情境中真实有效的观察基础之上工作，有效地解释案例，应用相关的科学概念，形成合适的干预。实践者犯的最大错误是，在仅仅与情境做简短的接触后，就假定他们已经了解发生了什么（Elstein et al.，1978）。

在心理治疗情境中有两种基础的、有效的观察形式：①观察病人的行为，包括动作、非言语行为、音调等；②自我报告，包括重要他人的自我报告。通常，这些观察来源局限于会谈情境中简短的接触。因为在这些情境中行为观察是有限的，大部分有效的信息来源于自我报告。一些自我报告关注治疗环境之内发生的事件，但大多数将涉及发生在面对面接触之外的事件、情境及经验。

治疗者不会将治疗的对象分类放置于实验室"架子"之上，个体永远处于流动的状态，治疗者偶尔能通过观察与言语报告接近他们。因此，在评估与整个治疗的过程中，病人的自我报告不能被描化为静态的指示灯，而要当作是描述性的参考文献，描述病人在与治疗者接触之前的行为和经验的"连续流"（continuous stream），以及接触的过程中及之后他们的行为与经验的变化。所有自我报告表面上反映了（尽管不是直接观察到的）经验现实流的具体意义。不仅个体自身在变化，当他们发生变化的时候，他们的报告也随之改变。即使最简单的记忆陈述也可能在重要的方面发生改变，并作为一种新的见解进入治疗情境中（Trierweiler and Donovan，1994）。治疗者一定要注意这些信息领域的流动性，尤其是在评估的早期阶段，他们对病人的了解还不够，大多数时候倾向于使用刻板印象或认知启发来克服不确定性，过早地做出可能不正确的结论（Turk and Salovey，1988）。在给定的时间内，自我报告仅能描述与病人面对的问题相关的大的、开放性的信息系统的一部分。心理学家必须学会组织询问的方式，谨慎地选择进行科学解释的信息。最重要的是，我们必须一直对在当下情境中存在的经验信息所固有的局限性保持警惕，并理解这些局限性对评估、治疗及治疗结局可能产生的影响。

信息系统的开放性以及对治疗者有用的直接经验观察的局限性，使得治疗者必须注意以下四种不同的信息类型，以获得对具体观察的、精确的科学概念。

（1）理论与科学概念的有效池（available pool）。治疗者有哪些概念在这一相关情境中是有效的？这些概念描述经验数据的程度有多好（包括真实的自我报告本身所获得的，而不必要通过治疗者来对这些报告进行解释）？这些概念不能描述什么？科学文献中是否存在相关的经验研究，治疗者可否将其作为附属于当下情境的概念假设？

（2）个体社会文化环境的知识。由于治疗者严重依赖于语言以及与经验数据之间的交流，社会文化环境可能影响病人看待当下的临床情境的观点，以及他们记住与描述事件的方式。另外，如果家庭观念将相互交流当作是软弱的象征，那么开放与直率的个体也可能会对某些问题变得沉默。同样，种族的、民族的、国家的身份认同能够潜在地影响治疗以及治疗者所必须了解的治愈过程。举例来说，在美国，当与一个来自非主流民族的病人讨论就业问题时，不管这个人在职业方面是否成功，还是对这个问题漠不关心，他都在之前的交流过程中已经表现了出来，因此有必要评价病人的少数民族身份与他的职业状态是否适合。

（3）关于个体独特生活环境中可利用的信息。这是一个独特的评估领域，潜在地包括所有先前经验的知识，是可以利用的、广泛的数据。当然，这些数据并不存在。人们只能想象，如果一个治疗者确实存在一个能充分描述生活事件与经验的数据库，对相关的科学构念（如从轻度到重度的抑郁症的所有历史过程）进行了广泛而独特的测量，这样的临床调查该有多么的接地气！如果没有这些经验工具，治疗者必须能够通过明智的、独特的调查方式去大致地了解它。

（4）要认识到治疗者所处独特的当下时空环境，可能会影响他们选择哪些信息及如何对这些信息进行解释。当下时空环境的信息既包括治疗互动过程中所有具体的时刻，也包括在信息变得可利用时治疗者的当前状态。在许多方面，心理治疗是一种表演艺术。然而一个优秀的实践者应该意识到，当临床情境可能会被非预期或潜在的错误因素所影响时，有一些特殊的条件存在于这些独特的时间点上。比如，一个疲劳的治疗者可能难以听完一个完整的故事；一个最近正在阅读关于抑郁理论原因的文章的治疗者，可能会倾向于寻找一些以牺牲其他原因的证据为代价的证据；病人所说的一些内容可能会刺激治疗者的思维过程，促使治疗者思考他们生活中需要探索的问题；新闻媒体报道的国家事件可能会设置一种语境，从而影响到对个人家庭关系的常规性探讨。一个科学的治疗者必须永远对那些临床情境中具体的、未加控制的方面保持关注，因为它们可能会影响到信息收集与治疗实施。

当然，我意识到我正在描述的是任何治疗者都难以完全做到的高难度任务，即使那些技艺精湛、经验丰富的治疗者也是如此。但是，我认为当下的临床科学家模式所描述的科学敏感性（scientific acuity），可以通过实践，或在最早期的训练阶段保持对科学问题有意识的关注等方法来获得。在下文中，我将描述一个在心理学实践中拥有良好决策与方法论实用主义的当下的临床科学家所必须具有的一些胜任能力。

五、临床情境中科学家的态度

特里耶韦莱和斯特里克（Trierweiler and Stricker，1991）描述了一些与当下的临床科学家科学态度相关的几个成分。本章我只讨论两个成分：①开放性；②对科学文献与当下的临床情境中获得的经验的证据持一种健康的（也可能是怀疑的）、尊重的态度。为了解决有效信息域缺乏事前控制的问题，当下的临床科学家需要对在临床情境中获得的经验信息持一种开放性的态度。开放性包括避免对当下的临床情境中所观察到的东西过早地下结论。盖格（Geiger，1941/1992）描述了与实验方法联系的开放性品质，具体如下：

> 它代表着可商榷性与试探性，依赖于工作假设而不是某些恒定不变的原则。在这方面，科学……表现出一种能在任何经验领域运作的态度，一种自由的、有效的智力的态度（p. 20；更多信息亦可参见：Cronbach，1975）。

开放性是一种达到这种目的的工具，确保信息在评估过程中，至少能获得像科学概念或理念在应用过程中同样的地位。接下来，如果理论与经验数据更好地进行了联系，它指导治疗以最初规划的方式开展的机会也就提高了。这一程序与应用科学信息的标准思维是不同的，后者在数量有限的行为样本的基础上进行科学的分类，通常只是基于一些简单问题的回答，试图像精神病学的诊断过程那样进行最清晰的描述（Wakefield，1992）。好的诊断当然没有问题，但是诊断如果与经验数据背离就会导致问题，即使数据的收集过程本身是可靠的。例如，如果一个病人以不同于问题原始意图的方式回答了这一问题，无论这一问题的答案多么可靠，由这一答案所描述的经验观察的有效性以及从这一答案所引出的任何结论都是有问题的。这也是对 *DSM-IV* 疾病命名有效性缺乏关注所存在的一个问题（Follette and Houts，1996）。

注意到一个经验事件是第一步。许多人会将注意一个事件与解释一个注意到的事件混淆起来。通过接受一种对所发生的事件的试探性的、认真的、不急于做结论的开放性态度，治疗者有机会能够避免这种混淆。例如，在一次会谈中，病人说他"所有的时间都在愤怒"，再也不能与他妻子"和平相处"。治疗者如果只是基于自己的假设去询问一系列问题，就会自动地推论病人所说的句子（也是经验事件）的意义，认为病人的婚姻中存在"争吵"。但是，如果"争吵"一词并没有准确地把握病人话中的意义，接下来的问题，诸如"请告诉我你与妻子争吵的内容"，就可能会脱离原来的调查，还可能会导致一种不期望出现的情况，即病人不得不向治疗者阐明他的意义，以改正治疗者的误解。对自我报告内容相关的模糊性，持一种更为细致与更加试探性的开放性态度，可以避免这些陷阱。考虑到这一点，可以用"告诉我为什么你与妻子不能'和平相处'"的提问，使问题仍然对经验事实保持开放性。实践的开放性态度能够帮助我们，确保观察到的事实能细致地分类，并在临床互动中不断地由新的观察证据所检验与修正。

此外，并不是说好的分类能行得通的时候也不能使用，它为我们带来了当下的临床科学家应有的第二种值得肯定的态度：对当下的临床情境中的经验数据的尊重。例如，如果治疗者怀疑新来的病人得了抑郁症，那当然首先要去评估这一疾病的相应症状。但是，如果治疗者想要避免过分依赖抑郁症概念的潜在误导（如代表性启发），那么他们就必须认真地考察病人的行为与自我报告，以便其他潜在的重要数据有机会呈现出来，并在可能的情况下，修正治疗者自己的概念化。科学的治疗者必须意识到病人实际症状的总体复杂性。当下的经验数据优先于治疗者的喜好和偏爱。一旦当下的数据得到很好的理解，解释这些数据的新的可能性就出现了。这些可能性可能来自于对契合当前情境的、已经发表的经验研究所进行的推论。例如，抑郁症与焦虑症似乎共存的观察，可能导致对"害怕变疯"情绪的调查，这通常是与抑郁—焦虑混合症一致的情绪（Taylor et al., 1996）。科学的治疗者通常将当下的经验数据的解释视为工作假设，以服从于基于新的经验信息出现的修订版本的需要。

对经验数据的尊重同样也适用于科学研究。结构良好的数据通常要给予适当的注意，但他们似乎只是间接地解决手头的问题。比如，科学治疗者必须留心记忆容易犯错的证据，同时也必须以合适的方式应对临床环境的紧急状态。检查病人事件的详细资料，就像病人回忆一样直接感知他们真实的生活环境，能澄清某一具体记忆陈述的有限性，加强治疗者对病人经验的把握（Trierweiler and Donovan, 1994）。研究表明，在记忆的细节方面存在错误的可能性。因此，治疗者必须评估重要记忆可能存在的错误。同时，也绝对没有研究表明，记忆的所有细节都是有缺陷的，而且当前也没有精确地澄清哪些记忆缺陷是在临床应用中需要关注的。因此，治疗者必须调用这些研究发现与工作假设，让它们要每个新的临床情境得到如实的呈现。

我们能通过一篇文章中的例子来进一步描述研究发现的可推广性问题。哈曼和布伦南（Hammen and Brennan, 2001）假定，母亲也有抑郁症的抑郁症儿童与母亲没有抑郁症的抑郁症儿童相比，有着不同的人际关系问题。在这个研究中，这两类儿童在进行"结交亲密朋友的感知能力"量表的测量时，表现出两分的差异（difference of two points）。这对处理这些抑郁症儿童的心理学家意味着什么？当然，这表明，如果病人有一个抑郁症的母亲，他们与朋友相处时可能会存在一些问题。但这些问题应该如何评估？又有什么启示？一般来说，治疗者只要遵循同行审阅文献建议的方法就行了。但是，严格的审查发现，文献所说的其实不那么精确与清晰。如果抑郁症病人的母亲是抑郁的，但并没有报告与朋友相处时存在问题，治疗者应该接受这些否定的陈述，实质性地反对科学研究的主旨吗？病人可以不要讲述整个的故事吗？但治疗者应如何来阅读科学研究？与另一群组相比，变量的标准差表明平均的效果量落在一个标准差内。平均值的两分差异又意味着什么？哪些自我报告描述了这一差异？

　　治疗者并不知道这些报告中任一组数据的平均值。他们也许能够通过对相关文献进行更广泛的综述来发现，但即使是这样，仍然不能保证一定能获得这些数据。他们仅仅知道一个组的数值比另一组更高，而且在当前的大量研究中，这样的研究还是唯一的。尽管它按任何标准来说都是一个优秀的研究：效应的不精确性得到了讨论，研究非常值得出版，而且认真地考虑了治疗者的情况。但是，一旦到了回答心理治疗者问题的细节水平，我们就会发现，甚至没有一个研究是可以利用的。治疗者也不能遵循哪个简单的规则来获得这些问题的答案。治疗实效性的问题也有同样的遭遇。这是治疗者在现实地解释出版的统计研究时所面临的一个基本问题。

六、批判思维

　　对认真的调查而言，开放的态度既是出发点，同时也是调查的背景。批判思维是一种工具，可以用来校正观察与检验应对病人做什么的工作假设。批判思维的目标是揭示情境中的真理。我充分地注意到，科学家能获得情境真理这一理念，已经在过去几十年心理科学发展的过程中受到严重的质疑（Gergen，1985；Manicas and Secord，1983）。但是，了解什么是真理这一广泛的哲学问题，不应该与具体临床情境中所获得的足够好的真理相混淆，尤其是对于那些依赖于经验事实（包括病人的交际、生活、行为与经验）知识的治疗而言，更应该将其了解透彻。批判思维的目标是顽强地追求局部真理。即使追求的理想状态差一点，治疗者也能够努力发展基于经验的、可传播的关于当下临床情境（能指导他们的治疗）的理解。

在当下的临床科学中的批判思维不同于一般科学所需要的批判思维，就像研究报告中使科学数据合法化的主要工具（如聚敛、随机化、重复及一致性解释等）一样，它们在心理学范围能得到普遍的应用，但在当下的临床情境中却难以获得。治疗者用以下的技能取代了它们的位置，包括：相关信息的揭露（比如有效会谈）、解释证据的谨慎选择、解释信息的相关概念（比如符合个案情况的临床理论与研究解释）、将所有不同片段合乎逻辑地拼凑起来的能力等。可能存在一些建立在实际操作基础上的共识，比如在监管过程中，治疗者与督导对临床情境有些共同的观点，但没有人会宣称这些观点具有普遍性。就像在任何科学中一样，人们会不知不觉地接受自己所偏好的观点，但其真实性需要谨慎的理解与控制。

在这一语境中，批判思维涉及对调查中发现的、可供治疗者使用的多种可能性的谨慎管理。面对面会谈与亲密关系建立的技能，在最大限度地使用可利用信息（包括治疗时间之外的事件信息，以及高度主观的、难以与病人讨论的情境信息）时变得非常关键。关于相关问题及有效地表述这些问题的知识（例如评估抑郁症或工作场合的歧视），可能是有用的。治疗者选择那些对进一步探究与解释案例至关重要的报告和行为。他们生成工作假设并将其与有效的经验证据关联起来，在假想的案例概念化（case conceptualization）中，将所有复杂的信息联系在一起。这些大步骤中的每一小步骤，都需要认知能力与选择能力的参与。批判思维包括经验地揭示案例的关键元素，并从可能不那么关键的信息中，将这些元素分离出来（Trierweiler and Stricker，1998）。

我们假设有一个男性病人，他认为自己不能与人保持亲密关系。最初，这一问题看起来可能是一个共同的基于性别的问题，就像许多男人宣称不能做出关系承诺一样。当然，抑郁与人格问题也可能与之相关。在对关系及多个事件的讨论中，病人可能会谈到，近来一个同伴使他意识到自己的缺陷。事实上，进一步的调查揭示出，他的问题根源于他的同伴对他的"无能"的"反馈",而在之前的讨论中,他一直没有认识到这一缺陷。

这一小的自我报告的"事实",揭示了许多关于关系问题更广泛、更复杂的描述,这可能对接下来更深入的讨论非常关键:病人如何逐渐接受别人对他行为的描述,关系的情感及同伴的行为如何与病人的顺从关联起来。这些启示能大大地促进治疗者对整个情境的理解,尤其当他们卷入这样的情感时:病人不能与他的同伴讨论,或者他之前从不说话。例如,对所谓的"关系缺陷"(relational deficit)的进一步调查表明,其他临床观察到的抑郁情感、人际拒绝及人际互动中的突发性暴怒,都能够在病人"害怕生活中没有持久、亲密的朋友"这一过去经验的背景中获得理解。这种害怕,紧接着会给病人提供一种内隐的人际关系策略,悄悄地调整情境,容忍他看到的同伴的所有缺点,以便他们不会"推开他"。病人一直忠实地接受这一观点,直至同伴要求他接受那些他实在不能接受的关系问题。

在我的经验中,如果隐藏在背后的复杂性还没有得到充分的理解,就对临床中的问题行为进行简单的解释(如病人需要技能训练),这通常是浅薄的、误导人的。遗憾的是,我们并不能轻松地获得这些理解,因为要将复杂性翻译为治疗者能掌握的描述性句子本身就很困难(Bruner,1986;Polkinghome,1988;Trierweiler and Donovan,1994)。在积极的方面,一旦理解了这些复杂性,对病人的经验有了很好的理解,治疗(如解决自尊与沟通技能问题)就会进展顺利。重点是当下的临床科学家对任何事情都一丝不苟,不会立即询问过去的每一个细节,他们认为情境是不完整的,因此在未来要得到相关的沟通。用这样的方法,就能勾勒出病人行为与主观现实的概念图景,并将其与心理病理学的一般特征、适应不良行为或人际关系的复杂性等更好地连接起来。

七、方法论胜任

科学方法论的发展,是心理学学术传统最重要的成就之一。科学方法提供批判思维与问题解决的模式。他们用来连接经验观察与有意义的理论，排除似是而非的、与手头科学问题不相关的其他竞争性的解释（Cook and Campbell，1979）。我认为由一些方法论概念派生出来的在当下情境中的应用问题，是心理学训练中培养科学方法与科学态度的中心任务。更多的相关建议可以参阅特里耶韦莱和斯特里克（Trierweiler and Stricker，1998）。

在看待治疗者如何利用科学研究这一问题上，采取二分法的观点是有益的：①自上而下的问题，决定如何从统计研究中获得个体的推论；②自下而上的问题，凭经验识别病人的特征并决定如何在病人所属的群体中解释这些特征。这些目标都不容易实现。下文我首先着眼于自上而下的问题，分析统计方法与经验研究的聚合如何与个体情境关联起来。然后，我将描述自下而上的问题，将应用逻辑作为批判思维的方法及临床情境分析的工具。

1. 一些方法论现状：取样与随机化问题

统计技术通过从总体中抽取样本来对总体做出推论。抽样过程中的关键问题是如何获得对潜在总体的代表性。如果样本量足够大，具有足够的代表性，那么样本的描述特征数据（如平均数与变异数）将与总体非常接近，因此能对总体进行推论。取样与随机化在统计研究中是核心的方法论概念。它们在具体临床情境的分析中会出现哪些问题呢？

典型的问题是，一个人认为研究样本对给定的个体有很好的代表性，这意味着什么？它最多表明这个个体与样本的平均数相似。在正态分布中，依赖于群体的大小及是否在平均值附近（或众数频率），能了解与他相似的有许多个体还是只有很少的个体。人们认为一个人的分数落在平均值 1 个标准差内，那他就"像"平均值。这些人在理论上包括了 68% 的案例。68% 是分布中个体的数据，即在做出决策时正确的机会是 68%。如果病人来自样本中余下的 32%，那对平均值的相似假设就可能是错误的。但是，不管怎样，还是让我们来做这样一个假设。

如果平均数反映了 10 点量表中的计分（每项 1 分），然后我们了解病人依赖于 10 点量表中的分数分布的中点。例如，平均数是 7 的分布，与平均数是 4 的分布是不同的，这种差异的重要性依赖于自我报告的评估。遗憾的是，研究者很少描述平均值，它只是某一测量工具进行理论化时描述数据意义的锚定点。偶尔，如果测量在临床决策中有着广泛的研究与设计，研究者还会提供多种类型的极端数据，就像明尼苏达人格量表的高测量分一样（Minnesota Multiphasic Personality Inventory；Graham，1993）。但通常，平均数及或高或低的分数的质化特征，在文章中并不谈及，由读者自己来决定。如果一个人假设某个量表与其他工具之间存在相关，那么这个人正在假设，其他平均数是个体的描述，也就是说是偏差分数的交叉乘积的平均值。偏差分数的交叉乘积的平均值决定了这两个量表的分数分布之间相关系数的范围。如果两个量表测到的两种属性分数之间的相关系数是 0.65（这在心理学领域算很高的了），这说明了什么问题？再一次，它又只是让读者自己来建构这些量化数据的质化特征。不管怎样，在个体层面解释相关都是很复杂的（Trierweiler and Stricker，1998）。

　　谈到读者，我在讨论统计平均数与个体案例的推论过程中，无疑正在损失一些本章的读者。这揭示了一个问题：心理学领域很少有人讨论这些问题及随之而来的复杂性。不知何故，这一领域总是假设，每一个人都知道如何将统计学结果应用于有意义的个体，更具体地说，每一个人都了解某一给定特征平均值的意义（如平均值等同于典型性与正常；Wakefield，1992）。心理学研究者怀疑专家与科学家在日常决策中不会像统计学家一样思考，他们也没有考虑到这些情况，没有人会经历过量表所测量维度的所有范围，更没有人会体验到所有量表关注的描述人类的所有维度，因此，他们不可能精确地直觉到平均值的意义。事实上，关于聚合概念的理解可能严格限制了人们生活的地点，也限制了他们在生活中所经历的事件的范围（当然，教育也许有助于扩展一些范围）。如果这样，可能没有两个人有相同的平均值的概念，所以进行判断的假设的锚定点必定会在不同人的判断之间不停地移动。这对统计科学是一个非常现实的问题：不管一个人是否测量它，原则上，总体总是存在一个真实的平均值。同样，不管一个人是否了解正确的解释，原则上，真实的平均值总是能够得到正确的描述。的确，治疗者在这一领域能从科学的协助中获益。我故意没有提供一个质化事例，来论证这些问题是心理学家使用的方法所固有的，而不管其经验的实质。实质性特征的问题是治疗者被引导来相信，不管他们选择坚持的理论定义是什么，他们都是基于自身经验来理解现象，而不是基于他们对研究中所包括的操作的精确理解。除非训练心理学家仔细地检验在聚合研究与个体之间这种有问题的交汇处，否则心理科学与实践一定不能达到其本应该能做到的精确与周全。

每当治疗者试图使用研究结果，将一个类应用于一个个体（下文将要讨论），他们就需要谨慎地进行评估，看研究的样本特征与个体来源的总体之间是否匹配。治疗者抽样的是哪些人群？这些人群的成员之间在相关维度上同质性与统一性如何（Kiesler，1966）？经验研究中所描述的样本，与具体临床情境中样本的具体个体之间到底有多接近？如果当前的样本与相关经验研究的样本之间有着明显的差异（如研究包括大学生，而当前的样本只是临床情境中病人的一个子群体），这一差异如何解决？这些问题都不能轻易回答。具体治疗者的病人样本，可能与已存研究的任何样本都不一样。但是，当前样本与研究样本之间的实质性差异也可能是无关紧要的。问题是，我们并不知道这些差异是否会起作用。

随机化又会怎么样呢？随机化是一种确保样本有很高几率来代表总体的工具。它并不是代表性的绝对担保人，而只是一种尽量不背离代表性的工具。随机化并不能确保一个广泛的代表性研究样本，能充分地代表其中一个具体案例的任何具体特征。例如，少数民族人群可能不会很好地代表那些没有考虑到人口学特征的其他样本（Jackson et al.，2004）。对于当下的临床科学家，这意味着即使是随机地从相关总体中选择出来的最好的代表性样本，也不能将结果轻易地转化或直接应用于任何具体的个体。实际上，不管对总体的描述如何好，它都不一定能描述好每一个个体（Lamiell，1981）。

我正在做什么？我正在寻找作为研究概念的样本的细节。我们需要询问一个问题，这个问题是具体的个体，如何与来自聚合样本信息的研究的共同描述相匹配。其他研究通过应用变量、协变量、标准误等统计学概念同样能得到分析。例如，一个病人关于抑郁症的评估中（如在许多对比测验中，个体分数在其真实分数附近波动的变异性），高的个体标准误差意味着什么？假定所有检验理论的假设都起作用，一个启示是，下一次评估将有高概率地表现出改善，因为对真实分数的回归，完全地基于测量误差而不是真实分数的改变。真实的改善将被概念化为个体抑郁真实分数的改变。

2. 观察、解释与逻辑

我们下面转向治疗者必须面对的自下而上的问题：如果观察的假设（分类）是在临床情境中获得的，哪个总体与观察相关？这一问题是试图联系聚合研究与个体案例问题的一个翻版，也就是说，任何一个目标或事件的分类都意味着同样分类实体的组群。进入分类解释的观察，紧接着进入了那些可以在科学研究中正式测量的构念。

因为在当下临床情境中的沟通不可避免地要使用语言，它就不可避免地使用了类别。认知科学已经提供了一个关于类别如何用语言组织自身的基础的、类的理解。这一科学也描述了人们在不确定的情况下（即缺乏必要的信息），如何使用启发式策略做出决策。问题是，我们对人们如何在日常生活中使用类的知识了解太少，尤其是在心理治疗的沟通期间，对心理健康压力与应对的分类的了解更少。

分类容易在直接观察的基础上自动呈现。因此，治疗者必须要了解自己与病人自我报告中的分类思维，评估对分类的支持，使用逻辑工具来确保这些类别推论不会损害精确的理解。例如，在住院环境中，病人讲述的生活事件的故事可能是古怪的、难以置信的，因此可能是妄想的。这是说，对经验事件（病人陈述的故事）的经验水平的分类解释（古怪与难以置信），变成一个症状匹配的"证据"，进入了诊断的阶段。像我在前文所提到的，治疗者有必要认识到这种分类推论，并且不要将它与原始的经验观察相混淆。

治疗者在临床情境中观察的许多问题，通常可能以无视逻辑性的分类术语的方式进行考虑。例如，在逻辑学上，一个命题不可能同时既对又错。再重复这样的命题似乎是不必要的，尤其是在描述物理世界时。但是，在描述个人或事件时，这种命题就可能不是如此不必要了。例如，一个人可能会描述自身是聪明的，但后来又抱怨自己在具体的社交场合是愚蠢的。如果在一次会谈中，治疗者认识到她的故事中这一简单的矛盾，新的信息将会出现：病人如何理解"聪明"与"愚蠢"的分类，她会将其运用于自己的经验与行为中。比如，她的聪明可能局限于对无机物或抽象观念的理解，这一能力在社会情境中可能就完全没有用了。通过探究这一故事的矛盾，治疗者可能发现病人不能用认知能力来理解社会情境，因为她存在诸如缺乏吸引力的、笨拙的、不适应社交的等事先的假设。当治疗者更进一步探究时，病人可能会发现，事实上，经过再三考虑，她能很好地使用自己的认知能力，以更精确、更少矛盾的方式来解释自己的过去。她开始能使用不那么支持她缺乏吸引力的概念的方式，以提高治疗的结局。这是认真地基于经验的细节事件来进行认知重构的案例（Safran and Segal，1990；Trierweiler and Donovan，1994）。

另一个例子来自逻辑的应用，"任何命题都可以进行否定"这一简单的理念就很重要。对一个类别进行否定的反思可以提供一个可能的工具，在一些可能被认为理所当然的情境中，识别出过度严格或普遍的想法。例如，如果一个病人指出他的父亲笨手笨脚，这个笨手笨脚的本性对病人的生活有着一定影响，治疗者有必要接受这一特征并在以后的工作中更好地理解它。对分类否认的检验可能揭示出他与父亲关系中一些积极的力量，否则它似乎注定要失败。因此，发现这个笨手笨脚的父亲是一个技能高超的音乐家，或者探索他不笨手笨脚的方面，可能为讨论关系中更有前景的方面提供一条大道。

特里耶韦莱和斯特里克（Trierweiler and Stricker，1998）描述了传统的、非传统的研究方法中的许多其他的工具。实用主义方法论训练处理着可供心理科学使用的所有方法论的优点、缺点及其应用范围，是整合心理学中科学与实践的概念基础。

八、方法论实用主义一些更广泛的启示

如果一个人采取严格的方法论实用主义立场，直接注意统计科学与个体病人的交互作用，这将对科学及心理学中学术的本质有着广泛的启示。我将在简短地讨论几条启示后结束本章（亦可参见：Trierweiler and Stricker，1998）。

由于研究不能典型地描述个体病例的特征（尽管许多研究能很好地描述总体），没有单一研究或一组案例研究支持"心理治疗应如何做"这样的强结论（strong conclusions）。我并不强烈地反对持有立场或进行推荐，但我反对所有确定性未经检验的推荐（事实上，这种确定性可能是有问题的）。研究发现的可推广性，即使是来自于随机设计，也总要根据当下的临床情境的经验特征（即前面讨论的四点信息环境）来进行谨慎的评估。在某种程度上，这些评估应该包括将聚合研究的结论推广到具体病例的问题。比如，治疗研究对测量结局中获得了积极、中立、消极的分数的病例进行了完整的质性描述，这将推进这一事业。从聚合研究向个体推广的问题，以及由于统计研究不精确性所带来的不可避免的警示，应该成为所有心理学领域证据本质的讨论的一部分。接下来，必须认识到，当下的证据可能会比跟科学研究的建议同样重要，甚至会更加重要。如果对这些事实缺乏关注，就可能会有那么一些人，他们有着强烈的动机，将来自研究的原始结论，毫不犹豫地进行推广，以支持某人的政治立场或利己主义观点，这样做就麻烦了（Antonuccio et al.，2003）。当然，进行跨研究的多重抽样，或研究在个体案例层面容易观察到的治疗效应，可以促进人们对研究结论可推广性的信任。

1. 统计结果通常需要当下的转化

心理学科学家与实践者必须认识到大多数与个体行为观察相关的问题，都不能从统计研究中得到完全的解答。这就是米尔（Meehl，1978）在多年前就指出的，一个从来不能在"软科学"中获得点预测（point predictions）的问题。统计研究必然是不精确的。但是，随着对越来越小的子群体的关注，解释研究情境的范围越来越窄化。在这种意义上，统计科学的进展，不应该根据变量之间的直接关系来进行简单的考虑，它经常被表述为好像已经建立了某种因果关系，而事实上，这种因果关系并不存在（如非理性思维导致抑郁症）；相反地，我们应该根据对情境越来越细的细节描述，来修正这些关系的经验表现（如：变量值交集所创建的子群体，比如我们可同时考虑社会阶层、智力与人格这三个因素，将"为什么个体在学校中表现不好"这个问题进行窄化解释，这比仅仅用一个智力分数来解释更有说服力），以促进统计科学的发展。

当然，作为接近 1.0 的相关，寻找与管理由中介或调节变量所创建的子情境的需要降低了。远离 1.0，尤其是比较小的相关（0.20～0.40），治疗者将需要更多这种类型的研究。一旦得到描述，这些子情境能给治疗者提供"当下的临床情境中什么是真的"这一问题更丰富、更深入的工作假设。相应地，用与子情境相关的假设也是合适的。但是，没有对具体案例进行严谨与广泛的评估，即使有大量的统计学研究，也不一定能支持什么是真的这一论断（如有抑郁症母亲的病人有人际问题，记忆障碍表明之前受过虐待等）。

2. 变量值是工作假设

当确定性关系没有建立时，变量值最好被当作行为的潜在情境，而不是行为的决定因素。通过明确地界定变量值，将它看作是对情境的标识，而不是对内隐结构的数字标识，我们可以承认统计学不精确性的现实，但这一现实也并不总是显而易见的，尤其是当量化数据被用来为论断的可信度进行辩护的时候。这样，例如，分数落在责任心测量值 75% 的位置，并不一定暗示着那个水平的标准化行为，也不能说明个体必定显示了总体变量 75% 的量化值。分数只是正常地识别"什么是可能的"的一种情境，而不是指一种确定性。

在心理学领域，为了支持变量值是行为的可能性情境这一概念，心理学家需要做大量的科学工作，对治疗者观察到的情境类型进行质化描述，以理解研究量表中的各种测量值的意义。例如，如果一个人测量了人格特质中的尽责性，那么什么类型的观察值，可以定性地说，它刚好处在 50% 或 75% 的位置？最好的描述既包括非常合适的量化描述（如显示出高度或中度水平的尽责性），也包括那些不是非常合适的量化描述（如分数高但不一定明显地呈现出这一特征）。在物理学领域，数量能十分有效地描述物理现象，并能给出明显的物理标准（如度量衡检验局），如果一个人知道目标重 100 磅，他同时也知道要花多大的力气才能担起它。在了解 75% 的尽责性与当下的临床目标（如获得精确的自我报告）的关系时，我们需要做些什么呢？在这种关系中，量化描述更为间接，且受制于不能直接观察的样本及总体。大量量化与质化相结合的学术研究，将促进心理学家的理解，告诉他们具体测量获得的信息将如何指导自己对个体案例的潜在观察。

3. 病人的自我报告是科学临床调查的中心

探索不同现象如何在病人的自我报告中揭示出来的研究是非常重要的。病人对自己生活的理解是一个重要的标准，除了典型的信度与效度标准之外，报告在进入治疗者的推论前是需要评估的。比如，如果一个病人关于抑郁症状的描述，是基于他从电视购物节目中精神病药物广告中所获得的抑郁症概念，治疗者在了解这种情况后，要迅速体会到，病人的初步描述可能是不完整的。因此，在进行诊断之前一定需要更多的信息。除非治疗者能拓展自己的调查，否则只是针对症状简单问题（如抑郁情绪）的简单答案，并不能使我们完整地理解报告的真实本质。同时，治疗者还必须意识到，如果他们不询问某些问题，在与病人交流的过程中，一些重要的材料就可能得不到评估。

4.必须教会所有心理学学生的科学态度

在当下的临床情境中，我们既要教给学生科学方法，又要教会他们一些理论，让他们知道科学方法是怎样促进对当下证据本质的理解的，还要讨论，来自于研究与临床理论的理念，是否需要受到当下临床情境中可利用的行为表现及自我报告的信息的检验（Trierweiler and Stricker，1998）。如果年轻的心理学家想追求自己的兴趣，他们也要了解到，必须有一种与临床情境中实际有效的经验数据相一致的需求。对于科学来说，统计研究没有魔法，可以从有限的样本及间接的代表性样本（如从大学生到临床病人）广泛地推广到所有情境。有意义的推广是可能的，但必须是试验性的，以使当下的情境数据能有效地校正自上而下的推论。同样，治疗者需要了解，他们在临床情境中获得的大多数可靠的观察，并不能原样地推广到下一个病人或其他情境中的病人。在作为事实真理运用之前，临床情境中发展的理念，必须得到广泛的检验。

九、结论

最终，心理学训练的未来发展，依赖于与有效方法（如科学研究与科学的临床调查）一致的理论及修辞的发展。统计研究为当下的检验提供有效的工作假设，如何对其方法进行有效的实质性描述，是这一努力的中心任务。的确，我相信，完整的文献系统有利于沟通统计研究与临床理论及临床调查。这些文献，也许还包括可获得的互联网研究数据库，能超越心理治疗的结局研究，纳入认知研究等心理科学其他领域的实质性材料，供治疗者直接阐述与解释他们所面对的相关任务与决策。当然，这还需要大量科学文献的发展与改善，超越一般的一次性研究，转而进入一种基于现实的复杂性研究，使用统计技术来回答对评估个体有启示意义的实质性问题（Peterson and Trierweiler，1999）。我并不是批判心理学的科学方法，我是在批判这样一种修辞，它迫使科学产品僭越其合理的应用范围，并在心理学家将研究文献结论应用于实践的过程中，阻碍他们对所面临的复杂性问题进行严格的检验。正如时下流行的，临床理论需要以工作假设的形式进行适当的组织，并将其与实践环境中的原材料（即病人真实地呈现给治疗者的行为或病人关于经验的自我报告）明确地连接起来。这一连接需要将科学实践与经验整合起来，通过这样做，我们将展示一个更大的心理科学工程将如何指导实践的图景。

　　当下的临床科学家模式并不是针对现实的制约与限制，它强调对话的开放性，强调显著地改变讨论科学—实践交互作用的方式。好的临床决策与方法论的实用主义是这一前景的核心。具有讽刺意义的是，人们在面对"沙德报告"所描述的培训前景的核心时，也同样具有争议。我相信最终时间会推动这一前景的实现，奠定心理学在心理健康科学与实践中的核心地位。

参考文献

American Psychiatric Association. 1994. *Diagnostic and Statistical Manual of Mental Disorders* (4th ed.). Washington, DC: Author.

American Psychological Association, Committee on Training in Clinical Psychology. 1947. Recommended Graduate Training Program in Clinical Psychology. *American Psychologist*, 2, 539-558.

Antonuccio, D. O., Danton, W. G., McClanahan, T. M. 2003. Psychology in the Prescription Era: Building a Firewall Between Marketing and Science. *American Psychologist*, 58, 1028-1043.

Bruner, J. 1986. *Actual Minds, Possible Worlds*. Cambridge, MA: Harvard University Press.

Chwalisz, K. 2003. Evidence-based Practice: A Framework for Twenty-first-century Scientist-Practitioner Training. *The Counseling Psychologist*, 31, 497-528.

Cook, T. D., Campbell, D. T. 1979. *Quasi-experimentation: Design and Analysis Issues for Field Settings*. Boston: Houghton Mifflin.

Cronbach, L. J. 1975. Beyond the Two Disciplines of Scientific Psychology. *American Psychologist*, 30, 116-127.

Cronbach, L. J. 1984. *Essentials of Psychological Testing* (4th ed.). New York: Harper Collins.

Cronbach, L. J., Meehl, P. E. 1955. Construct Validity in Psychological Tests. *Psychological Bulletin*, 52, 281-302.

Elstein, A. S., Shulman, L. S., Sprafka, S. A. 1978. *Medical Problem Solving: An Analysis of Clinical Reasoning*. Cambridge, MA: Harvard University Press.

Follette, W. C., Houts, A. C. 1996. Models of Scientific Progress and the Role of Theory in Taxonomy Development: A Case Study of the DSM. *Journal of Consulting and Clinical Psychology*, 64, 1120-1132.

Geiger, G. 1992. Philosophy and Social Change. *Antioch Review*, 50, 15-27. (Original work published 1941)

Gergen, K. J. 1985. The Social Constructionist Movement in Modem Psychology. *American Psychologist*, 40, 266-275.

Goodheart, C. 2004. Evidence-based Practice and the Endeavor of Psychotherapy. *The Independent Practitioner*, 24. Retrieved November 8, 2005, from http://www.division42.org/MembersArea/lPfiles/IPWtr_04/prof_practice/goodheart.php.

Graham, J. R. 1993. *MMPI-2: Assessing Personality and Psychopathology* (2nd ed.). London: Oxford University Press.

Hammen, C., Brennan, P. A. 2001. Depressed Adolescents of Depressed and Nondepressed Mothers: Tests of an Interpersonal Impairment Hypothesis. *Journal of Consulting and Clinical Psychology*, 69, 284-294.

Harre, R., Secord, P. F. 1973. *The Explanation of Social Behavior*. Totowa, NJ: Littlefield, Adams.

Henriques, G. R., Sternberg, R. J. 2004. Unified Professional Psychology: Implications for the Combined-integrated Model of Doctoral Training. *Journal of Clinical Psychology*, 60, 1051-1063.

Hoshmond, L. T., Polkinghome, D. E. 1992. Redefining the Science-practice Relationship and Professional Training. *American Psychologist*, 47, 55-66.

Jackson, J. S., Torres, M., Caldwell, C. H. et al. 2004. The National Survey of American Life: A Study of Racial, Ethnic, and Cultural Influences on Mental Disorders and Mental Health. *InternationalJournal of Methods in Psychiatric Research*, 13, 196-207.

Kanfer, F. H. 1990. The Scientist-practitioner Connection: A Bridge in Need of Constant Attention. *Professional Psychology: Research and Practice*, 21, 264-270.

Kerlinger, F. N. 1986. *Foundations of Behavioral Research* (3rd ed.). New York: Holt, Rinehart & Winston.

Kiesler, D. J. 1966. Some Myths of Psychotherapy Research and the Search for a Paradigm. *Psychological Bulletin*, 65, 110-136.

Koch, S. 1959. *Psychology: A Study of a Science* (Vol. 3). New York: McGraw-Hill.

Kuhn, T. S. 1970. *The Structure of Scientific Revolutions* (2nd ed.). Chicago: University of Chicago Press.

Lamiell, J. T. 1981. Toward an Idiothetic Psychology of Personality. *American Psychologist*, 36, 276-289.

Lampropoulos, G. K., Spengler, P. M. 2002. Introduction: Reprioritizing the Role of Science in A Realistic Version of the Scientist-practitioner Model. *Journal of Clinical Psychology*, 58, 1195-1197.

Manicas, P. T., Secord, P. F. 1983. Implications for Psychology of the New Philosophy of Science. *American Psychologist*, 38, 399-413.

Meehl, P. E. 1978. Theoretical Risks and Tabular Asterisks: Sir Karl, Sir Ronald, and the Slow Progress of Soft Psychology. *Journal of Consulting and Clinical Psychology*, 46, 806-834.

Messick, S. 1980. Test Validity and the Ethics of Assessment. *American Psychologist*, 35, 1012-1027.

Peterson, D. R. 1991. Connection and Disconnection of Research and Practice in the Education of Professional Psychologists. *American Psychologist*, 46, 422-429.

Peterson, D. R. 2004. Science, Scientism, and Professional Responsibility. *Clinical Psychology: Science and Practice*, 11, 196-210.

Peterson, R. L., Trierweiler, S. J. 1999. Scholarship in Psychology: The Advantages of an Expanded Vision. *American Psychologist*, 54, 350-355.

Polkinghome, D. E. 1988. *Narrative Knowing and the Human Sciences*. Albany: State University of New York Press.

Raimy, V. C. (Ed.). 1950. *Training in Clinical Psychology*. New York: Prentice Hall.

Safran, J. D., Segal, Z. V. 1990. *Interpersonal Process in Cognitive Therapy*. New York: Basic Books.

Shakow, D. 1976. What is Clinical Psychology? *American Psychologist*, 31, 553-560.

Stricker, G. 1997. Are Science and Practice Commensurable? *American Psychologist*, 52, 442-448.

Stricker, G. 2003. Evidence-based Practice: The Wave of the Past. *The Counseling Psychologist*, 31, 546-554.

Stricker, G., Trierweiler, S. J. 1995. The Local Clinical Scientist: A Bridge between Science and Practice. *American Psychologist*, 50, 995-1002.

Taylor, S., Koch, W. J., Woody, S. et al. 1996. Anxiety Sensitivity and

Depression: How Are They Related? *Journal of Abnormal Psychology*, 105, 474-479.

Trierweiler, S. J., Donovan, C. M. 1994. Exploring the Ecological Foundations of Memory in Psychotherapy: Interpersonal Affordance, Perception, and Recollection in Real Time. *Clinical Psychology Review*, 14, 301-326.

Trierweiler, S. J., Stricker, G. 1991. The Research and Evaluation Competency Area: Training the Local Clinical Scientist. In R. L. Peterson, J. McHolland, R. J. Bent et al. (Eds.), *The Core Curriculum in Professional Psychology* (pp. 103-113). Washington, DC: American Psychological Association and National Council of Schools of Professional Psychology.

Trierweiler, S. J., Stricker, G. 1998. *The Scientific Practice of Professional Psychology*. New York: Plenum Press.

Turk, D. C., Salovey, P. (Eds.). 1988. *Reasoning, Inference, and Judgment in Clinical Psychology*. New York: Free Press.

Wakefield, J. C. 1992. The Concept of Mental Disorder: On the Boundary between Biological Facts and Social Values. *American Psychologist*, 47, 373-388.

第十章 扩展讨论的范围：
循证实践与公共政策

桑德拉·J. 塔嫩鲍姆

尽管不同的人对循证实践有着不同的定义，但它通常意味着临床实践应该遵循实验研究，尤其是随机控制实验得来的证据。循证实践遵循一种应用科学模式，被视为最科学的研究方法论，用来决定在单个病人的治疗中哪些治疗有效，而哪些又是无效的。实践者被鼓励、培训有时甚至是被强迫改变自己的实践。此外，循证实践运动不仅提升了实验研究的传播及对之采取的财政资助，而且还力图通过自身的努力来排挤当前的临床知识体系。因此，这场运动将特殊的实验研究等同于一般的"证据"，使心理学实践依赖于基于证据的手册或指南。从这一视角来看，最好的实践是最忠实于研究的（Drake et al.，2001），违背证据的实践者是在有意进行无效的实践，因此应该受到道德的谴责（Meehl，1997）。

指出循证实践运动这一鲜明的观点，并非要对循证实践众多明智的支持者进行不公平的描述。例如，我们并没有忽略，这场运动一直强调要将研究证据与实践问题的类型进行匹配（例如：Beutler and Castonguay，2005）。但是，我们也确实意识到，尽管支持者持有各种不同的观点，这场强有力的运动，试图在心理学的实践及制订心理健康相关政策过程中，树立实验研究的权威地位。虽然循证实践有时也被描述为外部证据与个人专业技能的整合（例如：IOM，2001），知识的分级论一直伴随着这些描述，并将临床实验置于这些知识的顶端（Chambless and Ollendick，2001；Sackett et al.，1996；University of Oxford，1998）。同时，对于整个心理学行业与组织来说，这种分级论已经被用来区分认证的治疗（能有效工作的治疗）与未经认证的治疗（Chambless et al.，1998）。尽管心理学家在讨论"哪些好的科学可以足够指导好的实践"方面做了重要的工作，循证实践仍然将重点放在随机控制实验上，追求针对具体病症进行特异性的治疗。这些病症通常遵循《精神疾病诊断与统计手册》（DSM-IV；APA，1994）所列的诊断标准。循证实践还创立了一个金标准体系（Timmermans and Berg，2003），供病人、实践者及政策制定者使用。

作为一种心理学的知识建制，循证实践具有学术的与职业的双重意义。它已经超越了 APA，影响着美国的政治体制，因为在许多重要的方面，职业是国家的衍生物。心理学工作者作为专家，通过持有营业执照，在全面的经济竞争、证书获得、规范同行及培训机构等过程中得到保护；通过公共的机构，为心理学工作者必要而安全的服务付款。循证实践运动具有重新定义心理学专业化的潜力。过去，实践者一直被认为应该在自己实践的领域博学而富有判断力。循证实践应用科学模式的出现改变了这种局面，缩小了以往研究数据与治疗实践之间的距离。一些实践者因此只需要更少的培训与更短的判断力练习。也就是说，实践知识的地位降低了。心理学家可能会发现，当代医疗体系改革的压力以及影响心理治疗行业的公共政策（包括营业执照的发放等行业自我监管的形式、市场保证经济来源的可行性、治疗不当行为的诉讼、公共理赔及管理医疗的监管等），不仅会改变心理治疗行业的势力，还会改变公众对专家所拥有知识的理解（Tanenbaum，1993）。

本章的目的是从公共政策的视角来评价循证实践。首先，本章将循证实践的兴起放到整个美国医疗卫生体系发展的情境中去理解；其次，本章描述了心理健康护理中循证实践运动引发积极改变的三个工作假设，认为关于循证实践的争议及相关政策的制定，都将从这场范围更为广泛的讨论中获益；最后，本章将循证实践定位于一系列具体的政策中，因此表明了循证实践讨论的几个分支问题。

一、循证实践的兴起

从 20 世纪 70 年代早期开始，美国医疗政策就一直关注费用问题。2003 年，美国在医疗方面花费了 GDP 的 15.3%，这一比例在 2014 将可能达到 18.7%（Heffler et al.，2005）。其他经济合作与发展组织（Organisation for Economic Co-operation and Development）成员国医疗费用一般占国内 GDP 的 8% 左右，相比之下，美国的医疗费用比例非常之高（Reinhardt et al.，2004）。美国人均医疗费用 1966 ～ 2000 年几乎一直在持续增加，当前医疗费用的增幅比 20 世纪 80 年代末 90 年代初还要大（Altman et al.，2003）。2003 年，美国医疗费用总计高达 1.7 万亿美元（Centers for Medicare and Medicaid Services，2005）。

心理健康方面的费用增长也不例外。事实上，1987 ～ 2000 年，仅仅心脏病所耗费的医疗费用比例就比所有心理健康疾病费用比例都要高（Thorpe et al.，2004）。在这段时间的早期，医疗保险预期支付系统（Medicare prospective payment system，使用诊断相关的群组）的免税政策，刺激了大量精神病床位的增加与住院时间的增长（Cummings，2000）。在那个时期内，心理疾病得到治疗的几率增长了一倍，每 10 万人中有 8 575 人得到治疗，这解释了所有增加费用中的 59%。一直以来，心理疾病费用增加的 21% 来自每个治疗案例的费用（Thorpe et al.，2004），而且随着整个规模的增加，心理健康费用一直是整个医疗费用削减的目标。政策制定者可能会关注以下费用增加的"疑凶"，如技术进步、人口学的改变、竞争（太大或太小）、监管（太多或太少），以及更可能出现在心理健康领域的无限制的需求与供应、医疗卫生提供者实践方式的差异等。

在 20 世纪 80 年代早期，达特茅斯的医生兼研究者约翰·温伯格（John Wennberg）进行了一系列他称为"小区域变异法"（small-area variation）的研究。他发现，在相对较小地域的人群内，不同医生的医疗处理之间存在着很大的、难以解释的变异。温伯格与其他人进行了讨论，认为实践者行为的差异，来源于两个方面：一个是实践者难以确定不同替代治疗的重要性；另一个是实践过程中加入了诸如便利或传统等多余的因素（Wennberg，1984）。可以假定，如果存在关于治疗结局的严谨研究，医生们会更加确定与专心。一旦医生的治疗与病人的结局之间的联系十分清晰，医生肯定会有把握地开展治疗。如果几种治疗方式证明是同样成功的，实践者应该被指引选择花费最低的治疗方式。

小领域变异法研究被广泛接受。它们佐证了流行的"浪费理论"（waste theory；Mehlman，1986），认为无知的医生们把医疗费用花费在不必要的诊断检查及无效的病人护理上。温伯格（Wennberg，1984）呼吁更多与长期以来美国政策相一致的研究，这些政策资助医疗研究，而不是医疗保险范围（Rodnman，1997）。作为一个改革日程，它带有美国通过技术来解决社会问题的一贯倾向（Morone，1994）。"结局运动"（outcomes movement；Epstein，1990）承诺将费用与质量改善问题一揽子解决，而不求助于政治或意识形态。

温伯格（Wennberg，1984）的研究及其结果是政治性的。医学的结局研究授权给与实践者相关的研究者，尤其是具有统计技能的研究者（Armstrong，1977）。他促使学院派医学加大了对诸如临床流行病学、生物统计学、临床决策等分支学科的支持力度。卫生保健政策研究所（后更名为医疗保健研究和质量局，Agency for Healthcare Research and Quality，AHRQ）对其他机构进行了高达数千万美元的结局研究的财政资助（例如：the Schizophrenia Patient Outcomes Research Team；Lehman and Steinwachs，1998）。随着医疗费用的增加，实效研究变成了成本—实效研究。经济学家以及像经济学家一样思考的治疗者，接受了联邦政府的"对这些神秘召唤的法律与财政支持"（Brown，1991），结局研究者，与形成了不同医疗问题框架的"经济模型化的""去生活化的、去理论的与去军事化的"（outlived, outtheorized, and outmaneuvered）同事一起工作（Fox，1990）。健康服务研究者的知识，获得了与医生甚至基础科学家的知识一样的地位，而且统计学知识开始以实践指南的方式呈现。结局运动为医生被医疗保险者、管理医疗组织及政府进行"行为监管"提供了科学基础（Brown，1992；Tanenbaum，1994）。

20 世纪 90 年代早期，结局运动演变为循证医学及其引申——循证实践。拥护者们希望获得一种临床实践的"新范式"，用"来自临床研究的证据审查"来取代"基于直觉的、不成系统的临床经验及生理学原理"（Evidence-Based Medicine Working Group，1992）。临床心理学协会（APA第 12 分会）在 1993 年创立了一个提升与传播心理治疗工作组。该工作组的主席诚实地将她的工作建立在循证医学的传统之上（Chambless and Ollendick，2001）。

二、循证实践运动的三个工作假设

循证实践在心理学中是普通存在的，论著也很多，比如像本书这样的著作（又如：Beutler and Castonguay，2005；Nathan and Gorman，2002；Wampold，2001），发表在《临床心理学：科学与实践》（*Clinical Psychology: Science and Practice*）与《心理治疗研究》（*Psychotherapy Research*）等学术期刊的数百篇相关论文，以及至少一篇发表在《纽约时报》的概要（Carey，2004）。循证实践也是有争议的（Elliott，1998），是"治疗者与科学家之间心理战"的原因（Tavris，2003）。证据看起来是这场讨论的中心，但实际上证据更像是一种修辞。双方阵营都持实践经验主义，也就是说，循证实践的支持者与反对者都被经验与理论所指导，证据只是经验的提炼。因此，这场争议还是关于在心理学实践中如何评估、研究与使用经验的。循证实践的支持者坚持只有特定的统计方法能将经验转变为证据；反对者则仍然认为证据能够来自其他社会科学的方法或"反思性的实践者"本人（Schon，1983）。这些分歧主要集中在证据有哪些类型、哪些知识是可知的、哪些知识是确定的以及哪些病人因素被排除了等方面。

循证实践运动不是完全统一的。循证实践的支持者在证据、实践及政策方面都不一致。尽管第 12 分会遵循随机对照实验优先的证据分级理论（Chambless et al.，1998），近来有更多的人在努力，想扩展指导实践的科学的定义（Nathan and Gorman，2002；Norcross，2002）。APA的其他分会也对第 12 分会的分级标准提出了质疑。一直以来，循证实践运动有着三个对影响心理健康护理积极改变的工作假设：第一个是不管困难多大，好的科学总可能存在；第二个是管理得好的好科学会导致好的实践；第三个假设是好的实践显而易见是好的政策。

1. 不管困难多大，好的科学总可能存在

关于循证实践的讨论主要关注的是哪些研究有资格成为证据。这场运动"英明"地将"证据"定义为仅仅是（或明显地是限制性的）实验研究，并将其他获得知识的途径，如质化的或个人的知识，变成第二位的。一个人很难同证据争论。但是，循证实践的工作假设，并非是"仅仅将科学视为唯一的证据"，而是"一定存在（或理论上，在不久的将来就会存在）足够优秀的科学来作为有效实践的基础"。循证实践的支持者抱怨高质量研究的缺失（可参见循证医学对照的样本：Tunis et al.，2003），但他们并不认为科学知识（尤其是良好组织的科学）不能满足临床实践的需要。这种可能性将渗透到循证实践的讨论中，因为在循证实践模式中，科学不充分的地方会导致权力的真空。也许，当前构想的临床科学能够以严格、及时及综合的途径来指导临床实践。但是，对于这一目标，还存在严重的障碍，当科学不能起作用时，循证实践会发生什么事情？实践者应该怎样正确地做事？

在这一点上，第 12 分会所做的工作是循证实践的一个缩影。提升与传播心理治疗工作组编制了一个实证有效治疗（最近被称为实证支持治疗或循证治疗）的清单，这些治疗已经存在足够严谨的疗效证据，其中至少有两个随机对照实验及十个单一被试实验研究，病人样本是适合以 DSM-IV 进行诊断的类型。充分、严格的前提是治疗必须根据治疗手册进行管理。第 12 分会在 1996 年颁发了第一个清单，最近一次更新的清单也在 1998 年出版（Chambless et al.，1998）。在当前的网站上，第 12 分会承认还有一些"有益的心理治疗"并没有得到研究，但是，他们仍然建议潜在的病人选择治疗清单上的治疗，因为这些治疗方式已经符合"有效性的基本的科学的标准"（Society for Clinical Psychology，2000）。第12分会并没有检测所有的科学，它混淆了"未经科学检测的治疗"与"无效的治疗"之间的界限。

人们对第12分会的治疗清单毁誉参半。它有着广泛的影响（正如本章接下来所讨论的），但也引发了循证实践许多严肃的问题：严格的科学是否一定是正确的科学？能够给出严格答案的研究问题是否一定是正确的问题？在对实践进行种种控制的研究中，严格的科学是否能尽可能地做到它所应该成为的那个样子（比如，它是否及时，是否可行等）？随机对照实验能为治疗提供疗效而不是实效证据，也就是说，随机对照实验有高的内部效度但不一定有高的外部效度，这一点已经很少存在争议（Garfield，1966）。正如循证医学中提出"实践的临床实验"（practical clinical trials；Tunis et al.，2003）一样，一些心理科学家试图解决这一问题。比如，试图通过设计"混合研究"（hybird study）来同时测量疗效与实效（Carroll and Rounsaville，2003）。因为许多心理健康干预（如"社会复杂服务"，socially complex services）必定会违背随机对照实验的方法论假设（即明确的实验原则、对等的试验条件等），它们要求至少有一种广泛的、修正的研究治疗疗效的方法（Wolff，2000）。此外，心理学研究者并不认为，对具体病症的特异性治疗是测量心理治疗疗效的最有效的手段（Nathan and Gorman，2002）。一些人争论说，诸如治疗关系等所谓的"共同因素"，是病人结局更重要的决定因素，它们应该是心理健康证据收集的中心任务（例如：Messer and Wampold，2002）。

同时，还存在严肃的超越了研究问题或研究类型的实践问题。比如，美国联邦医疗保险与医疗补助服务中心（Centers for Medicare and Medicaid Services）与医疗保健研究和质量局高层官员最近确认，打算要做一些必要的实践临床研究。这些研究，尤其是大样本与长期随访的研究将会获得实质性的财政支持。他们报告，考虑到费用问题，研究者可能只求助于"庞大却简单的实验"（large simple trial），仅收集最小量的维度的研究数据是不够的（Tunis et al., 2003），难以把握心理疾病的复杂性。获得大规模结果的其他策略还有，对小的研究进行元分析或统计处理等。元分析在循证实践中非常流行，但也受到严格的方法论批判（Miettinen, 1998），它不恰当地假定其具有"权威光环"（Feinstein and Horwitz, 1997）。伦理方面的局限也影响着研究设计：试验达到了真正的治疗平衡吗？什么时候？多长时间？

　　为了追求严格性，第 12 分会与循证实践通常假定科学知识和非科学知识之间有着明确的界线。在循证实践中，由于科学是客观的而非主观的，它被赋予作为证据的特权。但是科学的社会学研究发现，科学知识还存在一个"默会知识"的维度（Polanyi, 1967）。即使是随机对照设计，也需要研究者依赖其判断力做出大量决策（Gonzales et al., 2002）。随机对照研究协议的实施，也需要治疗者对他们所了解的知识及当下的情境做出自己的解释（Berg, 1997）。如果循证实践还包括如何选择研究问题及相应的研究方法，那这些选择是在什么基础上做出的？对于"哪种科学最好"的问题，并不存在唯一科学的答案，而且看起来，研究事业还依赖于主观判断，就像它还依赖科学与科学家一样。

　　也许对心理学实践最为紧迫的是，循证实践运动把其他所有的心理治疗流派，放在原本不那么明确的界线的另一边。因为它们不能以实验的形式去与其他替代治疗或安慰剂治疗相对比，它们就不能出现在 12 分会所列的清单中，因此也就取消了它们作为心理学实践的合法地位（Bohart et al., 1998）。精神分析与人本主义心理治疗已经在非实验研究中证明了疗效（例如：Seligman, 1996），但它们本质上不适合随机对照实验或类似的研究：它们关注的焦点不是要缓解疾病（而更多的是治疗者与单个病人之间的关系），它们不会进行预先就决定好的治疗（而主要是遵循治疗过程的原则），它们也不会关注治疗者之间的一致性（每个治疗者属于一种理论取向，使用着与他们"人际存在"及病人需要一致的一整套技术）。心理学家关于"哪种程度的实验称得上实验"并没有达成共识，一些治疗者更喜欢使用人文科学而不是自然科学的研究，但人文科学并不能作为循证实践的证据，而且对随机对照实验的坚持，也已经损害了多种精神病患者的利益。一些有明显的共病，不能符合小的或特殊的子群体的病人，或者那些被人格障碍等复杂疾病所伤害的人，更难适应聚合疗效的研究。一个对心理健康方面的高质量随机对照研究进行的元分析发现，三分之二曾进入治疗的病人被排除了，执行最严格排除标准的实验可以得出最大的疗效（Westen and Morrison，2001）。循证实践偏爱认知与行为心理治疗（Chambless et al.，1998）一点也不值得奇怪，因为它们关于什么是可知的、如何获得知识的认识论基础，与研究它们的科学是一致的。

循证实践限制了心理学的实践知识。基于随机对照实验的证据分级标准具有极端的排他性，即使在最自由的情况下，循证实践运动也拒绝那些实践者在实践中所收集到的系统的、非实验的知识。心理学知识与心理治疗实践的关系将在本章后面探讨，但应该指出的是，在这场讨论中，循证实践并不接受诸如受过训练的治疗者所做调查作为证据（Peterson，1991），也不会将对严谨的、系统的案例研究的大型数据库的分析作为证据（Messer，2004）。然而，心理学似乎比循证实践所想象的要知道得更多。这场讨论的范围还可以扩展，比如考虑到底科学有多好，这些问题已经超出它的方法论边界之外。作为总是指向一定对象的调查，科学只能提供一些类型的信息，而不是提供所有类型的信息，即便高质量的研究也常常是不完整的。一个严格但兼容的心理学多元主义，可能会比心理学的科学主义能更好地服务于职业，后者把科学当作权威，而不管研究的对象与目标的特点（Peterson，2004）。好的科学能否联合其他高质量的研究，为实践者创建更为完整的知识基础？在政策制定者的眼中，这样的职业是否将更加值得信任？

2. 管理得好的好科学，会带来好的实践

将科学应用于实践是循证实践运动存在的目的，它要通过将科学应用到咨询室来改善实践。一般来说，循证实践通过应用科学或技术的传播来建立研究与实践沟通的桥梁。实验研究生产证据，传达或强加给（如果必要）实践者。一些人会关注临床决策与病人价值观的地位（例如：
IOM，2001），另一些人会关注由实践者实践过程中所做的研究（Borkovec
et al.，2001），但与对实践者没有使用有效证据的埋怨一致（Hayes，
1996），循证实践运动关注的焦点主要集中在如何通过高疗效与高实效
的研究结果来改变实践。

将研究发现传播给实践者，这在很大程度上使研究与实践变得一致
（U.S. Department of Health and Human Services，2000）。因此，有一些
实质性的促进科学与实践沟通的途径，促进实践者采纳研究结论。决策
工具包括手册、算法、协议以及指南；这些特定的实践行为有着或多或
少的权威。考科蓝协作网，是循证医学的最早的组织，它通过随机对照
实验、元分析及系统评价等形成可获取的数据库（Haynes and Haines，
1998），包括电子期刊《循证心理健康》（*Evidence-Based Mental Health*）
在内，架设了一座电子的桥梁。美国心理健康研究所发起了一个"执
行工具箱"（implementation toolkits），包括一些信息与培训资源，分配
给那些还没有进行循证实践的治疗者（Torrey et al.，2001）。沟通研究
与实践的桥梁的搭建，被描述为对技术革新的管理（例如：Gotham，
2004）。

应用科学与技术传播模式假定：因为实践主要是技术性的，临床
科学（如聚合研究）是直接有效的。但是，心理健康的实践者可能将他
们所做的工作视为关联式的。因此，他们的实践知识对于病人及其家人
是必需的。扩散技术创新的努力给实践带来了阻力。他们怨恨最佳理念
源于"实验室"这一暗示（Southam-Gerow，2004）。大多数有效的心
理治疗者已经开始远离治疗手册（Strupp and Anderson，1997）。至少在
医学实践者的情况下，治疗者抵制所谓价值中立的指南，因为他们的价
值并没有得到清晰的阐述，与他们自己或病人的价值观并不兼容（Berg
et al.，2001）。

循证实践对改变实践者的行为很重要，关于临床决策的假设是它取
得成功的中心因素。根据应用科学模式，实践者使用从具体案例中所获

得的概率数据进行推理。这种跳跃式推理（inferential leap）是没有问题的：演绎推理可能需要一些"临床技能"，但最好还是要对研究保持最大的忠诚度。然而，还有一些其他的科学与实践的模式。其中就包括博尔德模式①，它将对单个病人的具体研究与咨询室内的革新和创造性联合在一起（Davison，1998）。一个更基础的评价是，"科学与实践不是同一的，没有任何一元论观念能使它们同一"（Peterson，2004）。此外，"反思性实践者"的决策不仅是从研究出发而来的推理，同时也是对他们所了解的知识及经验所进行的归纳，包括出版的研究（包含但不局限于"证据"）、对自己与他人过去临床经验的思考、对个体病人及当下情境的高度熟悉等。已经有大量关于专家决策的研究，挑战了循证实践的演绎模式（例如：Klein，1999；Tanenbaum，1993）。

循证实践建议的从科学到实践的沟通模式，不只影响了实践行为，也影响了实践者自身的职业地位。根据一个设计良好的方案（Hayes et al.，1999），如果实践遵循基于研究的手册或指南，大多数心理治疗能由得到过中等训练（硕士水平或更低）的治疗者实施，而不必是科学家—实践者（scientist-practitioner）。博士水平的科学家—实践者将设计系统、做研究、管理质量保证项目与疾病分类网络，并在必要时接管那些根据指南没有得到成功治疗的病人。但即使这样，科学家—实践者将同时关注多个病人的护理，他们要分析指南为什么在给定的环境中不能有效工作，并探讨如何将那些成功的治疗方案反馈回整个医疗系统。

这一场景使心理学的专业主义在政治体制中得到重新定义。即使在控制专业力量的建议中（这已经达到医疗健康"第三次革命"的水平；Relman，1988），专家们仍被假定为根据自身的知识水平与判断力来从事他们的工作，存在与生俱来的不确定性与复杂性。循证实践沟通架设了从研究到实践的桥梁，认为管理得好的研究结果，能很好地解决心理学实践的不确定性与复杂性，从而降低个体判断力的地位。对循证实践

---

① 译者注：即科学家—实践者模式。

与温伯格（Wennberg，1984）而言，个体的判断力是不当变量的来源，它导致了问题而不是提供解决方案。因此，循证实践运动承担了一个不可能完成的任务：在严格的研究专家与限制其专业主义的实践者之间建立一座沟通的桥梁。循证实践的支持者配备着贫瘠的实践研究，公然违抗好的科学（例如：Lehman and Steinwachs，1998），从来不提及专家决策过程中（可校正的）偏见的经典研究（Kahneman，2003）。但是，应用科学不是实践，至少实践需要将科学"再具体化"（reparticularization）到个体病人（Cassell，1991）。实践是一种解释活动，一种适合一致性与逼真度的标准的临床推理（Gorovitz and Macintyre，1976），但是"证据"提供的仅仅是对什么是可能的有限的确定性（Tanenbaum，1993）。如果实践的复杂性已经超越了科学，那么循证实践制定的公共政策可能针对的就是事实上并不存在的实践者。应用科学容易演变为对规则的解读。如果实践不只是科学所描述的那样，循证实践就应该得到再次讨论。它不是从科学到实践的单向道，而是从科学开始，经由专业技能到达实践，然后再从实践返回到科学的繁忙的双向道。

3. 好的实践显而易见是好的政策

作为"能起作用的"科学，循证实践承担着一种道德义务。它持有证据，通过实践来获得治疗的有效性以及更好的心理健康结局（就像医学与身体健康一样），这是一种无可争议的道德的善（Gupta，2003）。用另外的话说，循证实践占据着道德的高地，因为它在治疗痛苦的病人方面是成功的。为实践者及政策制定者编译与传播证据的努力，也由此而来。但是，"循证实践是一个好的政策"这一工作假设，在以下几个方面都是有问题的。

首先，不论是作为实践还是作为政策，循证实践都没有证据表明自己能在超越其研究情境的环境内起作用。其次，对于这场运动及许多支持它的政策制定者而言，有效性是值得赞美的清晰的政策目标：政策应该塑造实践行为，为心理疾病提供有效的治疗。但是，有效性并不是不证自明的。尽管循证实践的讨论假定了一个共同的终点，即"起作用"

（working），但他们很少去进行拓展的思考，什么样才算心理治疗在起作用？行为症状的缓解是共同接受的一个治疗目标，但不一定是心理治疗有效的标志或信号。事实上，每个实验研究都自己定义一个有效性概念。有效性所遵循的测量标准，只是具体方法所设定的特异性目标。

研究设计需要研究者的判断力，他们在特定的研究中定义有效性。有些研究在判定治疗是否有效时采取了简单的方法，比如，仅选择研究的终点（六周、六个月或六年）来进行确定。研究者还可能会被财政赞助机会、数据的有效性及数据可获得性等因素影响。同时，赞助组织或公司的任务及动态变化，也会影响证据改变为指南的进程（Gupta，2003）。在对治疗进行有效性评估之前，这些治疗必须从很多治疗中选择出来并进行"汇编"（Giacomini，1999）。但是，怎么从其他治疗中选择出来"汇编"？基于什么标准？第12分会是在已有治疗手册的治疗基础上进行汇编，这一有效的标准决定了他们进行元分析的范畴。研究者必须决定哪些治疗结局值得测量，治疗结局在何种程度上符合期望才能说明治疗是有效的。一个关于物理治疗（physiotherapy）测验的综述发现，31个测验使用了12种不同的结局测量方法，其中仅有两个是相同的并适合做元分析（Rogers，2002）。试问，出现这样的情况，是因为它对病人最重要？它最容易测量？还是因为它与政策最高度一致？

当公共政策开始关注治疗有效性，它们可能会依赖于诸如最大化预期效用（maximizing expected utility，MEU）等或明或暗的决策规则来进行。这些规则认为最好的政策创造最大的善（有时甚至是一定数量的美元），因为有效性是一种清楚的社会的善，公共政策应该在支持有效治疗方面行动起来。但是，最大化预期效用的标准是复杂的，因为它没有考虑是对谁的效用。换句话说，政策对费用与利益的隐性分配可能会最大化总体的效用，但谁将是失败者？其治疗失败的程度如何？例如，假设有效的治疗不是对每个病人都有效，那么对那些本来需要其他治疗的病人进行强制治疗的代价是什么？此外，这种对研究者与政策制定者的功利主义愿望可能存在伦理限制，即使是为了有效性，总有些东西是不能被允许的。最大化预期效用可能没有合适的决策规则，但什么才是合适的（Deber and Goel，1990）？这些问题是心理健康政策的核心。至少对于循证实践运动而言，当前实践者及其同行采取的实践决策并不是一种可供利用的选择。

即使有效性是可以获得的，它也不是个人与群体医疗的唯一目标。病人在看重有效性之前，可能还有避免残酷的副作用，或者保持他们对健康或疾病的个人意义。尤其在心理健康中，疗效研究唤醒了威权主义的幽灵（Faulkner and Thomas，2002）。甚至精神病学的康复运动也与循证实践分道扬镳。尽管一些正在康复的心理障碍病人喜欢证据，但至少有一部分人，他们将有效性标准视为对他们自由的践踏。同时，就循证实践服务于社会这方面来说，有效性只不过是一个道德命令。在管理医疗资源时，法律的目标主要是如何公平地分配，而不一定是最有效地使用（尤其是当这种有效性是被研究者与付款者所定义的时候）。显而易见，好的政策比好的实践更复杂。对循证实践的讨论应该全面地考虑到，治疗有效性只是众多吸引人的目标之一，在政策层面将其制度化，可能产生道德的混乱，或使病人陷入困境。

循证实践运动对有效治疗与无效治疗进行了比较，并将前者作为它的道德指南。除非循证实践能扩大讨论的范围（如包括本章中提到的一些议题），否则它将形成一种道德真空，而医疗系统中最有权力的人与组织会迅速按需要来填补这一真空。诚然，一些循证实践的支持者认为它对市场与政治力量的顺从是一种优势（Hayes et al.，1999），但是如果缺少关于有效性目标的讨论，研究与治疗的手段及目的，将很容易受到医药公司（Gupta，2003）、管理医疗组织（Bologna et al.，1998）与公众机构（Carpinello et al.，2002）的攻击，这些机构都拥有自己对有效的定义。这些日程不是透明的，没有考虑到来自外部的批评，不能很好地促进实践者、病人或公民参与到有效研究与有效治疗的框架中来（Giacomini et al.，2000）。心理学已经允许一种严格的证据分级结构，早期的劳动成果在诊所与政治体制中变成了权威。

三、公共政策与循证实践

循证实践运动为心理健康护理的费用危机打了一针兴奋剂。循证实践并不一定比基于习惯的治疗的费用要少，事实上它可能费用更高。进行更多的循证实践，至少在短期内毫无疑问会增加费用。但是，循证实践在政策领域具有修辞与实践的双重优势。首先，通过反对头脑不清楚的与不负责的协会，宣称对具体疾病"起作用"，循证实践开始控诉心理治疗是不科学的（也就是说，它与医学相比是不科学的），认为循证实践对在生活中有问题的每一个人都是非常重要的。无论花费了多少，循证实践都承诺，这些钱是花得明智的。其次，研究的有效性是由研究者界定的，循证实践的支持者们主要关注短期的、手册化的治疗。这些治疗能被公立或公共管理医疗环境中没受过多少训练的心理健康工作者实施（Hayes et al.，1999），循证实践据此能够控制费用，而似乎并没有牺牲医疗质量。

但是，职业身份的核心是由工作的内容所支配的。在美国，心理学机构会对从业者颁发执照，规范他们自己的成员并对教育机构进行认证。接下来，经认证的专家可以在自由的经济竞争中得到保护，他们越来越多地与自身竞争，而不是与在相关实践范围内没有执照的从业者竞争。在职业水平上，循证实践是一把双刃剑。在一定程度上，它为心理治疗建立了一个可扩展的知识基础。循证实践为心理学这一领域确立了更大的合法性，建立了自我监管的原则。但是，如果实践比科学更为复杂，循证实践模式实际上削弱了实践者基于其他知识的判断力，进而对心理学专家的地位进行了限制。例如，循证实践对手册化治疗的坚持，认为专业知识是外在于实践者的，更少训练与更低独立判断能力的心理健康工作者也可以提供服务。那么，到底谁控制了心理学家工作的内容？最多，就像循证医学的情况一样，其他心理学家，即从事研究的心理学家，形成了"运用技术与认知力量的知识精英"超过了"基于临床的一般大众"（Hafferty and Light，1995）。此外，正如经由循证医学的授权，一般实践者获得了与专家医生平起平坐的权力那样（Lipman，2000），非心理学家的心理健康工作者，也通过循证实践获得了与心理学家同样的权力。

　　伴随着证照审核及市场庇护，专家责任成为循证实践能够施加影响的一个政策领域。特别是在心理治疗不当行为的处理过程中，循证实践的角色还很少得到考虑，但在医学的不当行为中，循证医学的实践指南已经开始纳入政策与法律的考虑范围。历史上，治疗不当出现的过失，通常要根据一个社会标准来进行定义。这一标准由专家鉴定所建立，他们对被告唯一的要求，就是应该与同行的行为保持一致。当前，判决标准开始超越了惯例（custom），而被指南所左右。美国 11 个州及哥伦比亚特区，已经表示明确拒绝惯例，而采用合理性测试，另有九个州也已经认可合理性测试而根本没有提及习惯。换句话说，在这些司法管辖区，如果被告没有以"合理"的方式行动，那他就是治疗不当的，哪怕社会上还有其他实践者也在这样做。而所谓的"合理性"，法庭采信的是，看其是否符合良好声誉群体所创建的实践指南（Mello et al.，2003）。这些发展引出了循证实践讨论的关键问题：心理科学在法庭上是否足够权威？原告的辩护律师又是不是循证实践忠实的拥护者？

　　循证实践运动已经对心理健康服务的私营与公共机构产生了广泛的影响。在公共部分，一些州心理健康当局使用循证实践来组织他们的政策议程与服务提供系统。例如，纽约州已经开始了"一场为严重心理障碍病人实施循证实践的战役"（Carpinello et al.，2002）。作为对 1999年和解协议（1999 consent decree）的回应，夏威夷州建立了一个委员会来审核儿童与青少年心理健康的疗效和实效。服务的实证基础工作组（Empirical Basis to Services Task Force）研究与评估了儿童心理健康的控制研究，使用了与第 12 分会非常相似的基于经验的评价标准。夏威夷州试图同时采取疗效与实效指标，该工作组成员包括医疗管理者、心理障碍儿童的父母、治疗者与专业学者等。但是，随机对照实验仍然是金标准（Chorpita et al.，2002）。当前，服务的实证基础工作组正继续评价文献，以决定实践指南的内容。这些将作为附录，加入到由夏威夷卫生部门所属的儿童与青少年心理健康分支（Child and Adolescent Mental Health Division）针对寻求和部门接触的服务提供者的征询方案中（E. Daleiden，私人通信，2004 年 7 月 12 日）。

到本文写作时为止，哥伦比亚特区心理健康部门提出了一个关于循证心理治疗的提案（No. 311.2）。根据这一政策草案，所有哥伦比亚特区心理健康体系向成年病人提供心理治疗时，均要遵照一页半的循证心理治疗清单。这一清单包括 12 种疾病以及为每个疾病提供的最多 4 个认证的治疗方案。其中有 5 种疾病只有一个治疗选择。例如，边缘性人格障碍就只有一种辩证行为治疗（dialectical behavior therapy）。精神分析治疗没有出现在这一清单中，眼动脱敏和再加工治疗（eye-movement desensitization and reprocessing therapy）则出现在其中。哥伦比亚心理健康首席临床官员，经过与专家磋商，每年评估一次清单。提供者可以提供扩展清单的请求，但他们必须为自己能够承担的具体治疗提供证明。"如果心理治疗者没有为他们具体的治疗方案提供证明，他们就不要试图提供循证心理治疗"（District of Columbia DMH，2004）。认证需求可能是模糊的，但政策使其明晰。哥伦比亚特区心理健康部门的治疗服务提供者，除非遵循心理治疗清单并保证所提供服务的质量，否则他们将得不到保险赔偿。

2003 年 8 月，当参议院 267 号法案（Senate Bill 267）变成法律后，俄勒冈州在心理健康方面采取了不同的循证实践途径。该法令要求从 2005 年 7 月 1 日开始，每两年期一次，大量州机构，包括"处理心理健康与成瘾问题的人类服务部门的部分机构"，其项目预算的 25% 必须花费在循证项目上。这一数字将上升到 2007 年的 50%，并于 2009 年达到 75%。那些没有符合这一需求的机构，将在接下来的两年内面对审核预算的后果。根据法律，循证项目是这样的："①在基于科学研究的基础上进行有意义与中肯的实践；②成本—效益率高"（State of Oregon，2003，Section 3）。俄勒冈心理健康与成瘾服务办公室（Oregon Office of Mental Health and Addiction Services，2004）提供了一个循证实践的操作定义：随机对照实验是证据分级的顶层，除了可接受证据的最低级别之外，其执行过程还必须由保真度工具进行测量。

四、结论

本章从公共政策的角度来看待心理学的循证实践。政治体制通过执照许可、治疗不当与补偿等政策来规范职业。心理学像其他职业一样，也正在为一定的社会目的而奋斗。循证实践是心理学中一种新的知识建制，它试图修正实践，使其符合于实验研究的发现。它的衍生物正在被实践者、病人与政策制定者所感受到。循证实践承诺有效的心理学服务，这似乎是一种不容置疑的抱负。但是，这一场运动自己定义有效性，并建立在三个工作假设的基础之上：无论多困难，均可以获得的好的科学；管理得好的好科学，会导致好的实践；好的实践同时也是好的政策。

本章表明循证实践的每一个工作假设都是不必要的限制。实验科学不是心理学实践的充分的知识基础。至少，其他一些高质量的探索也能填补由概率性研究留下的鸿沟，而且好的实践并不等同于应用科学。实践者必须训练判断力，即使在科学研究面前，关于职业的公共政策也依赖于这些判断力。最后，循证实践也不是好的政策的充分基础。它必须要考虑哪种有效性、对谁有效，并与其他那些的社会性目标结合起来等问题。这些问题没有一个超越了职业的考虑范围。它们中的一些问题已经得到心理学家的关注。本章的建议仅仅是，心理学要拓展循证实践讨论的范围，不仅包括了解实践的多种途径，还要包括鼓励以一种知识建制补充另一种的"认识论的政治学"（Tanenbaum，1994）。

循证实践作为一种公共政策还是相对比较新的。它的实施会带来哪些东西还有待观察（Tanenbaum，2005）。但是，毫无疑问，循证实践在很多重要方面已经成为公共政策，现实中的实践者对真实病人的"循证"护理，已经与心理学家对循证实践的定义及对证据分级标准的谨慎思考结合了起来。循证实践运动的工作假设必须加以拓展，以考虑它存在的政策意蕴。如果循证实践确实存在更广泛的知识基础、更复杂的实践方式或表述更清晰的"有效性",政治终将发现这些内容。当然,如果公共政策一开始就能很好地注意到这些内容,病人、实践者与公民将会避免很多不必要的失误。

参考文献

Altman, S. H., Tompkins, C. P., Eilat, E. et al. 2003. Escalating Health Care Spending: Is It Desirable or Inevitable? *Health Affairs Web Exclusive*. Retrieved August 23, 2004, from http://content.healthaffairs.org/cgi/content/full/hlthaff.w3.1vl/DC1?maxtoshow=&HITS=.

American Psychiatric Association. 1994. *Diagnostic and Statistical Manual of Mental Disorders* (4th ed.). Washington, DC: Author.

Armstrong, D. 1977. Clinical Sense and Clinical Science. *Social Science and Medicine*, 11, 599-601.

Berg, M. 1997. *Rationalizing Medical Work: Decision-support Techniques and Medical Practices*. Cambridge, MA: MIT Press.

Berg, M., ter Muelen, R., van den Burg, M. 2001. Guidelines for Appropriate Care: The Importance of Empirical Normative Analysis. *Health Care Analysis*, 9, 77-99.

Beutler, L. E., Castonguay, L. G. (Eds.). 2005. *What Works in Psychology, and Why*. New York: Oxford University Press.

Bohart, A. C., O'Hara, M., Leitner, L. M. 1998. Empirically Violated Treatments: Disenfranchisement of Humanistic and Other Psychotherapies. *Psychotherapy Research*, 8, 141-157.

Bologna, N. C., Barlow, D. H., Hollon, S. D. et al. 1998. Behavioral Health Treatment Redesign in Managed Health Care Settings. *Clinical Psychology: Science and Practice*, 5, 94-114.

Borkovec, T. D., Echemendia, R. J., Ragusea, S. A. et al. 2001. The Pennsylvania Practice Research Network and Future Possibilities for

Clinically Meaningful and Scientifically Rigorous Psychotherapy Effectiveness Research. *Clinical Psychology: Science and Practice*, 8, 155-167.

Brown, L. D. 1991. *Competition and the New Accountability: From Market Incentives to Medical Outcomes.* Unpublished manuscript, Columbia University, School of Public Health, New York.

Brown, L. D. 1992. Political Evolution of Federal Health Care Regulation. *Health Affairs*, 11, 17-37.

Carey, B. 2004, August 10. For Psychotherapy's Claims, Skeptics Demand Proof. *The New York Times*, Dl, D4.

Carpinello, S. E., Rosenberg, L., Stone, J. et al. 2002. Best Practices: New York State's Campaign to Implement Evidence-based Practices for People with Serious Mental Disorders. *Psychiatric Services*, 53, 153-155.

Carroll, K. M., Rounsaville, B. R. 2003. Bridging the Gap: A Hybrid Model to Link Efficacy and Effectiveness Research in Substance Abuse Treatment. *Psychiatric Services*, 54, 333-339.

Cassell, E. J. 1991. *The Nature of Suffering and the Goals of Medicine.* New York: Oxford University Press.

Centers for Medicare and Medicaid Services, Office of the Actuary, National Health Statistics Group. 2005. *Health Accounts.* Retrieved March 1, 2005, from http://www.cms.gov/statistics/nhe/default.asp.

Chambless, D. L., Baker, M. J., Baucom, D. H. et al. 1998. An Update on Empirically Validated Therapies: Ⅱ. *The Clinical Psychologist*, 49, 5-18.

Chambless, D. L., Ollendick, T. H. 2001. Empirically Supported Psychological Interventions: Controversies and Evidence. *Annual Review of Psychology*, 52, 685-716.

Chorpita, B. F., Yim, L. M., Dankervoet, J. C. et al. 2002. Toward Large-scale Implementation of Empirically Supported Treatments for Children: A Review and Observations by the Hawaii Empirical Bases to Services Task Force. *Clinical Psychology: Science and Practice*, 9, 165-190.

Cummings, N. A. 2000. The First Decade of Managed Behavioral Health Care: What Went Right and What Went Wrong. In R. D. Weitz (Ed.), *Psycho-Economics: Managed Care in Mental Health in the New Millenium* (pp. 19-38). New York: Haworth Press.

Davison, G. C. 1998. Being Bolder with the Boulder Model: The Challenge of Education and Training in Empirically Supported Treatments. *Journal of Consulting and Clinical Psychology*, 66, 163-167.

Deber, R. B., Goel, V. 1990. Using Explicit Decision-rules to Manage Issues of Justice, Risk, and Ethics in Decision Analysis: When Is It not Rational to Maximize Expected Utility? *Medical Decision Making*, 10, 181-194.

District of Columbia, Department of Mental Health. 2004. *Policy No. 311.2: Evidence-Based Psychotherapy*. Washington, DC: Author.

Drake, R. E., Goldman, H. H., Leff, H. S. et al. 2001. Implementing Evidence-based Practices in Routine Mental Health Care Settings. *Psychiatric Services*, 52, 179-182.

Elliott, R. 1998. Editor's Introduction: A Guide to the Empirically Supported Treatments Controversy. *Psychotherapy Research*, 8, 115-125.

Epstein, A. M. 1990. The Outcomes Movement-will It Get Us Where We Want to Go? *New England Journal of Medicine*, 323, 266-270.

Evidence-Based Medicine Working Group. 1992, November 4. Evidence-based Medicine: A New Approach to Teaching the Practice of Medicine. *Journal of the American Medical Association*, 268, 2420-2425.

Faulkner, A., Thomas, P. 2002. User-led Research and Evidence-based Medicine. *British Journal of Psychiatry*, 180, 1-3.

Feinstein, A. R., Horwitz, R. I. 1997. Problems in the "Evidence" of "Evidencebased Medicine." *American Journal of Medicine*, 103, 529-535.

Fox, D. M. 1990. Health Policy and the Politics of Research in the United States. *Journal of Health Politics, Policy and Law*, 15, 481-499.

Garfield, S. L. 1996. Some Problems Associated with "Validated" Forms of Psychotherapy. *Clinical Psychology: Science and Practice*, 3, 218-229.

Giacomini, M. K. 1999. The Which-hunt: Assembling Health Technologies for Assessment and Rationing. *Journal of Health Politics, Policy and Law*, 24, 715-758.

Giacomini, M. K., Cook, D. J., Streiner, D. L. et al. 2000. Using Practice Guidelines to Allocate Medical Technologies: An Ethics Framework. *International Journal of Technology Assessment in Health Care*, 16, 987-1002.

Gonzales, J. J., Ringeissen, H. L., Chambers, D. A. 2002. The Tangled and Thorny Path of Science to Practice: Tensions in Interpreting and Applying "Evidence." *Clinical Psychology: Science and Practice*, 9, 204-209.

Gorovitz, S., Macintyre, A. 1976. Toward a Theory of Medical Fallibility. *Journal of Medical Philosophy*, 1, 51-71.

Gotham, H. J. 2004. Diffusion of Mental Health and Substance Abuse Treatments: Development, Dissemination, and Implementation. *Clinical Psychology: Science and Practice*, 11, 160-176.

Gupta, M. 2003. A Critical Appraisal of Evidence-based Medicine: Some Ethical Considerations. *Journal of Evaluation in Clinical Practice*, 9, 111-121.

Hafferty, F. W., Light, D. W. 1995. Professional Dynamics and the Changing Nature of Medical Work. *Journal of Health and Social Behavior*, 35,

132-153.

Hayes, S. C. 1996. Creating the Empirical Clinician. *Clinical Psychology: Science and Practice*, 3, 179-181.

Hayes, S. C., Barlow, D. H., Nelson-Gray, R. O. 1999. *The Scientist-practitioner: Research and Accountability in the Age of Managed Care* (2nd ed.). Boston: Allyn & Bacon.

Haynes, B., Haines, A. 1998. Barriers and Bridges to Evidence Based Clinical Practice. *British Medical Journal*, 317, 273-276.

Heffler, S., Smith, S., Keehan, S. et al. 2005. Trends: U.S. Health Spending Projections for 2004-2014. *Health Affairs Web Exclusives*. Retrieved March 1, 2005, from http://content.healthaffairs.org/cgi/content/full/hlthaff.w5.74/DC1.

Institute of Medicine(IOM). 2001. *Crossing the Quality Chasm: A New Health System for the 21st Century*. Washington, DC: National Academy Press.

Kahneman, D. 2003. A Perspective on Judgment and Choice: Mapping Bounded Rationality. *American Psychologist*, 58, 697-720.

Klein, G. 1999. *Sources of Power: How People Make Decisions*. Cambridge, MA: MIT Press.

Lehman, A. F., Steinwachs, D. M. 1998. Translating Research into Practice: The Schizophrenia Patient Outcome Research Team (PORT) Treatment Recommendations. *Schizophrenia Bulletin*, 24, 1-10.

Lipman, T. 2000. Power and Influence in Clinical Effectiveness and Evidence-based Medicine. *Family Practice*, 17, 557-563.

Meehl, P. E. 1997. Credentialed Persons, Credentialed Knowledge. *Clinical Psychology: Science and Practice*, 4, 91-98.

Mehlman, M. 1986. Health Care Cost Containment and Medical Technology: A Critique of Waste Theory. *Case Western Reserve Law Review*, 36,

778-877.

Mello, M. M., Studdert, D. M., Brennan, T. A. 2003. The Leapfrog Standards: Ready to Jump from Marketplace to Courtroom? *Health Affairs*, 22, 46-59.

Messer, S. B. 2004. Evidence-based Practice: Beyond Empirically Supported Treatments. *Professional Psychology*, 35, 580-588.

Messer, S. B., Wampold, B. E. 2002. Let's Face Facts: Common Factors Are More Potent than Specific Therapy Ingredients. *Clinical Psychology: Science and Practice*, 9, 21-25.

Miettinen, O. S. 1998. Evidence in Medicine: Invited Commentary. *Canadian Medical Association Journal*, 158, 215-221.

Marone, J. A. 1994. The Bureaucracy Empowered. In J. A. Marone, G. S. Belkin (Eds.), *The Politics of Health Care Reform: Lessons from the Past, Prospects for the Future* (pp. 148-164). Durham, NC: Duke University Press.

Nathan, P. E., Gorman, J. M. 2002. *A Guide to Treatments that Work* (2nd ed.). New York: Oxford University Press.

Norcross, J. C. (Ed.). 2002. *Psychotherapy Relationships that Work: Therapist Contributions and Responsiveness to Patient Needs.* New York: Oxford University Press.

The Oregon Office of Mental Health and Addiction Services. 2004. *Proposed Operational Definition for Evidence-based Practices.* Retrieved November 10, 2004, from http://www.dhs.state.or.us/mentalhealth/ebp/definition0722.pdf.

Peterson, D. R. 1991. Connection and Disconnection of Research and Practice in the Education of Professional Psychologists. *American Psychologist*, 46, 422-429.

Peterson, D. R. 2004. Science, Scientism, and Professional Responsibility.

Clinical Psychology: Science and Practice, 7, 196-210.

Polanyi, M. 1967. *The Tacit Dimension.* Garden City, NJ: Doubleday/Anchor Press.

Reinhardt, U. E., Hussey, P. S., Anderson, G. F. 2004. U.S. Health Care Spending in an International Context. *Health Affairs*, 23, 10-25.

Reiman, A. S. 1988. Assessment and Accountability: The Third Revolution in Medical Care. *New England Journal of Medicine*, 319, 1220-1222.

Rogers, W. A. 2002. Evidence-based Medicine in Practice: Limiting or Facilitating Patient Choice? *Health Expectations*, 5, 95-103.

Rothman, D. J. 1997. *Beginnings Count: The Technological Imperative in U.S. Health Care.* New York: Oxford University Press.

Sackett, D. L., Rosenberg, W. M. C., Muir-Gray, J. A. et al. 1996. Evidence-based Medicine: What It Is and What It Isn't. *British Medical Journal*, 312, 71-72.

Schon, D. A. 1983. *The Reflective Practitioner: Toward a New Design for Teaching and Learning in the Professions.* San Francisco: Jossey-Bass.

Seligman, M. E. 1996. The Effectiveness of Psychotherapy: The Consumer Reports Study. *American Psychologist*, 50, 965-974.

Society for Clinical Psychology, American Psychological Association. 2000. *A Guide to Beneficial Psychotherapy.* Retrieved April 17, 2003, from http://www.apa.org/divisions/div12/rev_est/index.html.

Southam-Gerow, M. A. 2004. Some Reasons Mental Health Treatments Are not Technologies: Toward Treatment Development and Adaptation Outside Labs. *Clinical Psychology: Science and Practice*, 11, 186-189.

State of Oregon. 2003. *An Act: S.B. 267, Chapter 669 Oregon Laws.* Retrieved July 14, 2004, from http://www.leg.state.or.us/orlaws/sess0600. dir/0669ses.htm.

Strupp, H. H., Anderson, T. 1997. On the Limitations of Therapy Manuals.

Clinical Psychology: Science and Practice, 4, 76-82.

Tanenbaum, S. J. 1993. What Physicians Know. *New England Journal of Medicine*, 329, 1268-1271.

Tanenbaum, S. J. 1994. Knowing and Acting in Medical Practice: The Epistemological Politics of Outcomes Research. *Journal of Health Politics, Policy and Law*, 19, 27-44.

Tanenbaum, S. J. 2005. Evidence-based Practice as Mental Health Policy: Three Controversies and a Caveat. *Health Affairs*, 24, 163-173.

Tavris, C. 2003. Mind Games: Psychological Warfare between Therapists and Scientists. *Chronicle of Higher Education*, 49, B7-B10.

Timmermans, S., Berg, M. 2003. *The Gold Standard: The Challenge of Evidence-based Medicine and Standardization in Health Care.* Philadelphia: Temple University Press.

Thorpe, K. E., Florence, C. S., Joski, P. 2004. Which Medical Conditions Account for the Rise in Health Care Spending? *Health Affairs*, 23(Suppl. 2), 437-445.

Torrey, W. C., Drake, R. E., Dixon, L. et al. 2001. Implementing Evidence-based Practices for Persons with Severe Mental Illness. *Psychiatric Services*, 52, 45-50.

Tunis, S. R., Stryer, D. B., Clancy, C. M. 2003. Practical Clinical Trials: Increasing the Value of Clinical Research for Decision Making in Clinical and Health Policy. *Journal of the American Medical Association*, 290, 1624-1632.

University of Oxford, Centre for Evidence-Based Medicine. 1998. *Levels of Evidence and Grades of Recommendations.* Retrieved June 27, 2002, from http://www.jr2.ox.ac.uk/cebm/docs/levels.html.

U.S. Department of Health and Human Services, U.S. Public Health Service. 2000. *Mental Health: A Report of the Surgeon General.* Washington,

DC: U.S. Government Printing Office.

Wampold, B. E. 2001. *The Great Psychotherapy Debate: Models, Methods, and Findings*. Mahwah, NJ: Erlbaum.

Wennberg, J. 1984. Dealing with Medical Practice Variations: A Proposal for Action. *Health Affairs*, 3, 6-32.

Westen, D., Morrison, K. 2001. A Multi-dimensional Meta-analysis of Treatments for Depression, Panic, and Generalized Anxiety Disorder: An Empirical Examination of the Status of Empirically Supported Treatments. *Journal of Consulting and Clinical Psychology*, 69, 875-889.

Wolff, N. 2000. Using Randomized Controlled Trials to Evaluate Socially Complex Services: Problems, Challenges and Recommendations. *Journal of Mental Health Policy and Economics*, 3, 97-109.

第十一章　循证实践：
黄金，镀金还是愚人金?

罗伯特·J. 斯滕伯格

循证实践有许多优点。一般而言，谁又能反对实践遵循证据呢？这是很难想象的。但是，本书提出了进行循证实践的一些警告。

一、本书作者对基于经验的实践的警告

这些警告是什么？在这一部分，我将根据本书各章列举出来的警告，考察其中的 25 个（我不能说这个清单有多完整，也没有必要对每章提出的每个观点都进行阐述）。

1. 需要考虑实践的情境性（参见第一、二、九章）

这个情境与科学研究所说的情境是不同的，因此它能带领实践者走向与研究不同的方向。实践情境是一种提供收费服务的、远远不同于实验室条件的情境。心理治疗者在伦理上有义务提供检验治疗，这种检验治疗并不是安慰剂的控制组。所以，治疗者必须以适应于他们所在情境的方式做出反应，而不能使用纯粹科学的尤其是实验室的方式。

2. 对什么是证据的理解不一样（参见第二、七、九章）

心理学实践者认为他们也在使用证据。这些证据不一定符合科学家的标准，但它们符合实践者的标准。相反地，科学证据可能不会符合实践者关于实践相关性与证据完全性的标准。举例来说，案例研究不一定会适合作为每个人证据基础的标准，但它们对实践者是十分有用的。心理治疗者是在具体情境（idiographic context）中工作，他们需要针对每个具体的病人来个性化地加以治疗。科学家则更多地是在普遍情境（nomothetic context）中工作，他们寻找普遍性。结果，心理治疗者与

科学家可能在努力实现不同的目标。

3. 循证实践在实践中可能并不可行（参见第二、三、四章）

一种治疗形式在科学研究中有效是一回事，它在日常的临床情境中有效又是另一回事。例如，一个手册化治疗可能在平均化的条件下有效，但哪个病人又刚好是平均化的？这一治疗方式又该如何考虑非常丰富的、治疗者必须每天都应对的多样性？

4. 治疗者效应大于治疗效应，实践者本人比其所使用的方法重要（参见第一、二章）

一些研究表明，我们应该更加注意从事治疗的人及其适合病人的程度，而不是关注治疗者偏好的具体的治疗方法。从经验中获益的治疗者对治疗结局而言非常重要。一些治疗者可能特别适合处理如抑郁症等特定类型的问题，另一些则可能是少数善于处理人格障碍的治疗者。这些差异不会在研究中出现，它们仅仅把治疗者看作一个平均化的群体。

5. 具体到临床实践的真实情境时，循证技术有时是贫乏的，或者至少是不够复杂的（参见第二、三、七、九章）

尽管手册化治疗在一些情境中是有用的（参见第六章），但在另外的情境中，它们并不能为有效的治疗提供足够丰富的信息。在某一天，病人可能会更容易或更难接受治疗。一个老练的治疗者不仅要考虑病人的一般性问题，还要考虑病人所处的情境与当时的心理状态。

6. 心理治疗既是科学也是艺术，科学证据并没有很好地考虑心理治疗艺术的一面（参见第二章）

有时，科学家会倾向于将治疗者看作一个冷血的工具。但即便是科学，它也有许多艺术的特征。最好的科学家都有自己特定的风格，即一种做事的方式。他们提交一篇盲审论文，即使稿件中没有出现他们的名字，审稿人也能够识别他们的风格。最好的治疗者也是这样。科学的艺术与心理治疗的艺术并非一定都要很好地掌握，但它们都是重要的。最好的科学家与最好的治疗者，通过艺术将自己与他人区分开来。

7. 在许多情况中，并没有相应的循证研究提供的技术可以使用（参见第二、三章）

一个坚持用基于经验的治疗方式的治疗者可能会发现，他们无法治疗许多病人，因为没有有效的证据。同时，由于手册化治疗仅仅应用于单一病症，当病人具有综合症或共病时，就难以使用。与那些希望更小混乱的人们心目中对治疗的理想化观点不同，给所有可能的共病或交互作用都提供一种手册化治疗是不可行的。

8. 与循证研究相比，经验往往是更好的老师（参见第二章）

循证研究当然对心理治疗者是有用的。但即便是科学家，在问到哪一种学习（在教室中学到的知识，还是从经验中获得的知识），对他们现实的日常研究以及获得做研究的内隐知识更有用时，他们也不得不承认，自身的经验对他们做研究更加重要。为什么心理治疗者会不一样呢？

9. 心理治疗的结局是有效的，但它并不清楚一开始问题有多严重（参见第一、三、五章）

考虑到心理治疗的证据在平均水平上是成功的，但它并不清楚基于经验的治疗是如何改善结局的。长期来看，科学改善实践、实践改善科学是毋庸置疑的。一些治疗者相信他们有获得成功的策略，并渴望维持他们认为能有效运作的实践方式。

10. 科学文献并未清晰地指明由谁来应用这些技术，也未说明在什么时候应该加以运用（参见第三、九章）

技术通常是抽象表征的，它们如何在真实的治疗情境中加以应用是不清晰的。真相是，许多科学家都有同样的问题。比方说，他们要学习数据分析的课程，但当分析真实环境中的数据时，他们在统计学课堂上所学的知识，只是要做的工作的起点，而不是终点。他们需要根据真实的情境来应用自己的分析技术。治疗者也在做同样的工作。

11. 在对待真实的实践，比如管理医疗的局限性方面，循证心理治疗采取了沉默的态度（参见第一、三、八章）

即使治疗者想尽可能地进行最好的、基于科学证据的治疗，管理医疗公司不一定总会同意他们这样做。

12. 心理治疗还包含科学研究难以把握的治疗者—病人之间的工作联盟（参见第三章）

尽管工作联盟并不是一切（参见第六章），但它对结局有重要的甚至非常关键的影响。科学家有持续多年的研究团队、联盟与双边关系。没有哪一个理性的科学家会宣称，科学已经对工作联盟如何起作用有了清晰的认识。所以，科学能协助改善心理治疗，但无论如何，它也不能回答与心理治疗相关的所有问题。

13. 当科学研究与临床实践不一致时，应允许治疗者遵循他自己的经验进行治疗（参见第三、五章）

从一个角度看，忽略或主动违反一个人职业经历中的教训是不道德的。科学家的反应也没有不同。比如，他们可能获得某一方差分析或回归分析的假说，但他们通常会自由地打破这些假设，假如经验告诉他们自己做出的推理并非有效或可信的。

14. 西方关于心理治疗是什么与应该如何的科学证据，主要是建立在以西方中产阶级白人为对象的研究基础之上（参见第四章）

心理治疗的恰当形式能够并且应该具有文化差异性。例如，如果病人相信精神性在他们生活中的重要性，那些不管治疗者的信仰体系如何，治疗都应该将这些信仰因素纳入考虑的范围。

15. 很少甚至根本就没有证据证明采取循证实践能够改善治疗的结局（参见第一、八章）

事实上，我们仅仅是假设而不是证实了这一情况属实。一些科学家相信证据是明显的，但另一些则可能并非以同样的方式来看待这些问题。

16. 在去情境化的研究中所获得的证据，在真实的治疗情境中可能不再具有它所宣称的敏感性（参见第一、九章）

有时心理治疗者可能会应用他们所相信的科学研究的结果，但如果结局不是他们所希望看到的，在下次面临同样的问题时，他们就会持怀疑的态度。

17. 管理医疗机构需要治疗者按照循证研究进行治疗，这可能导致不喜欢循证心理治疗的治疗者拒绝接受管理医疗机构所推荐的病人（参见第一章）

讽刺的是，那些鼓吹基于经验进行治疗的呼吁正在自食其果。像所有科学家一样，心理治疗者必须尽最大的努力做他们能做的事。但在特定的较为宽泛的伦理范围内，只要条件允许，科学家就可以做他们希望做的工作。越来越糟的是，心理治疗者却正在被禁止做他们认为对病人最有效的事情。

18. 研究者的理论偏向可能导致科学研究结果的偏移（参见第五章）

科学家通常不会察觉自身偏好的理论范式如何影响他们的研究结论。在行为主义时代，研究似乎支持行为主义原理。在认知主义时代，研究又似乎支持认知主义这一范式的原理。在这些范式之外工作的个体，与在范式里工作的个体相比，在研究结论的客观性方面要受到更多的质疑。

19. 尽管实践者可能不会每次都这样做，但他们大部分时候都在使用或寻求使用基于经验证据的治疗方案，即使这些证据并不总是来源于随机对照实验（参见第六、七、八章）

从实践者的立场看，他们通常在做被要求做的事，而当他们不做的时候，往往会受到别人的批评。

20. 有时候，循证实践的研究并不是以一种治疗者能够理解（或至少是能够被治疗者所利用）的方式进行报告（参见第六、九章）

在这种情况下，研究内容提供的建议往往是不清晰的。科学家通常会不自觉地使用行话。在教育学中也存在类似的情况，一线的教师发现在实践中很难理解教育科学家的建议。作者们不仅要考虑他们想说的内容，同时也要注意他们目标读者的特点。

21. 科学家与实践者都有着各自不同的价值观和世界观，他们会根据各自信仰来做自己认为是最好的事（参见第八章）

人们往往会试图将自己的世界观强加于其他人。包括美国在内的国与国之间，也倾向于这样做。没有人，尤其是那些有着博士学位与多年经验的实践者，会喜欢从事别人强加给他们的实践类型。

22. 循证心理治疗对自己的组成部分实质上并没有足够清晰的说明（参见第七、八、十章）

要多少数量的证据才能说这个治疗是基于经验证据的？要哪些类型的证据？处理哪些病人？在什么情境下？什么是一个基于经验的治疗？这些问题通常没有得到非常清晰的说明。

23. 使用循证实践可能会无形中增加治疗的费用（参见第八、十章）

心理治疗者认为必须要做他们的教育及经验所建议的重要的事情，而不情愿仅仅是因为科学文献建议他们做的其他的事，就放弃自己认为所需要的技术。科学的技术可能只是一种附加成分，它使得从病人或保险公司那里获得财政资助来支持他们的事业变得比较困难。

24. 科学研究经常会忽略一些机制或过程，这些机制或过程会影响治疗的结果，并且治疗者通常对它们很感兴趣（参见第七章）

就像其他领域一样，理论家重视的东西与实践者重视的东西通常是不一样的。结果可能是，治疗者感觉到他们需要了解的过程并没有得到临床科学研究充分的阐述。

25. 治疗者能够对与自己实践相关的工作进行持续不断的评估与改善，不一定非得循证心理治疗来指手画脚（参见第七章）

就这样，治疗者能够成为他们自身的评价者，而不是等待别人来对他们进行评价。

二、随机分配设计：金标准？

一些研究者认为随机分配设计（random-assignment designs）是唯

一值得考虑的研究设计。但真是这样的吗？万络（抗炎症药物，Vioxx）用来治愈疼痛；芬—芬（节食药，Fen-Phen）用来帮助人们减肥；曲格列酮片剂（降血糖药，Rezulin）用来帮助人们治疗糖尿病；拜可（降血脂药，Baycol）用来帮助人们降低胆固醇水平。这些治疗的药物在三个方面是相同的：首先，所有的药物都经过随机分配的控制实验研究，被 FDA 认证为安全；其次，它们确实能起作用；最后，如果临床经验或研究证明无效，就会被制造厂家、FDA 或两者召回。

随机分配的控制实验研究的支持者用来检验药物的方法，被当作心理治疗与教育学项目的检验模式。其理念是那些接受心理与教育干预的人们，不应该获得低于那些接受医学治疗者所受的护理。护理？数以亿计的美元被投入法律诉讼中，反对药物制造厂家将药物投入市场而后再进行召回。这个用来保护人们的系统是有缺陷的。有证据一定比没有证据好吗？通常是这样。好的证据比坏的证据好吗？通常是这样。会有一种类型的证据是"金标准"吗？永远不会。

在这作为结论的章节里，我试图对循证实践作更深入的讨论。尽管我关注的焦点是心理治疗，但希望我的评论在启示上是一般性的，因为这个问题也是当前医学界与教育界一个热门的话题。这个同样的问题是：有没有发现"金标准"？答案是否定的。

三、万能药的研究

科学与宗教都在探索解决问题的答案。许多科学家将宗教视为回答科学问题的无效途径。他们这样做也有好的理由。同样，科学并没有找到一条有效的途径来回答宗教问题。正如今天所谓"智力设计"（intelligent design）的风尚，当宗教变成科学时，人们应该警惕。这种伪装通常不怎么高明。但是，当科学变成宗教时，结果也不会更好。

为什么科学家研究必然性，在最后，却只有宗教信仰能提供给那些拥有宗教信仰的人必然性？他们也像其他人所做的一样，因为同样的理由，都在寻找万能药。他们最先进入科学领域，可能是希望获得他们在其他领域无法获得的独特的答案。他们中的一些人意识到独特的答案并没有到来。其他人继续寻找必杀技，当他们没有发现的时候感觉很失望。

对一些人而言，随机分配的控制实验研究似乎是相同方法获得的万能药，但对另一些人而言，基于大脑的研究才是答案。我正在写作本章的过程中，美国教育部已经在许多项目中，决定给予随机分配研究设计以巨大的优越性。事实上，为什么随机分配研究不是万能药呢？为什么给予一种类型的设计优先权是有问题的呢？

1. 有些问题不适于随机分配研究设计

举例来说，有一个新的、简洁的抑郁症测验组，我认为它在治疗干预中是有用的，现在我想了解它在实际测量抑郁症过程中起作用的程度，证明至少它不会比已存的其他测量手段更差。这是一个非常明智的问题，因为，除非新的测验组能证明与其他既存测验具有聚合效度（convergent validity），否则我不希望将它作为一种新的抑郁测量方法引入。我可能还想了解它与其他相关构念（如焦虑）之间是否存在区别效度（discriminant validity）。这个我称之为对新测量进行结构效度检验（construct-validate）的问题，适合于多质多法的相关设计（multimethod, multitrait correlational design），它并不适合随机分配设计。

同样地，如果我想创建一种更广泛的抑郁症测验组，了解其是否是单因素的，或者想测量抑郁症到底有哪些不同的类型，正确的设计应该是因素设计，而不是随机分配设计。我们不能调整问题来适应研究设计，而应该选择适合回答问题的研究设计。如果我预先有一种因素结构的理论，我将使用验证性因素分析。随机对照设计并不是在任何情况下都能恰当地回答我希望解决的问题。在所有的研究中，强迫使用一种具体的研究设计，既限制了研究者所能提的问题，也会导致用不恰当的方法来解答这些问题。

不是所有替代设计都是相关的。如果我想调查西尔维娅·普拉特（Sylvia Plath），了解她为什么抑郁而自杀。我不能也不应该使用随机分配设计，我需要做的是回顾性的案例研究。我们能从案例研究中获得大量知识。杰出人物的生活研究是不能用随机分配设计的。在选择方法时，研究者应该将方法基于要回答的问题的类型，而不是基于一种虚幻的金标准。

2. 小样本问题

如果我希望通过我所在的小学区的一个项目，来了解自闭症儿童是否得到了充分的治疗，随机分配设计是没有用的，因为在我的学区，没有足够的自闭症儿童让我将其随机分配成实验组、控制组或替代治疗组。但是，有一些其他的研究设计类型，比如准实验设计，至少能够帮助我了解项目是否在起作用。可能有人会争论说随机分配设计还是应该得到使用，只不过应该在大的学区里。但是，还有些非常罕见的问题，比如阅读早慧（hyperlexia，有一些自闭症儿童具有高度发达的阅读技能），我们可能就不能使用随机分配设计，不管我们的样本有多大。当随机分配设计没有足够大的样本时，我们也不应该被迫彻底放弃研究的机会。

3. 研究者偏见

尽管使用了随机分配设计，最近的药物万络以及之前不久还在使用的药物曲格列酮片剂与芬—芬，已经被市场召回了。事实表明随机对照设计并不能提供万能药。原因是如果研究的设计者是研究结局的既得利益者，他们可能会利用研究设计的缺陷或对之进行不正确的解释，以获取他们所希望的结局。这种自我实现预言效应（self-fulfilling prophecy effect，或称皮格马利翁效应）在所有类型的随机分配设计中都可能出现，而不仅是在心理治疗或药物研究中出现。解释数据，使其符合自己预先的期待，这是人类的本性。所有类型的研究设计都能很好或很坏地加以解释。如何谨慎地、客观地解释数据，比使用哪种具体的研究设计更重要。甚至评估小组被委托来评价回顾性的证据，他们也不能免于偏见。近来一个建议许可伐地考昔（关节炎药，Bextra）、西乐葆（止痛药，Celebrex）与万络继续销售的政府小组，其成员中有一部分就与那些生产这些药物的厂家有着密切的联系。

4. 实验与临床现实之间的鸿沟

如果每一个病人都是像教科书上所提到的只有某种纯粹的具体症状，那么，应该有许多甚至大多数的随机分配设计研究的结论，都可以很好地推广到临床环境中。这本书的各章已经明确，即使在最好的情况下，保真度也是可变的。这并不代表研究的设计有问题，或者其生态学效度差。相反，生态学效度是一个程度问题。作为从治疗情境推广到研究者所希望拓展领域的普遍性，研究者不得不更加小心地解释随机分配设计的结果。治疗在其他文化中还起作用吗？对诊断具有共病的病人有效吗？它对服用某些特定药物的人们有用吗？它将怎样做才能对高度阻抗心理治疗的病人起作用？最终，人们必须考虑任何给定的研究或研究集合的结果能有多普遍。

在我的教育实践中，我发现一线的教育实践者与在实验室工作的教育研究者，其关注的内容有本质性的分歧。美国教育部曾试图通过立法（《不让一个孩子落后法》，No Child Left Behind Act）来补救这一问题，学校的干预必须基于好的科学。但是，许多观点将这一法律视为科学与理念的共同提升。理念在多大程度上能服务科学，科学最终就能在多大程度上服务理念。

这样可能更容易，即指责教育说他是一个管理问题、政府问题，或者政治家不能被信任的问题。但是，这种推理路线为何会走这么远？今天，在实践心理学家之间，就不同治疗方法的相关价值引发了巨大的讨论。这种讨论不只扩展到实践者群体，也延伸到了科学家团体。例如，弗洛伊德是彻底失败了（他所相信的一切几乎都是错误的），还是在很多方面走对了路，只不过是受制于那些想贬低他工作的科学家（不管他们的做法是否恰当）？

当前，在美国有一个全国性的讨论，关于那些受过开具精神药物特殊训练的心理学家，是否应该被允许开具这类药物。就支持还是反对心理学家的处方权这个问题，已经涌现出大量的著作，其中有很多是受到心理学、精神病学或其他医学分支学科的科学训练的人所撰写的。值得一提的是，这场讨论在关于其科学基础方面的讨论非常少。对比受过特殊训练的心理学家与精神病学家的结局，几乎没有一个讨论是在随机分配设计测验的基础上。这不值得惊讶，因为单个个体不能随机地分配给心理学家或精神病学家群体。因此，在处理两类实践者之间的相对功效这一合理问题时，随机分配设计就不能起作用，或者这场热烈的讨论似乎再一次植根于理念而不是科学。可以预见到，尽管在心理学家这一阵营中还没有达成共识，未来将有比精神病学家多得多的心理学家支持受过训练的心理学家拥有处方权。当经济或强烈的专业兴趣处于危险状态时，科学将搬条椅子沉默地坐在桌子旁，而随机分配设计，则根本就没有座位。

科学是一个自我矫正的过程，我们总希望真相自动显现。但是，实践者不能等待最终的答案，他们必须用其已有的东西来处理事情。科学证据当然是有帮助的，但心理治疗者需要了解的如何处理病人的问题，科学并不能为每个问题提供准确的答案。

但是，正如科学家有时会有一种倾向，觉得自身并没有弄懂的问题一定有着确定的答案，实践者也有一种倾向，会将婴儿和脏水一起泼掉。科学证据不能回答所有问题，并不意味着它不能回答任何问题。相反地，它在指导一个人的实践时，具有非常大的帮助。我知道至少有一个心理治疗者（已故）在实践中使用塔罗牌。使用塔罗牌并没有科学的理论基础，也没有科学证据的支持，使用这些工具只是挑战人们良好的判断力与逻辑。至少，科学训练应该教育一个人避免使用骗术去帮助病人，这可能会伤害病人，并将潜在地毁掉心理学家的声誉。

最后，本书中这种类型的对话可能是一种好的方式，在科学研究者、科学家—实践者及实践者之间形成良好的关系。我的合作者与我都希望这本书能达成这一目标。科学研究中没有金标准。还不如设计研究来回答它们能回答的问题，然后以一种客观、谨慎的方式去解释这些结果。

编者简介

卡罗尔·D. 古德哈特（Carol D. Goodheart），教育学博士，新泽西普林斯顿独立执业心理学家，新泽西州新不伦瑞克市罗格斯大学应用心理学专业研究生院特约教师和临床导师。她是美国心理学会（APA）会员，国家科学院心理学的杰出实践者。目前，她是 APA 董事会的财务主管和成员。古德哈特博士主持 2005 年 APA 循证实践专业工作组，为心理学中的循证实践的发展提供政策建议，并被 APA 采纳。她是一个作家和编辑，出版了七本书，发表了许多关于健康、妇女和心理学实践的章节与文章。古德哈特博士是《职业心理学：研究与实践》（*Professional Psychology: Research and Practice*）期刊的顾问编辑，是《心理治疗实用个案研究》（*Pragmatic Case Studies in Psychotherapy*）期刊的编委会成员。她还是心理学家独立实践协会（Psychologists in Independent Practice）的前主席，新泽西心理协会以及 APA 最大的分会——心理学家独立实践协会（Psychologists in Independent Practice）两个协会的心理学家年度奖获得者。可以通过 http://www.drcarolgoodheart.com 访问她的网站。

艾伦·E. 凯斯丁（Alan E. Kazdin），哲学博士，儿童研究中心的理事和主席，耶鲁大学医学院心理学和儿童精神病学 John M. Musser 杰出教授和康涅狄格州纽黑文市耶鲁纽黑文医院儿童精神科服务主任。他还指导耶鲁育儿中心和儿童行为诊所对儿童攻击性行为与反社会行为以及他们家庭的门诊治疗服务。他从西北大学获得临床心理学博士学位（1970）。来耶鲁大学之前，他是西北大学、宾夕法尼亚州立大学、匹兹堡大学医学院教授。他是行为科学高级研究中心的研究员，行为疗法促进协会（Association for Advancement of Behavior Therapy）的主席，曾获得 APA 和行为疗法促进协会的奖项，还是耶鲁大学心理学系主任。

凯斯丁博士曾担任各种学术期刊的主编：《咨询与临床心理学杂志》（*Journal of Consulting and Clinical Psychology*）、《心理评估》（*Psychological Assessment*）、《行为疗法》（*Behavior Therapy*）、《临床心理学：科学与实践》（*Clinical Psychology: Science and Practice*）和《心理科学新进展》（*Current Directions in Psychological Science*）。他是心理学百科全书的主编，在 APA 的支持下，2000 年由牛津大学出版社出版 8 卷。他还编辑了《发展精神病理学》（*Developmental Psychopathology*）和《当代心理学》（*Current Perspectives in Psychology*）等丛书。目前，他是《心理学年鉴》（*Annual Review of Psychology*）的副主编。

他的研究主要集中于儿童和青少年的攻击性与反社会行为的发展、治疗与临床病程研究；孩子、父母、家庭和情境因素对儿童功能障碍的影响；孩子、父母和家庭治疗改变的关键过程。他积极参与临床工作以及家庭和儿童的临床研究。他是美国职业心理学委员会的专科医师和 APA 会员。他在治疗、儿童和青少年疾病、研究方法及设计方面发表了约 550 篇文章和章节，撰写或编辑了 40 本书。

罗伯特·J. 斯滕伯格（Robert J. Sternberg），哲学博士，马萨诸塞州梅德福市塔夫斯大学艺术与科学学院院长。在这之前，他是 IBM 心理学院的心理学和教育学教授，管理学院管理学教授，耶鲁大学心理能力、竞争力、专长研究中心（PACE）主任，他从塔夫斯大学开始持续管理 PACE。斯滕伯格博士还是 2003 年 APA 主席，曾担任 APA 董事（2002～2004），APA 保险信托委员会董事（2004）。斯滕伯格博士书写过超过 1 000 篇文章、书的章节和书籍，他的研究已获得超过 1 800 万美元的政府及其他的拨款与合同。他的研究重心是智力、创造力和智慧，还研究爱情、憎恨及亲密关系。这项研究已在五大洲进行。

斯滕伯格博士还是美国艺术与科学院（American Academy of Arts and Sciences）及其他一些国家的院士，他赢得了 APA、美国教育研究协会（AERA）、美国心理协会（APS）和其他组织的许多奖项。

斯滕伯格博士已被《美国心理学会通讯》（*APA Monitor on Psychology*）列入20世纪排名前100的心理学家，被信息科学研究所（Information Sciences Institute）列为其在心理学和精神病学领域的最高被引作者（Top 0.5%）。他还被列入《先生》（*Esquire*）杂志"40岁以下的杰出男性和女性名单"，被《科学文摘》（*Science Digest*）列入100个顶级的年轻科学家，此外，还被《美国名人录》《世界名人录》《东部名人录》《医疗保健名人录》《科学与工程名人录》收录。

斯滕伯格博士最著名的是成功智力理论，创造力投资理论［由托德·卢巴特（Todd Lubart）开发］，思维风格和心理自我管理理论，智慧平衡理论，智慧、智力和创造力的领导力理论以及他的爱恨双相理论。

译 后 记

一眨眼，距离出版"心理学循证实践丛书"的第一本著作已经五年了。这段时间内，我一直在翻译这套丛书的另外两本著作，《循证心理治疗的实践与研究》便是其一。它非常经典，我在撰写博士论文时就一直参考这本书，当时就很想把它翻译出来，介绍给国内更多的人。今天，我终于达成了这一心愿。

在翻译本书时，我对循证心理治疗又产生了新的体悟。我坚定地相信，在不久的将来，中国的心理咨询与治疗行业，一定会大力践行循证实践。但我同时也越来越理解，要发展到这一步，还需要更多的时间。第一，循证实践既是理念框架，也是一种实践方式。中国的实践者直接面对来访者或病人，他们可能正在遵循证据，也在践行循证理念，但他们没有多少时间来"说"，也没有明确地将自己的工作归到"循证"的名义之下；中国的研究者正在从事众多具体的研究，还来不及思考"循证"这种似乎暂时还有点"形而上"的理论问题。第二，循证心理治疗需要大量证据，但在中国，从事心理治疗疗效与实效研究的人还不够多，研究证据明显不够，且由于文化敏感性及语言等原因，对国外证据的引用与评价也构成了一个严重的问题。第三，在中国心理学界，实践与研究的鸿沟也同样存在。中国的实践者们更多在关注临床问题，对科学研究所产生的证据并不太关心（毋庸置疑，还有小部分只经过短期培训的实践者甚至没有能力看懂科学研究成果）。中国的研究者们，虽然对实践问题的关注日益增强，但关注度仍然有待提高，并未产出大量优秀的研究证据。将科学研究与临床实践进行"沟通""交汇"的循证实践模式，在中国还未完全具备积极开展的土壤。

但欣慰的是，在国内已然能够看到循证心理治疗发展的曙光，可说已经初步具备了萌芽的条件。从学科外部看，国内其他学科的实践领域正在积极地推进循证实践。除了循证医学发展势头仍然非常强劲以外，循证实践还在向社会工作、教育学、管理学、犯罪学等领域拓展。近三年来，国内每年以"循证"为题名发表的中文期刊论文均在 2 400 篇以上。据了解，自 2012 年始，由司法部牵头，国内司法系统正在引进与实践循证矫正理念，正在一些省份进行声势浩大的试点工作。从学科内部看，中国心理治疗行业亟须规范与标准化，循证心理治疗是实现行业规范与标准化的重要途径。循证心理治疗在国外是由政府或行业组织"自上而下"推进的，且在某种程度上赋予了管理者更大的权力。它将研究者、实践者、病人及管理者整合进同一个框架，同时照顾到四方的利益，共同奏响了心理治疗协作的交响乐。在可以预见的未来，"循证"一定会成为中国心理治疗的主流理念，我期盼着这一天早日到来。因为，这一框架中，最终受益的，正是那些我们积极关注的、正在四处寻求帮助的病人！

这本书主要是写给从事心理治疗的研究者、实践者及相关管理者的。在我的印象中，国内翻译的这类理论性书籍非常少。它主要注重理论探讨，涉及面非常广，不同作者书写的风格各异，加之译者本身水平有限，翻译起来确实颇为困难。在"心理学循证实践丛书"2012 年出版的第一本书《循证心理治疗》中，我曾经提到一位老师跟我开的玩笑："当一名喜欢从事科研的高校老师看似自由，实则没有白天黑夜，没有周六周日，没有寒假暑假，酷似被判了无期徒刑。"这一次翻译，再次印证了这一点。2013 年暑假及其前后，在两个多月的时间里，我每天平均翻译 10 小时以上，翻译出了初稿（本书由我翻译了全书 11 章，第二译者邓巍翻译了绪论、编辑评论等其他部分）。由于天天看着电脑，我的眼睛一直发炎，初稿翻译结束时，左眼眼镜度数增加了 150 度，散光也同时增加了 50 度。此后，我将其交给第二译者邓巍进行校稿，他很认真地校稿数月，再交由我在 2013 年寒假中再次全书校对，此后又历经两个暑假一个寒假，相互校稿数遍，最终由我统稿。

尽管当前国内的科研评价体制相对要重视专著一些（很多评价体系

认为，一部译著甚至比不上一篇核心期刊论文），但我个人有个可能经不起推敲的信念——翻译一部国外成熟的、广受好评的书籍，在普及相关的知识领域方面，会比我亲自书写一部本领域的专著要更好一些。因此，我与志同道合的邓巍一起，翻译了这部著作，希望能为中国推进循证心理治疗，促进病人受益，尽一点绵薄之力。

我还要感谢丛书的两位主编利万特教授及李幼平教授，他们为丛书写了序言。尤其是李幼平教授，还对本书的最终译稿进行了把关，提出了诸多中肯的建议。同时，还要感谢商务印书馆的编辑，正是由于他们辛勤的劳动，才有呈现在读者面前的这本精美的图书。

我们学识有限。在翻译过程中，我们一直诚惶诚恐，翻译每句话都如履薄冰，尽了自己最大的努力。但我们知道，这版翻译根本没有做到"信、达、雅"，许多地方翻译得不尽如人意，有些地方甚至可能存有错误。因此，在翻译过程中，我们宁愿直译，也绝不按照自己的意愿加入哪怕是一点译者自己的引申。我们相信，读者们均有着各自丰富的研究与实践的经历，会比译者，甚至比本书原作者，更能读懂这部译作。我们欢迎读者提出宝贵的批评和建议。

杨文登

2017 年 8 月于湖南双峰天坼仑

图书在版编目(CIP)数据

循证心理治疗的实践与研究 /(美)卡罗尔·D.古德哈特,(美)艾伦·E.凯斯丁,(美)罗伯特·J.斯滕伯格编著;杨文登,邓巍译 .—北京:商务印书馆,2021 (2022.1重印)
(心理学循证实践丛书)
ISBN 978-7-100-18853-1

Ⅰ.①循… Ⅱ.①卡… ②艾… ③罗… ④杨… ⑤邓…
Ⅲ.①精神疗法 Ⅳ.①R749.055

中国版本图书馆 CIP 数据核字(2020)第 140118 号

循证心理治疗的实践与研究

〔美〕卡罗尔·D.古德哈特／艾伦·E.凯斯丁／罗伯特·J.斯滕伯格 编著
杨文登／邓巍 译
王东 审校

商 务 印 书 馆 出 版
(北京王府井大街36号 邮政编码100710)
商 务 印 书 馆 发 行
北 京 通 州 皇 家 印 刷 厂 印 刷
ISBN 978-7-100-18853-1

2021年3月第1版   开本 710×1000 1/16
2022年1月北京第2次印刷   印张 20½
定价:96.00元